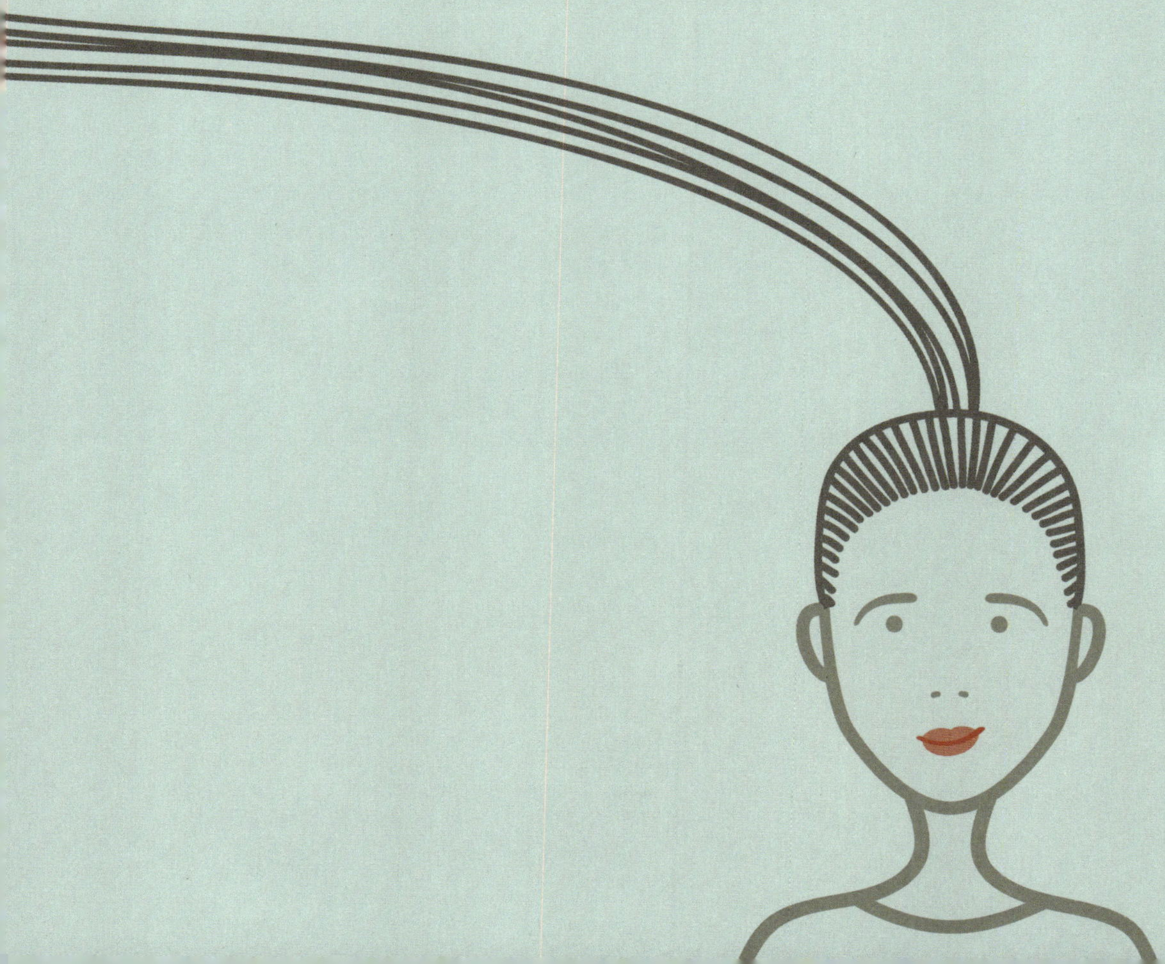

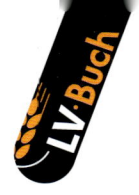

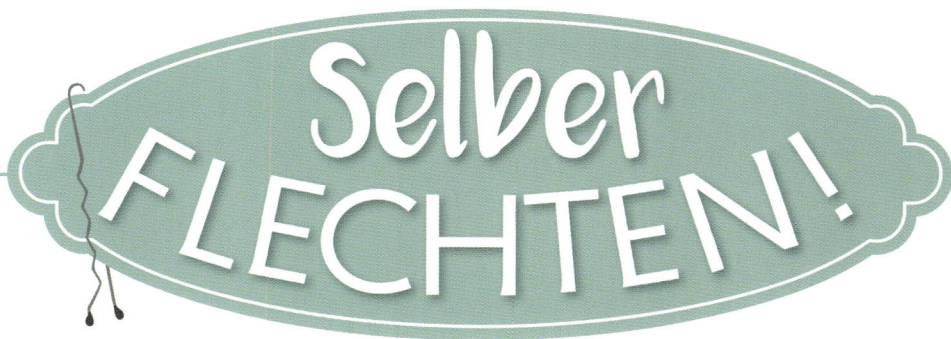

Selber FLECHTEN!

Christiane Wegner

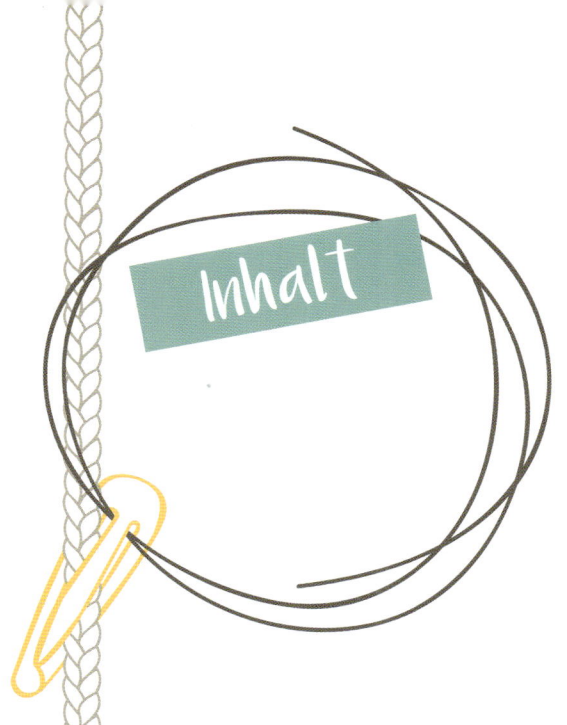

Inhalt

Vorwort

6 **Material & Begriffe**

8 Material

10 Begriffe

12 Grundtechniken

14 **Anleitungen**

131 Autorenporträt & Dank

132 Videoverzeichnis

133 Stichwortverzeichnis

136 Impressum

Christianes

VIDEO-TUTORIALS

Um es euch, liebe Flechterinnen, noch einfacher zu machen, habe ich für euch Grundtechniken und Tricks zu einigen Frisuren als Video-Tutorials zusammengestellt.

Scannt einfach den jeweiligen QR-Code ein. Falls ihr keine Scanner-Funktion auf eurem Smartphone zur Verfügung habt, könnt ihr die Videos natürlich auch im Internet aufrufen.

Am Schluss des Buches findet ihr die QR-Codes noch einmal auf einer Seite in der Übersicht.

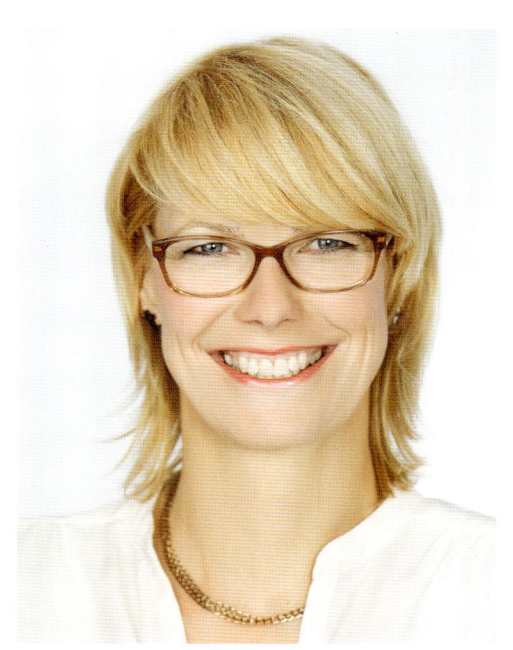

Liebe Flechterinnen,

nach den erfolgreichen ersten drei Flechtfrisuren-Büchern fragten mich viele: Wie mache ich das eigentlich, wenn ich mir morgens selbst die Haare flechten möchte?

So entstand die Idee, speziell ein Buch mit Flechtfrisuren zu schreiben, die man auch ganz allein schafft. Es war spannend mit anzusehen, wie unsere Modelle ihre Haare geflochten haben, wo ihre Schwierigkeiten lagen und welche Tricks ihnen geholfen haben, damit die Frisur gelang.

Diese Erfahren und die besten Tipps und Tricks haben wir für euch in diesem Buch zusammengestellt. Zum Beispiel, wann ein zweiter Spiegel hilfreich ist, wo eine clever gesetzte Abteilklammer euch einen großen Schritt weiterbringt, und warum es manchmal viel einfacher ist, ganz ohne Spiegel nur seinem eigenen „Fingerspitzengefühl" zu vertrauen.

Durch die vielen Step-by-Step-Fotos und Videosequenzen, die ihr im Internet ansehen könnt, wird es euch bald gelingen, die schönsten Frisuren selbst zu flechten.

Ich wünsche Euch viel Spaß dabei – ihr werdet stolz auf die Ergebnisse sein!

Eure

Christiane Wegner

Material + Begriffe

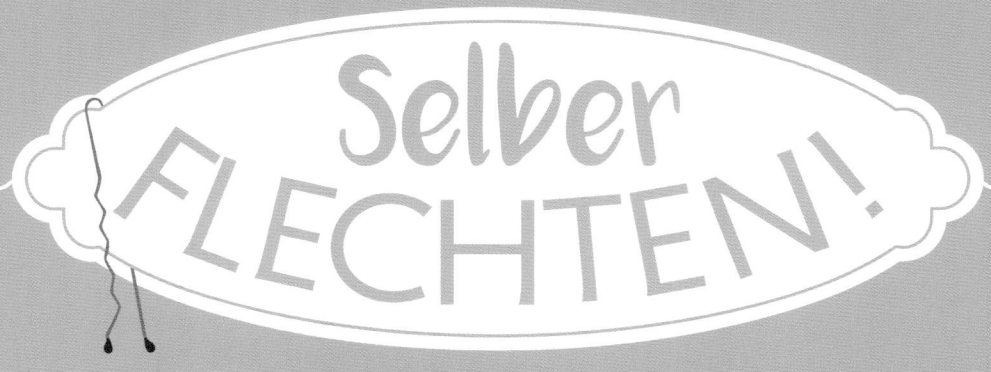

Material

Diese Materialien werden in unserem Buch verwendet:

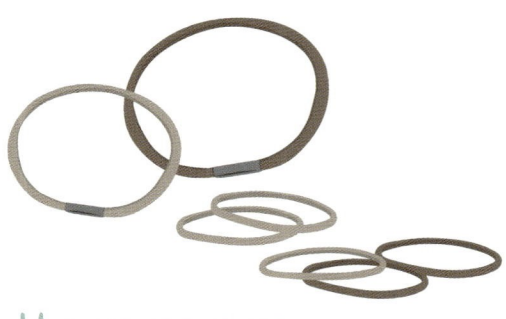

Haargummis

Es gibt Haargummis in vielen Varianten: Silikon, Frottee oder Haargummis mit Metallverschlüssen.

Generell ist der Grundsatz nicht verkehrt: Dicke Haargummis für dickes Haar, dünnes Haar besser mit dünnen Gummis zusammenhalten.

DURCHSICHTIGE HAARGUMMIS gibt es in gut sortierten Friseurbedarfsläden, im Internet oder beim Friseur des Vertrauens. Es eignen sich auch durchsichtige Loom-Bänder.

Donut (Knotenring)

Ein Knotenring besteht aus Schaumstoff. Es gibt ihn in mehreren Farben und Größen. Donuts gebraucht man gerne als Füllmaterial für Dutts.

Haarnadeln

Mit Haarnadeln könnt ihr Locken gut feststecken oder z. B. einzelne Haarsträhnen definieren. Haarnadeln gibt es in verschiedenen Längen, Haarfarben und Stärken. Zusätzlich gibt es auch Haarnadeln mit Strasssteinen, Blüten oder auch Perlen, um die Frisur zu schmücken.

Haarklammern

Mit Haarklammern könnt ihr Locken oder den geflochtenen Zopf gut feststecken. Haarklammern gibt es in mehreren Farben und Längen.

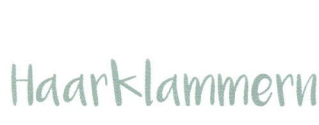

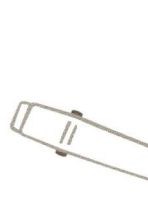

Bürsten

PNEUMATIKBÜRSTEN mit Natur und Kunststoffborsten glätten die Schuppenschicht der Haare und sorgen für seidigen Glanz.

Mit der PADDELBÜRSTE lässt sich gut langes Haar durchkämmen.

Die schmale TOUPIER-BÜRSTE ist ideal, um den Ansatz zu toupieren, Flächen sauber zu kämmen, aber auch, um toupiertes Haar wieder auszubürsten.

HAARSPRAY

Haarspray braucht ihr, um der Frisur dauerhaften Halt zu geben und sie zu festigen.

Wasserspritze

Mit der Wasserspritze könnt ihr einzelne Haarsträhnen befeuchten, damit sie besser zu verarbeiten sind. Wichtig ist es, die Wasserspritze feinnebelig einzustellen.

Glanzspray

Für einen brillanten Haarglanz könnt ihr ein Glanzspray als Finish verwenden.

Curlys (Haarspiralen)

Curlys sind schöne Accessoires fürs Haar. Aufgrund der Spirale schraubt man sie ins Haar, dadurch festigen sie die Frisur zusätzlich, sitzen sicher im Haar und können nicht mehr herausfallen. Mit Curlys könnt ihr Frisuren schmücken oder einzelne Flechtelemente unterstreichen.

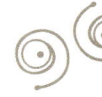

Stielkämme

Es gibt viele Arten von Stielkämmen. Eigenschaften eines guten Kamms sind: Flexibilität, Antistatik und runde, möglichst feine Zähne für ein widerstandsloses Gleiten durchs Haar. Hat ein Kamm zugleich kurze und lange Zähne, handelt es sich um einen Toupierkamm.

Glätteisen

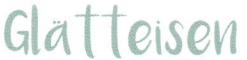

Mit einem Glätteisen kann man Haare schonend glätten und auch Locken formen. Wichtig ist nur, dass das Glätteisen nicht zu heiß eingestellt wird.

Begriffe

Diese Begriffe werden in unserem Buch verwendet:

Scheitelarten

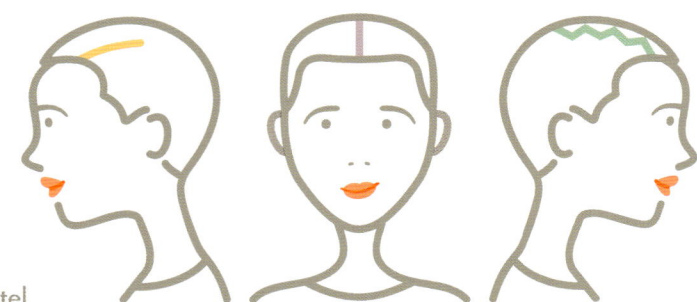

- Seitenscheitel
- Mittelscheitel
- Zickzackscheitel

Accessoires

Diese Accessoires werden in unserem Buch verwendet:

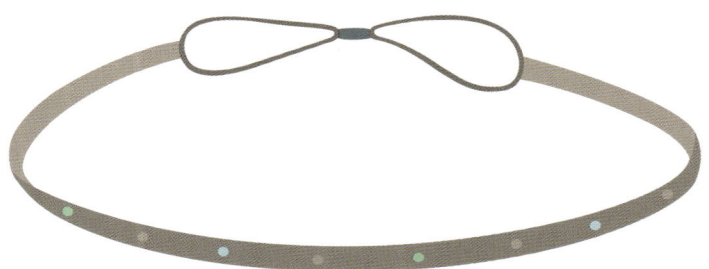

Haarbänder

Haarbänder gibt es in verschiedenen Ausführungen, mal mit Perlen oder Rosen oder einfach nur schlicht. Sie sind vielseitig einsetzbar als Stirnband oder z. B., um einen Dutt zu schmücken.

Kopfbereiche

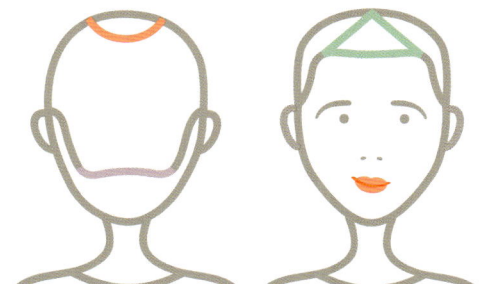

- Ponypartie/Stirnpartie
- Nacken
- Hinterkopf

Haarbereiche

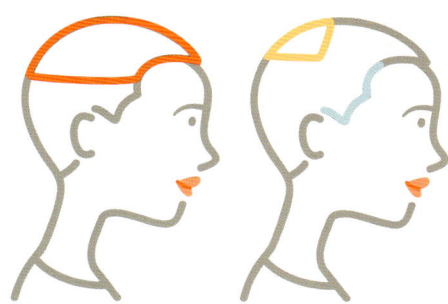

- Oberkopf
- Hinterkopf
- Kontur

Passé

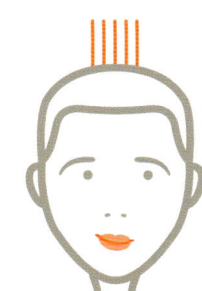

Das Wort „Passé" kommt in den meisten Anleitungen vor. Es handelt sich um eine Haarpartie von 1–2 cm Breite, mit der weitergearbeitet wird.

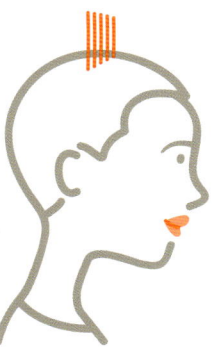

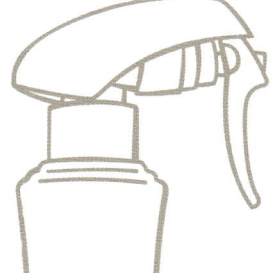

TIPP

Ob frisch gewaschenes Haar sich zum Flechten nun am besten eignet, daran scheiden sich die Geister. **Grundsätzlich gilt für alle Flechtfrisuren:** Die Haarpartie, an der man arbeitet, am besten mit der Wasserflasche leicht anfeuchten – so fällt das Flechten oft leichter.

Grundtechniken

Diese Grundtechniken werden in unserem Buch angewendet:

Einfacher Drei-Strähnen-Zopf

Hier nochmal als Video-Tutorial:

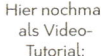

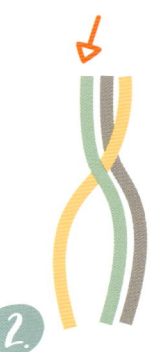

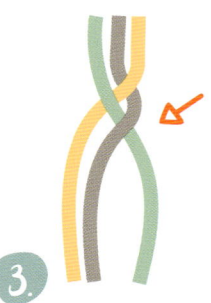

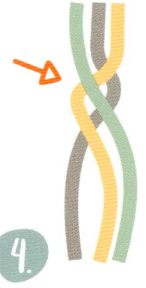

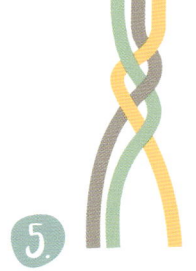

1. Teilt den kompletten Zopf in drei Strähnen. Legt die rechte Strähne über die mittlere.

2. Legt nun die linke Strähne über die vorherig rechte, jetzt mittlere Strähne.

3. Nun legt die rechte Strähne wieder über die neue mittlere Strähne.

4. Ebenso legt ihr die linke wieder über die neue mittlere Strähne.

5. So macht ihr weiter, bis keine Haare mehr übrig sind, und bindet das Ende mit einem Zopfgummi fest.

Hier nochmal als Video-Tutorial:

Französischer Zopf

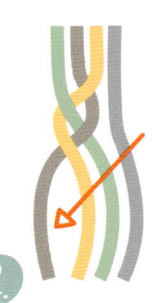

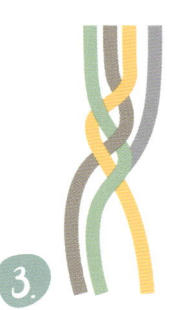

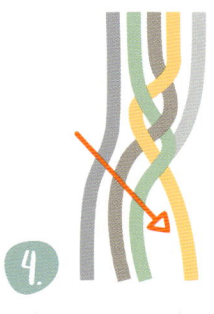

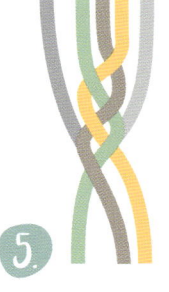

1. Kämmt alle Haare nach hinten und teilt ein Passé an der Stirnpartie ab, welches ihr in drei gleich große Stränge unterteilt.

2. Flechtet als Anfang einmal nach der einfachen Flechttechnik mit den drei Strängen. Nehmt dann zum rechten Strang eine neue Haarsträhne von rechts mit dazu …

3. …und legt diese zusammengefügt über den mittleren Strang.

4. Nehmt nun zum linken Strang ebenfalls eine Haarsträhne von links dazu …

5. …und legt diese zusammengefügt über den mittleren Strang. Diesen Vorgang wiederholt ihr, bis alle Haare aufgebraucht sind.

Holländischer Zopf

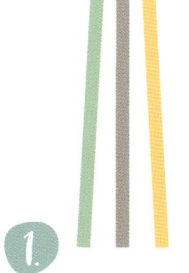

1. Kämmt alle Haare nach hinten und teilt ein Passé ab, welches ihr in drei gleich große Stränge unterteilt.

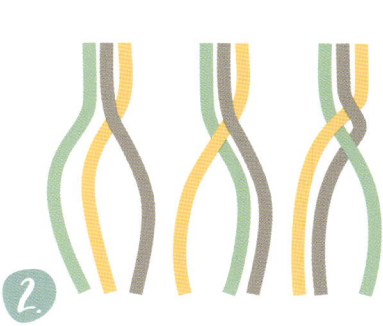

2. Flechtet nun, indem ihr den rechten Strang unter den mittleren Strang legt und danach den linken Strang unter den nun neuen mittleren Strang.

Hier nochmal als Video-Tutorial:

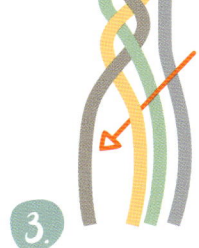

3. Zum rechten Strang nehmt ihr nun eine Strähne von rechts mit hinzu und führt diese zusammengefügt…

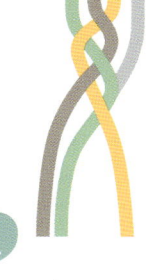

4. …unter den mittleren Strang.

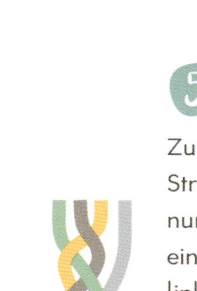

5. Zum linken Strang nehmt ihr nun ebenfalls eine Strähne von links und führt diese zusammengefügt unter den mittleren Strang. Dies wiederholt ihr, bis alle Haare aufgebraucht sind.

Fischgrätenzopf

Hier nochmal als Video-Tutorial:

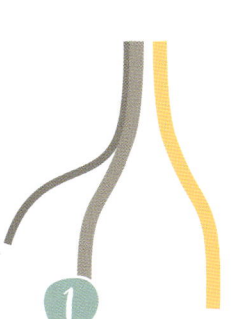

1. Teilt den Zopf in zwei gleich große Strähnen. Zieht eine dünne Strähne aus dem linken Zopf…

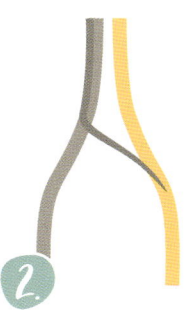

2. … und legt diese rüber zum rechten Zopf. Die Strähne ist nun im Strang des rechten Zopfes integriert.

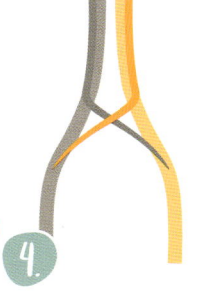

3. Zieht nun aus dem rechten Zopf eine dünne Strähne heraus und legt diese…

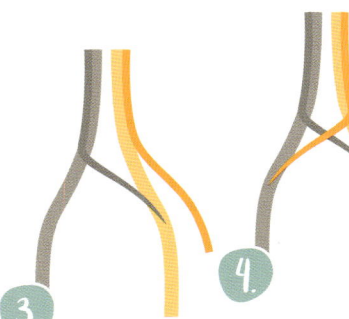

4. …rüber zum linken Zopf. Die Strähne ist nun im Strang des linken Zopfes integriert.

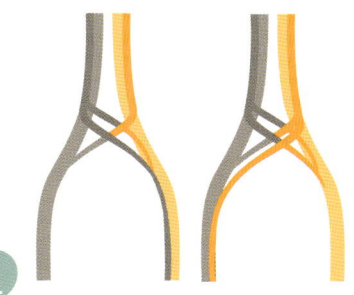

5. Fangt nun wieder links an und flechtet bis zum Ende des Zopfes herunter. Fixiert die Haare mit einem Haargummi.

Anleitungen

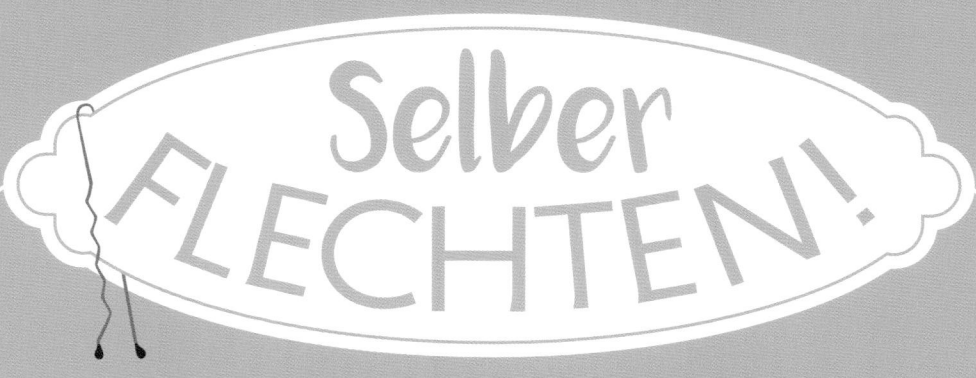

Selber
FLECHTEN!

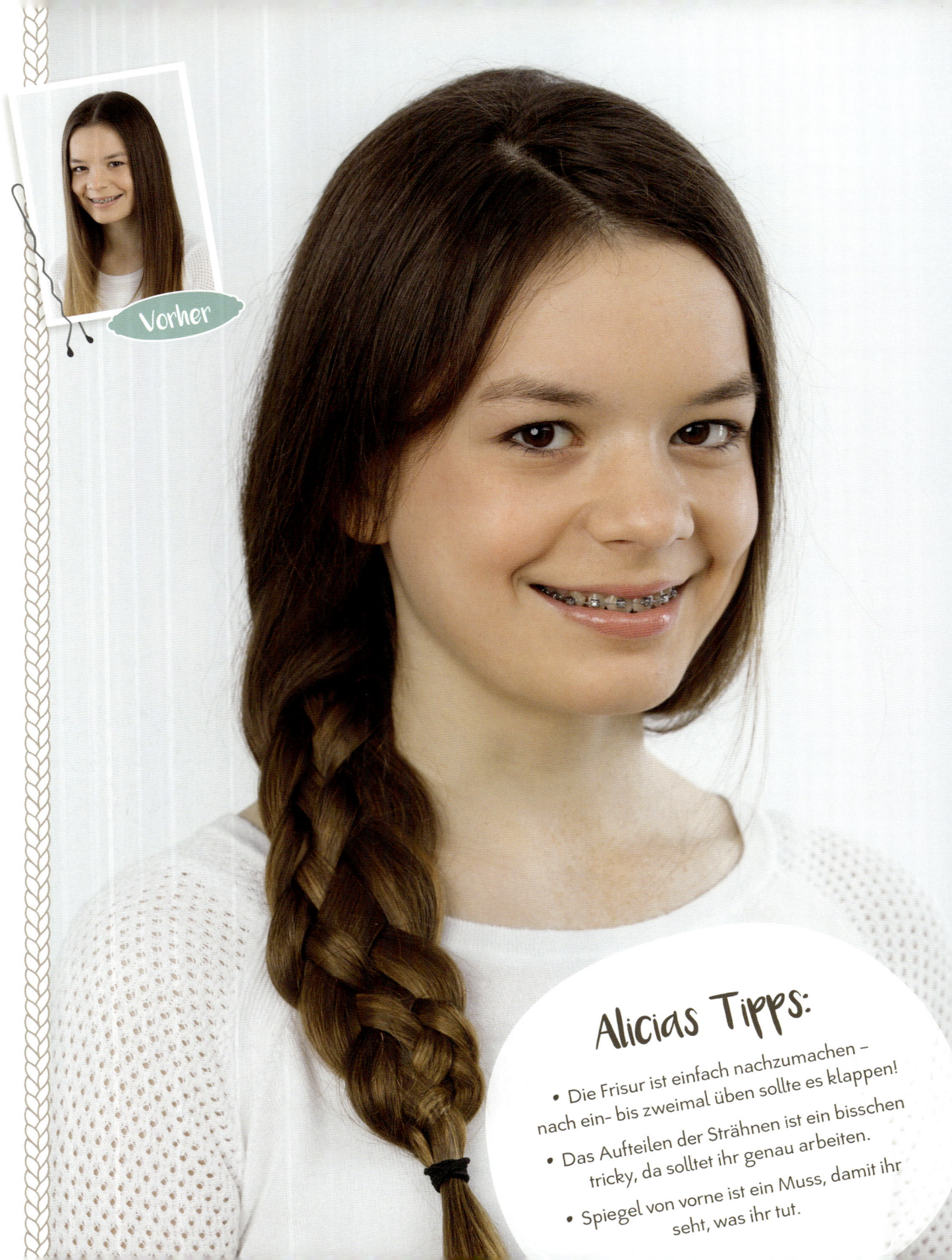

Vorher

Alicias Tipps:

• Die Frisur ist einfach nachzumachen – nach ein- bis zweimal üben sollte es klappen!

• Das Aufteilen der Strähnen ist ein bisschen tricky, da solltet ihr genau arbeiten.

• Spiegel von vorne ist ein Muss, damit ihr seht, was ihr tut.

ZOPF
mit fünf Strähnen!

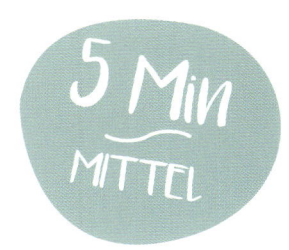
5 Min
MITTEL

Material
- Bürste
- 1 Haargummi

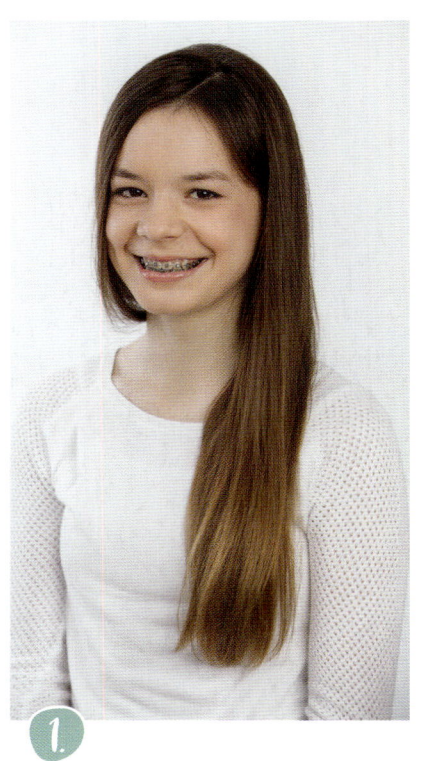

1.

Kämmt alle Haare zu einer Seite.

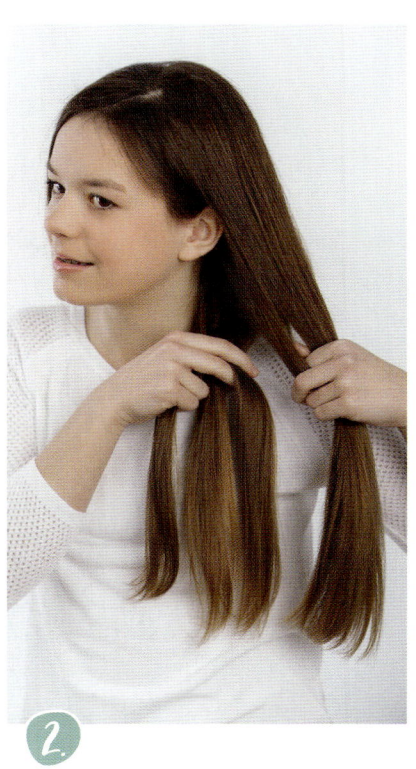

2.

Unterteilt die Haare in fünf Strähnen.

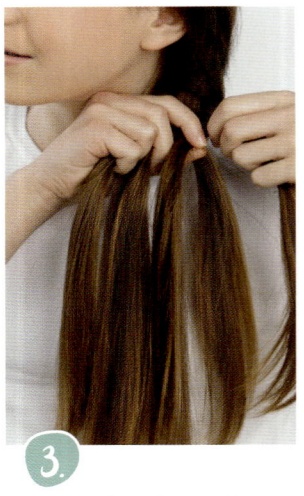 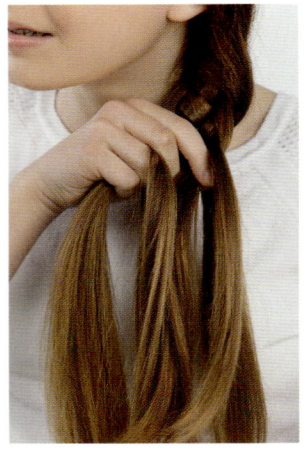 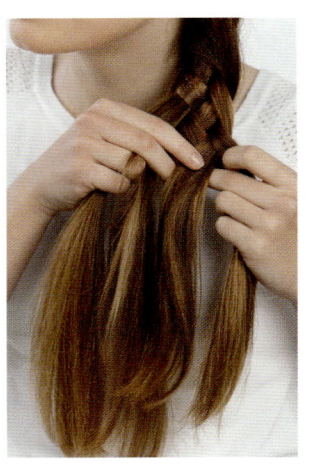 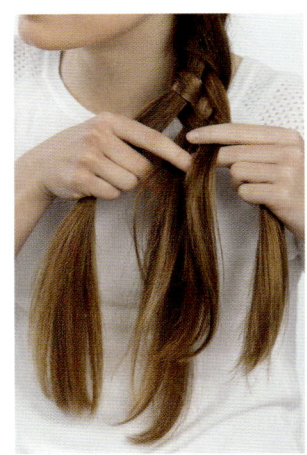

3.

Nun wandert die Strähne Nr. 3, nachdem sie vorher unter Strähne Nr. 2 lag.

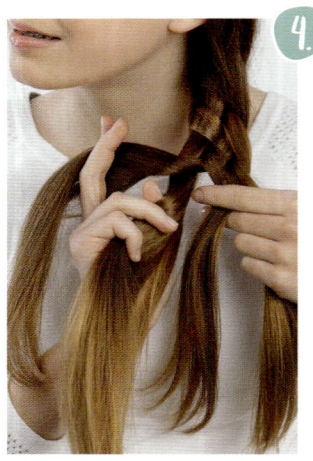

4. Danach geht ihr zur anderen Seite und Strähne Nr. 5 geht unter die Strähne Nr. 4.

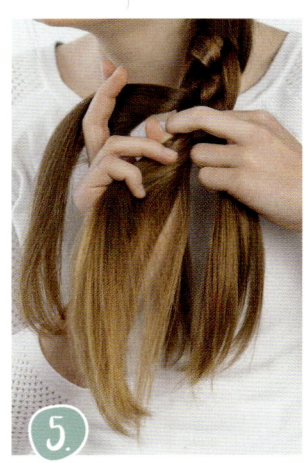 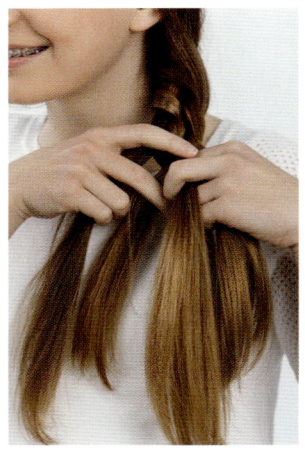

5.

Die Strähne Nr. 5 wandert weiter über die Strähne Nr. 3.

Dann geht ihr wieder zur anderen Seite und die rechte äußere Strähne wandert unter die davorliegende Strähne und über die mittlere Strähne.

6.

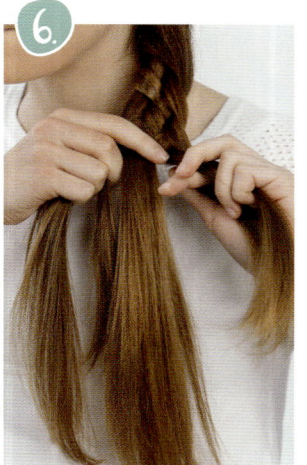 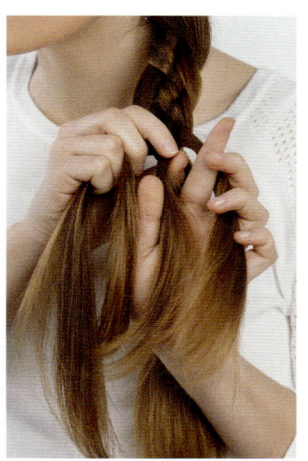 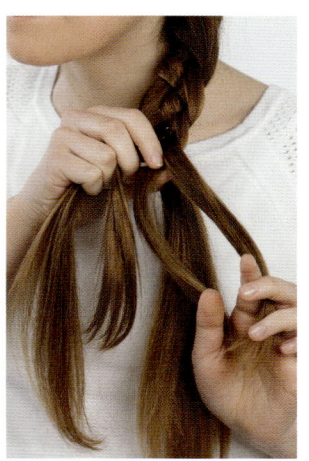 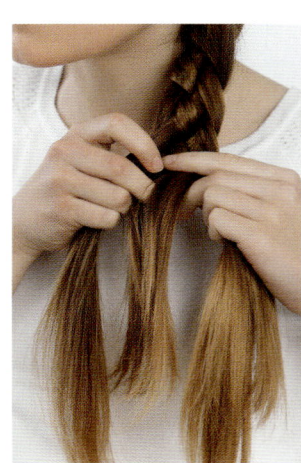

Als Nächstes geht ihr wieder zur anderen Seite und die linke äußere Strähne wandert unter die davorliegende Strähne und über die mittlere Strähne.

7.

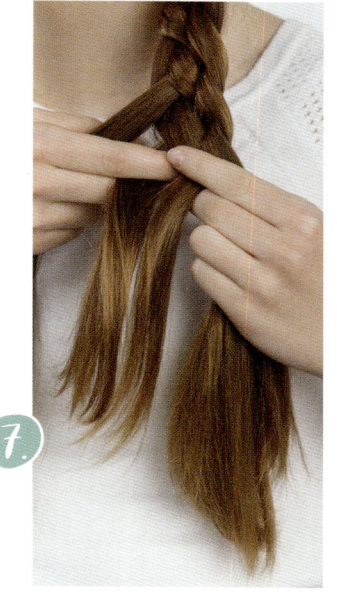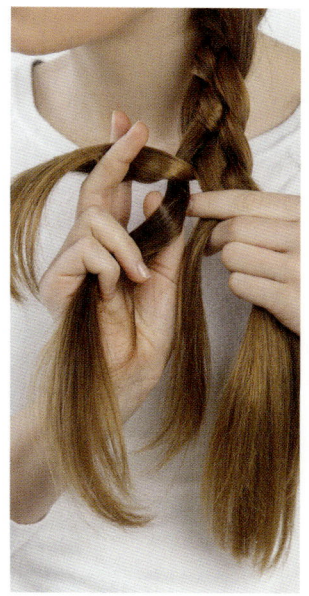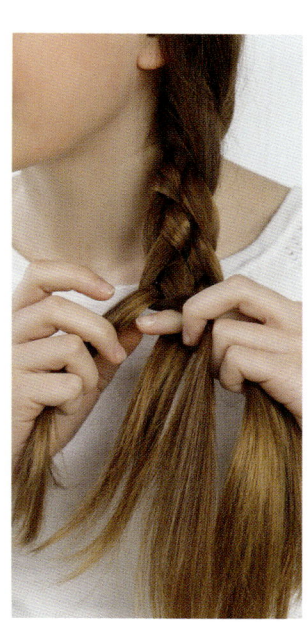

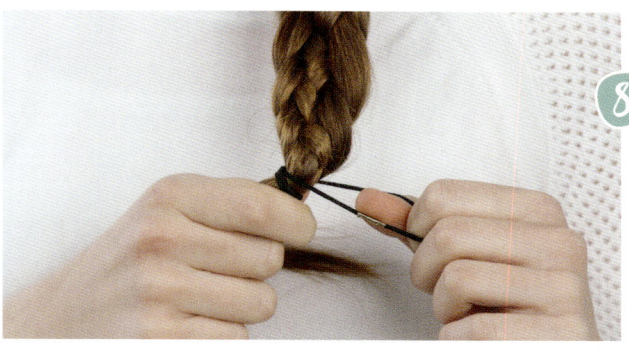

8. Seid ihr am Ende angekommen bindet ihr ein Haargummi darum.

Anschließend lockert ihr den Zopf.

9.

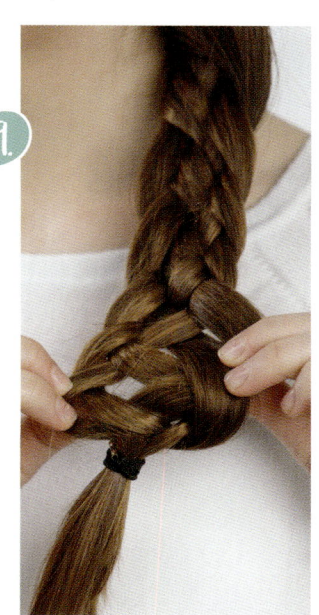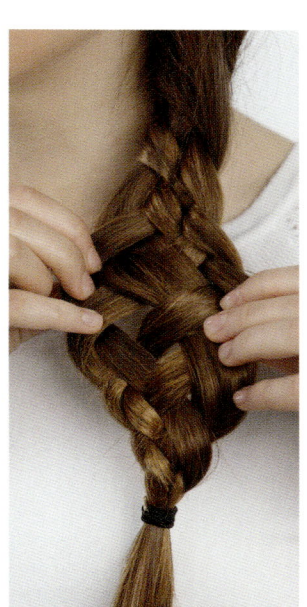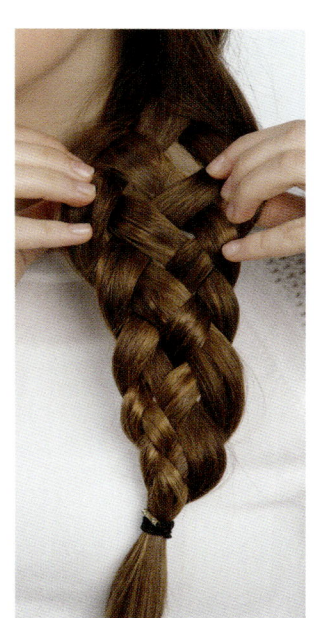

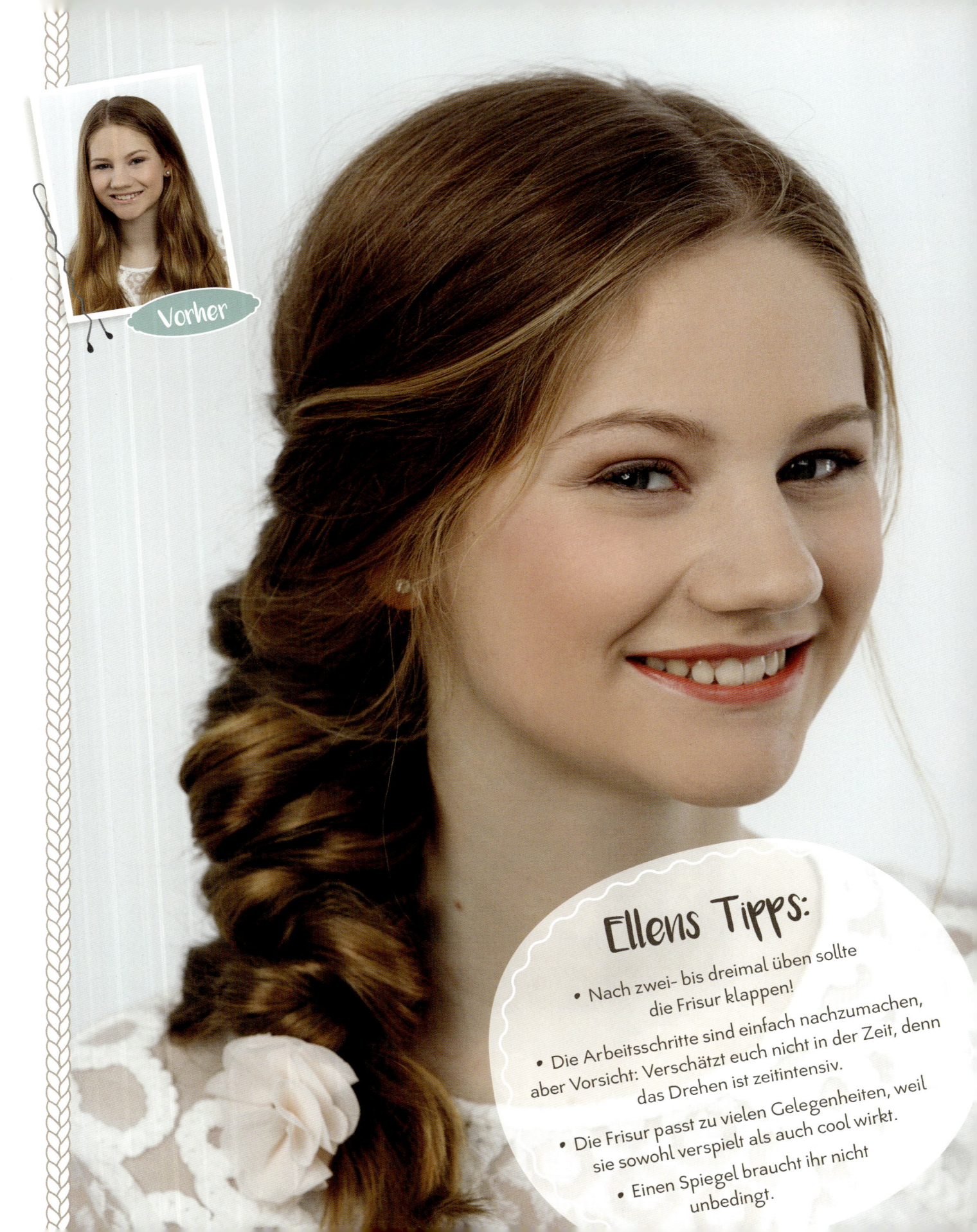

Vorher

Ellens Tipps:

• Nach zwei- bis dreimal üben sollte die Frisur klappen!

• Die Arbeitsschritte sind einfach nachzumachen, aber Vorsicht: Verschätzt euch nicht in der Zeit, denn das Drehen ist zeitintensiv.

• Die Frisur passt zu vielen Gelegenheiten, weil sie sowohl verspielt als auch cool wirkt.

• Einen Spiegel braucht ihr nicht unbedingt.

DREHEN
statt Flechten

25 Min
LEICHT

Material
- Bürste
- mehrere dünne Haargummis

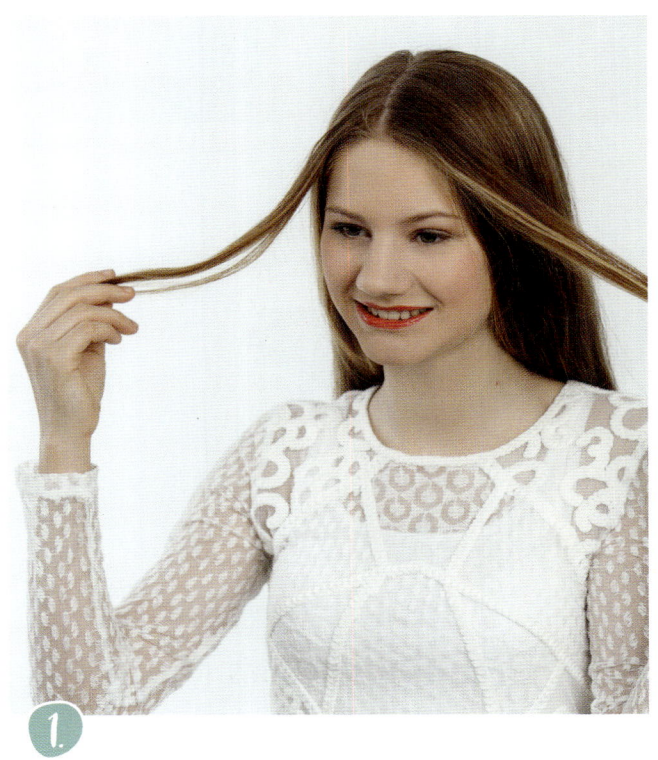

1.
Fangt mit zwei Strähnen aus der Ponypartie an. Achtet darauf, dass die Haarsträhnen gleich dick sind.

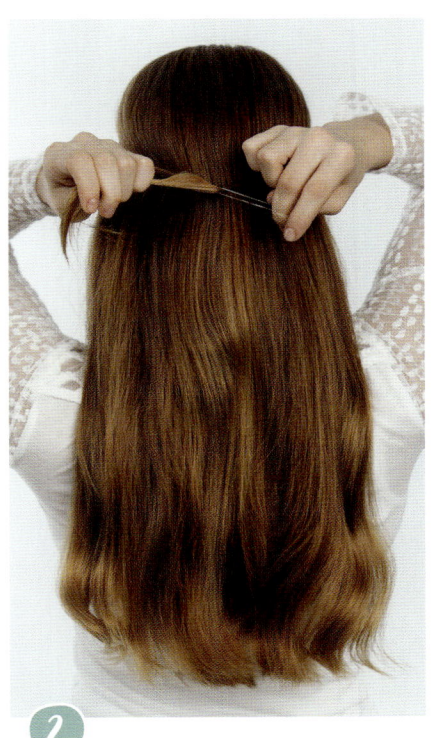

2.
Nehmt die Haarsträhnen hinten zusammen und bindet ein dünnes Haargummi darum.

Dreht den Zopf einmal nach innen.

3.

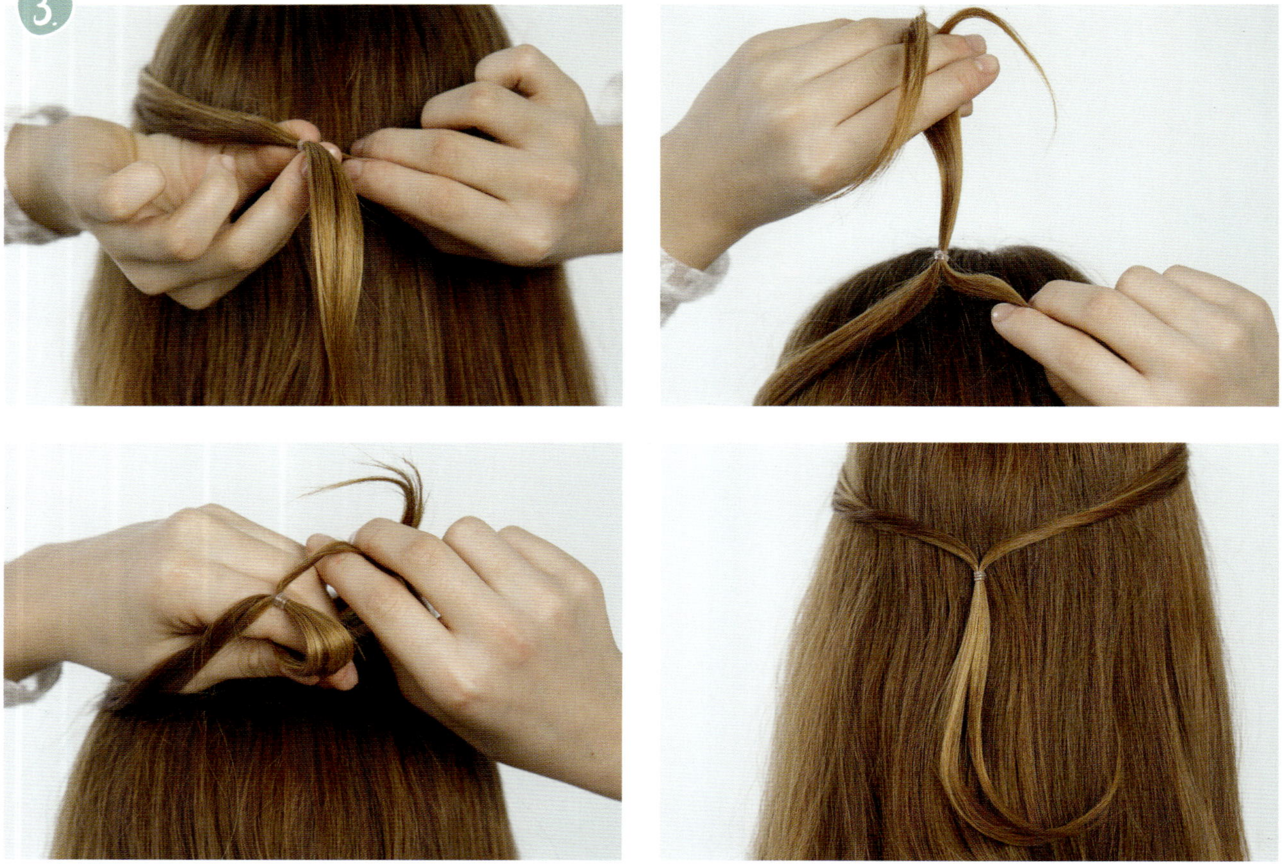

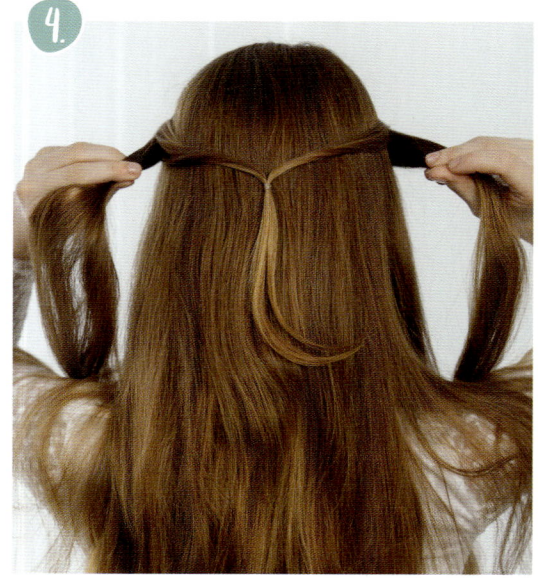

Nehmt wieder zwei Strähnen von vorne und bindet sie hinten erneut mit einem dünnem Haargummi zusammen.

4.

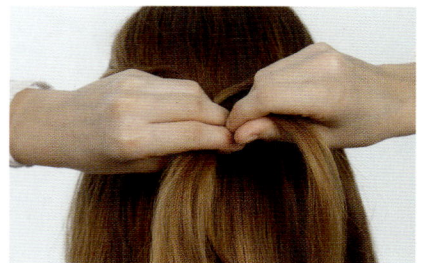

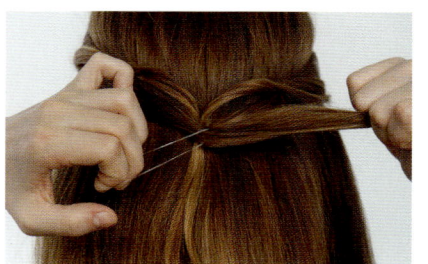

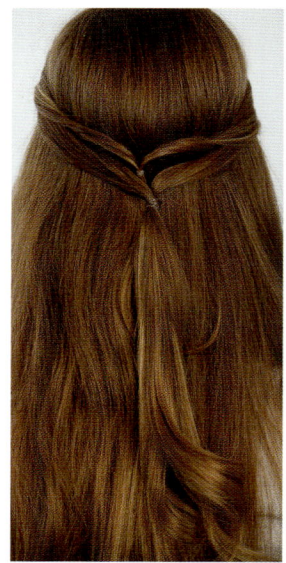

Auch diesen Zopf dreht ihr einmal nach innen.

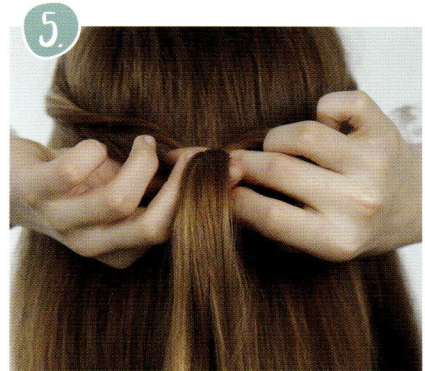
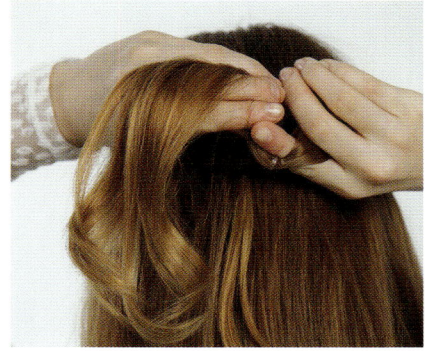
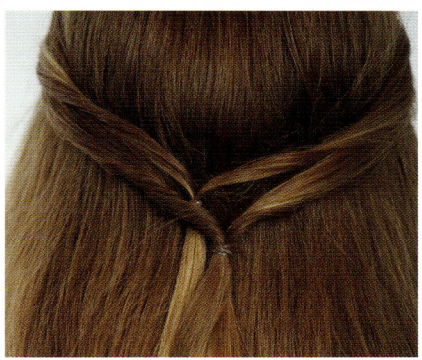

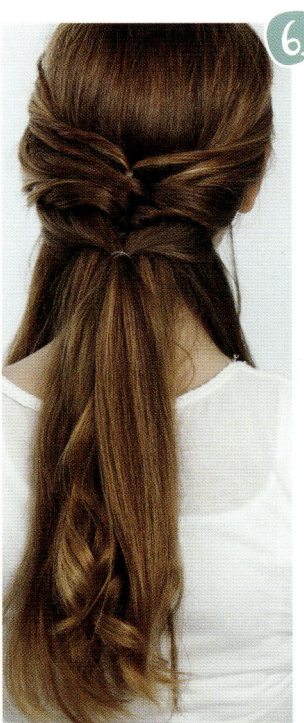

6. Diesen Vorgang könnt ihr beliebig oft wiederholen. Anschließend lockert ihr die Zöpfe, dann hat die Frisur einen Undone Look.

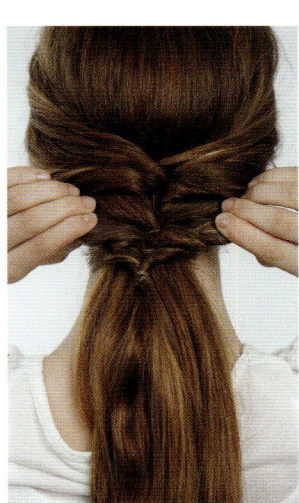

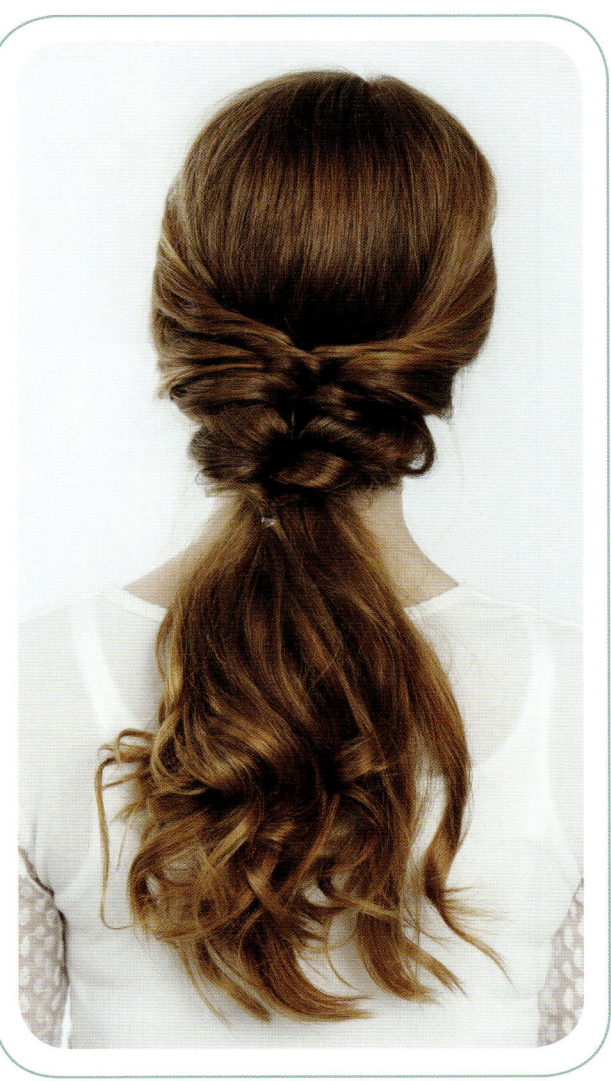

DREHEN
statt Flechten

Variante

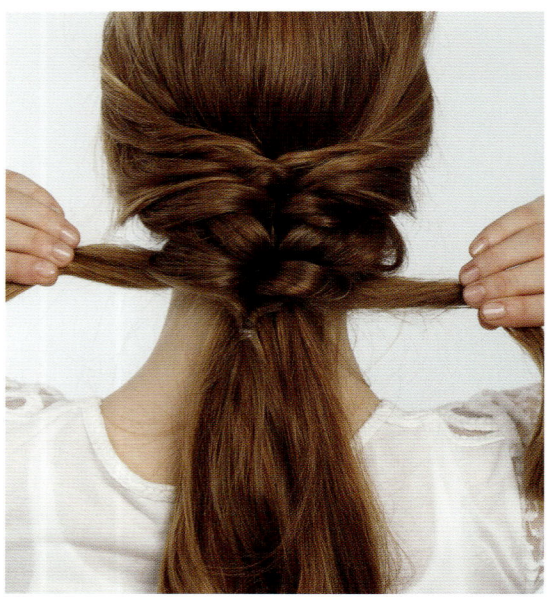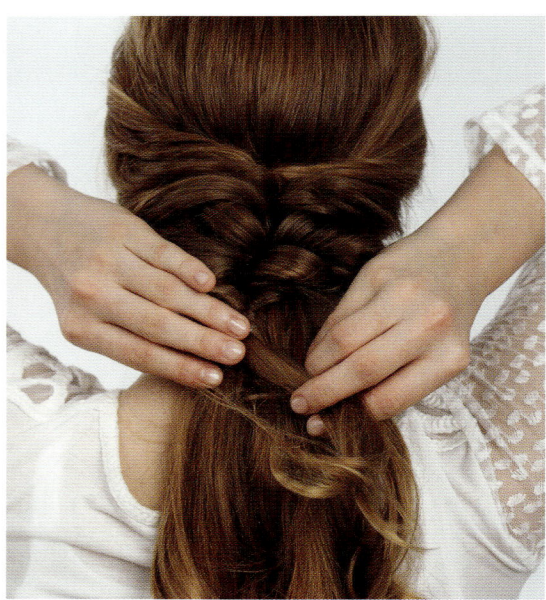

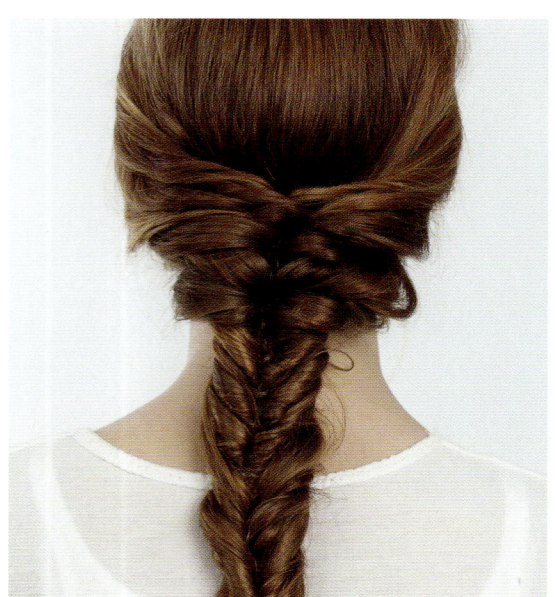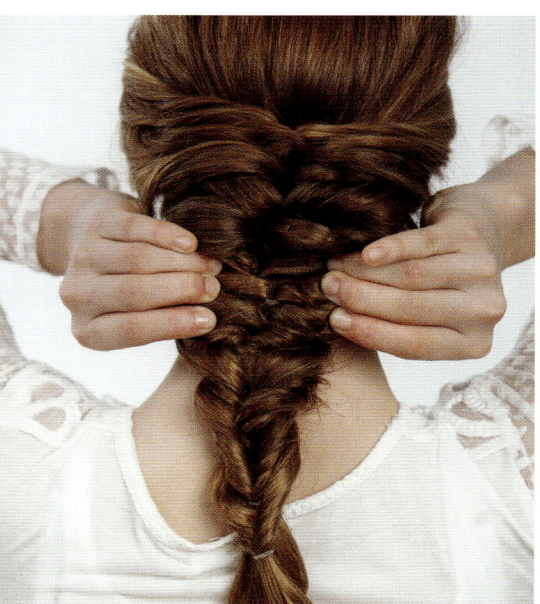

Ihr könnt auch euer restliches Haar weiter so eindrehen. Nehmt einfach bis zum Schluss Strähnen von außen hinzu. Bindet auch hier jedes Mal ein Haargummi darum und schlagt den Zopf nach innen. Anschließend lockert ihr die Zöpfe.

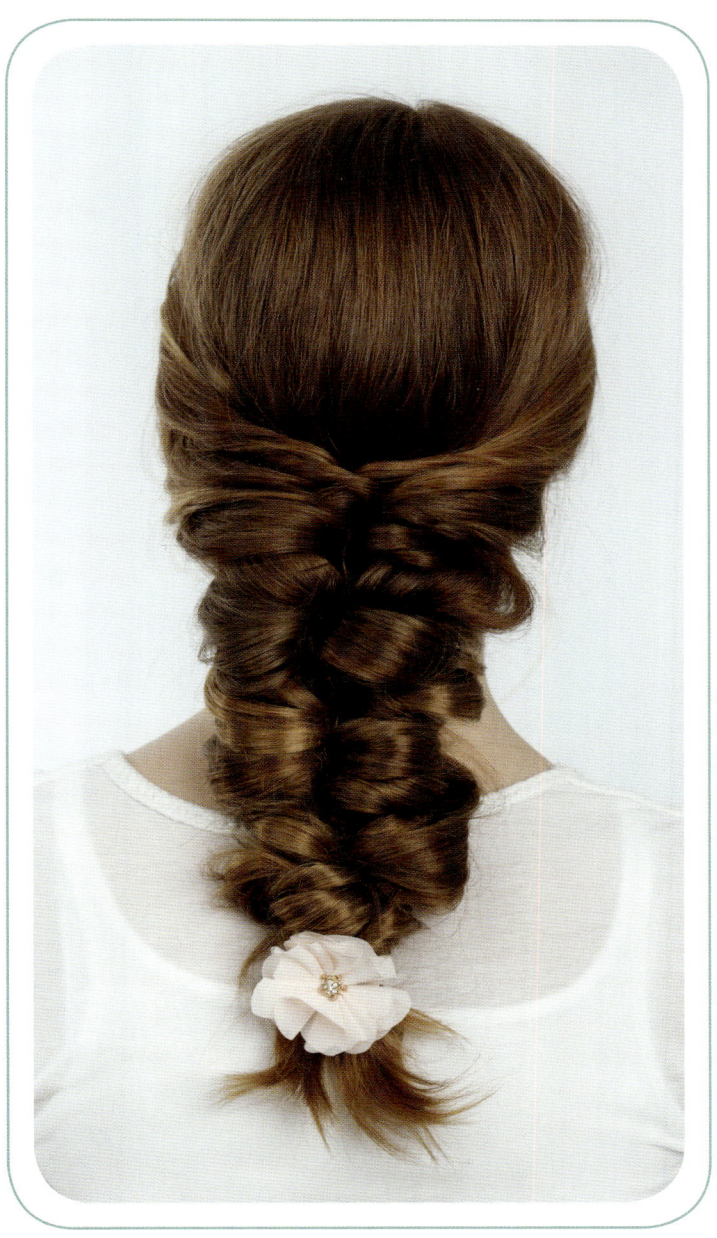

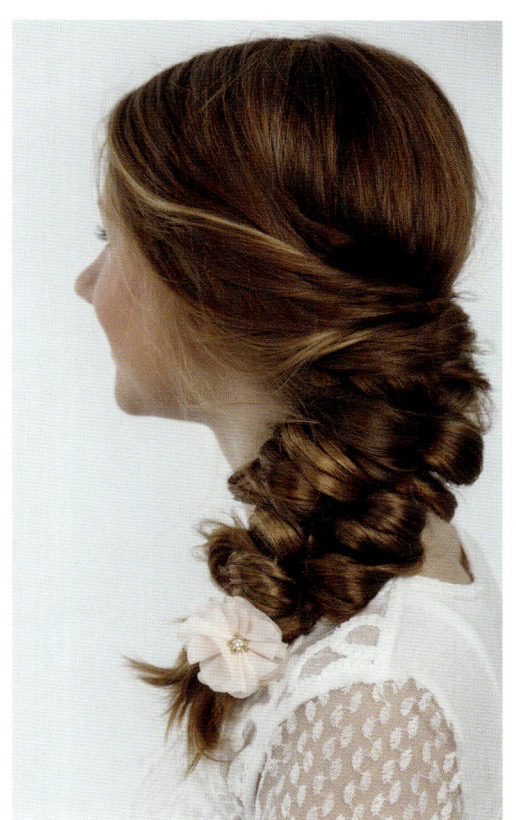

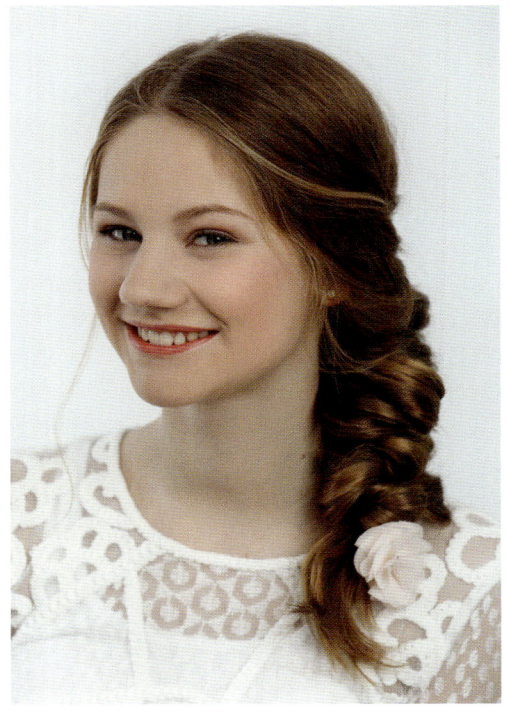

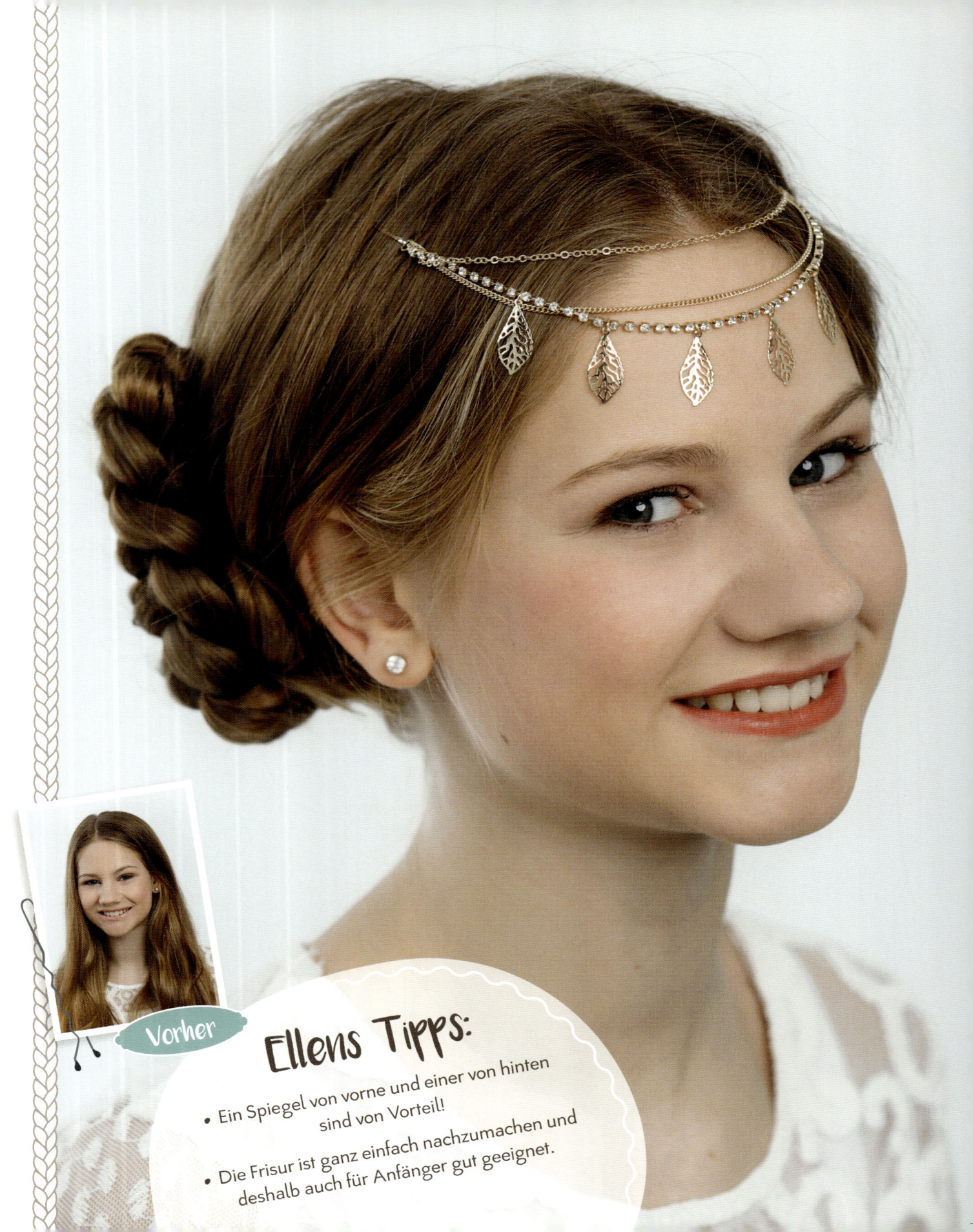

Vorher

Ellens Tipps:

• Ein Spiegel von vorne und einer von hinten sind von Vorteil!

• Die Frisur ist ganz einfach nachzumachen und deshalb auch für Anfänger gut geeignet.

PRINZESSIN LEIA

20 Min
LEICHT

Material
- 4 Haargummis
- 20 Haarnadeln
- Bürste
- Haarschmuck

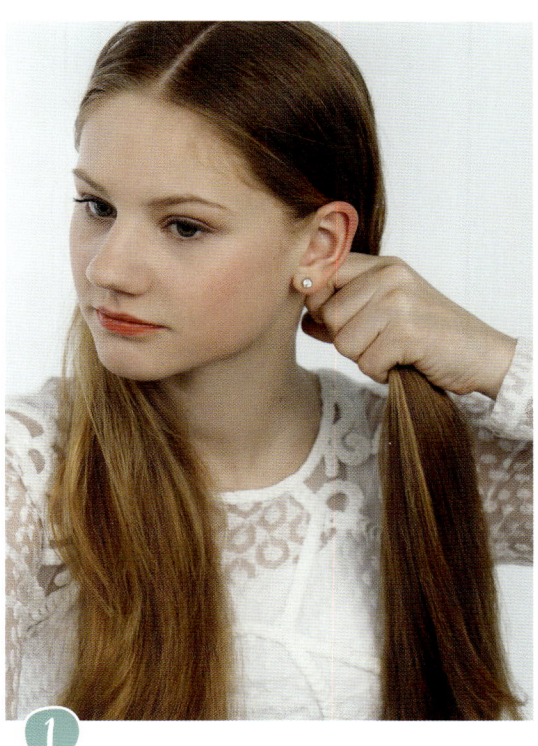
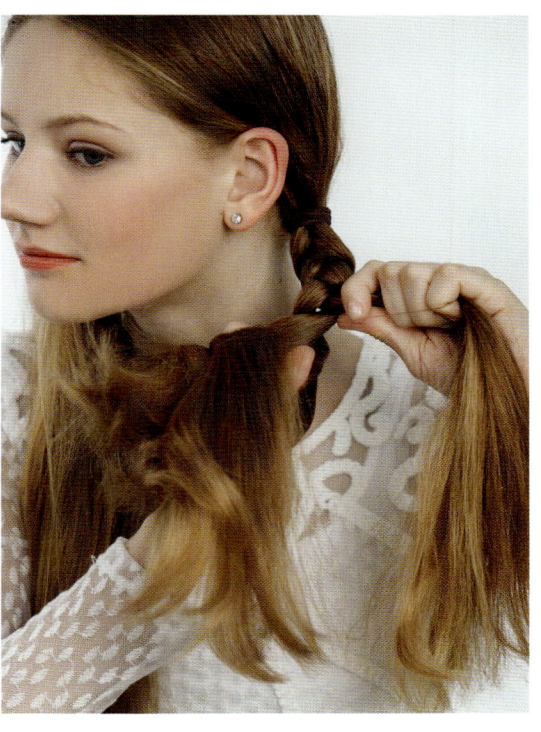

1.

Zieht einen Mittelscheitel und bindet ein Haargummi um die linke Hälfte der Haare.
Unterteilt diesen Zopf in drei Strähnen und flechtet diese miteinander.

Fixiert den Zopf mit einem Haargummi.

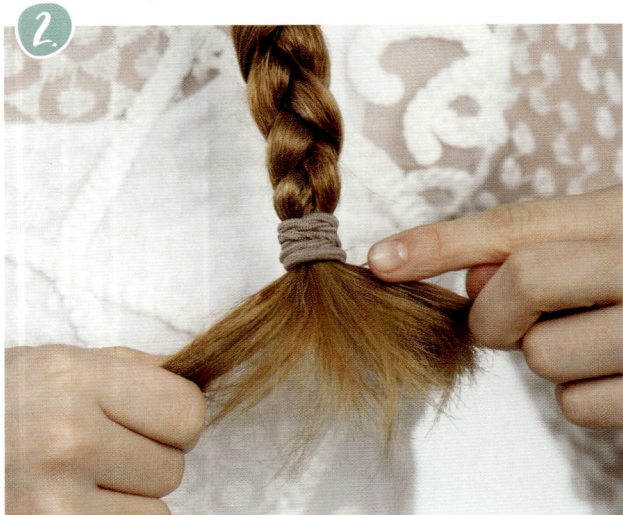

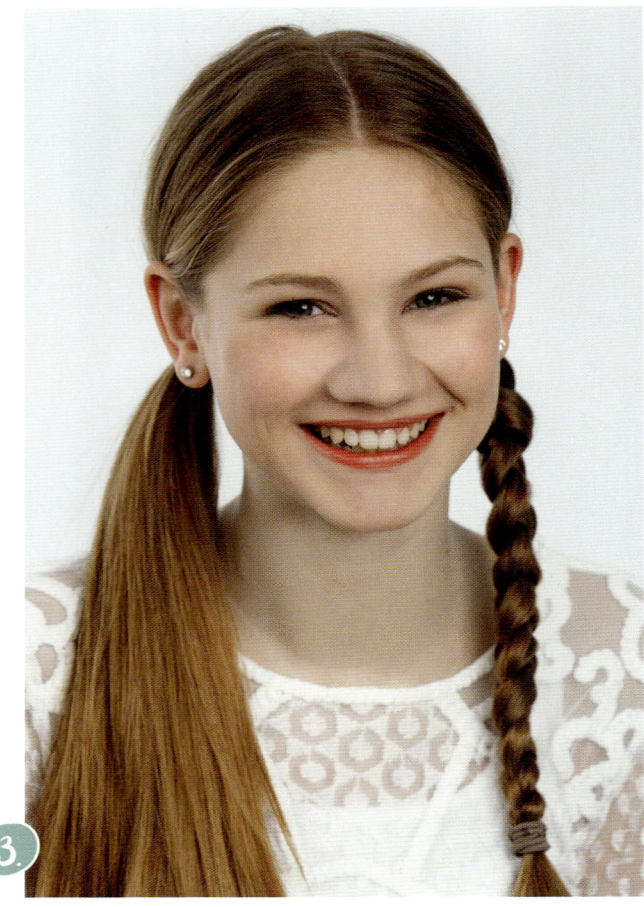

Bindet um die andere Hälfte der Haare ebenfalls ein Haargummi und flechtet auch diesen Zopf.

Schlag den Zopf zweimal übereinander.

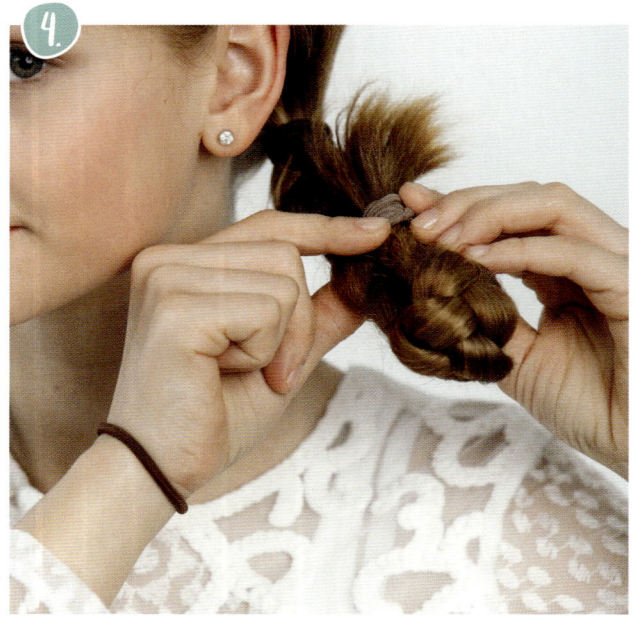

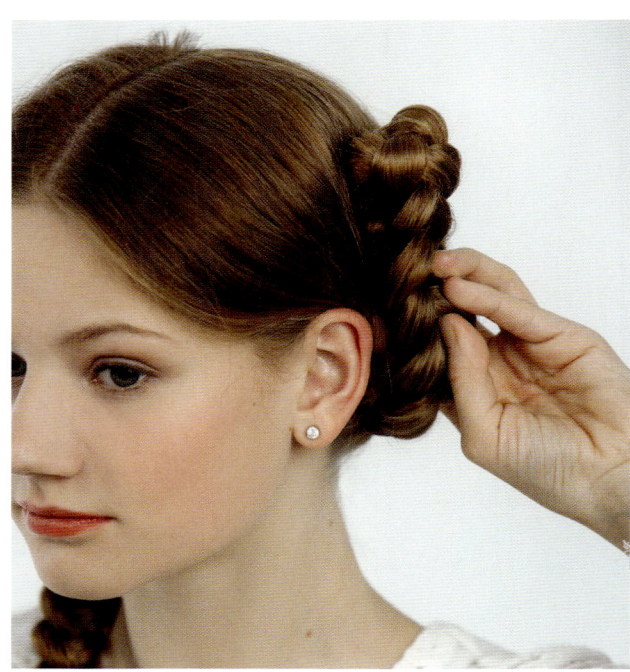

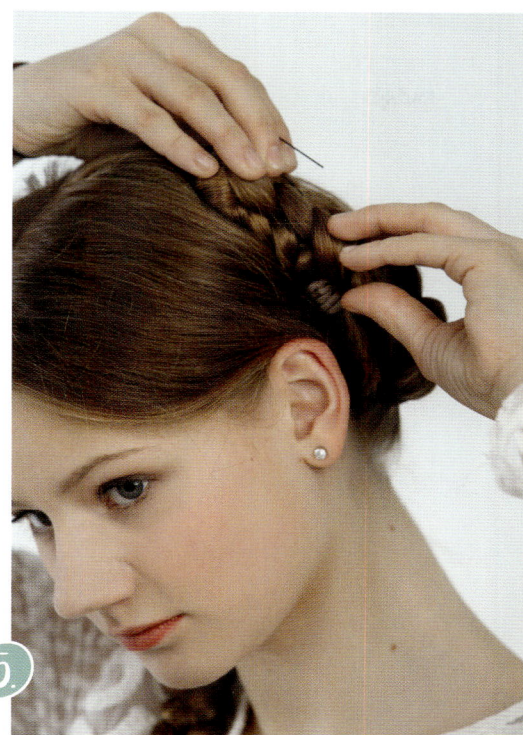

Steckt den Zopf
mit Haarnadeln
fest.
5.

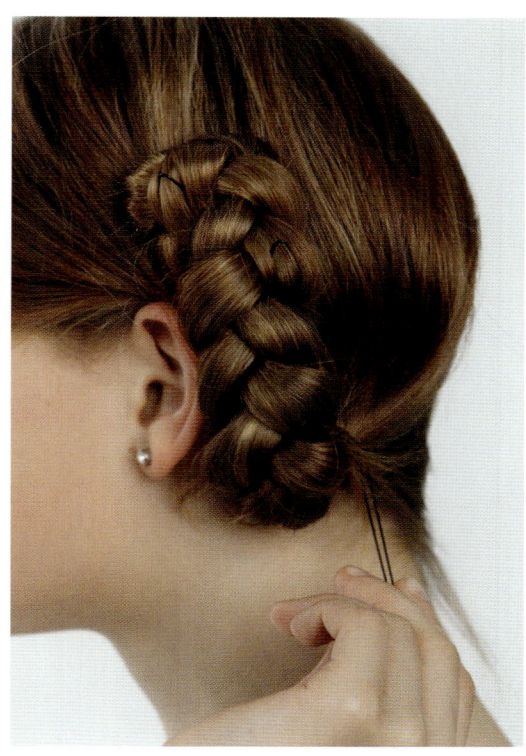

Anschließend könnt ihr die Frisur
mit Haarschmuck schmücken.
7.

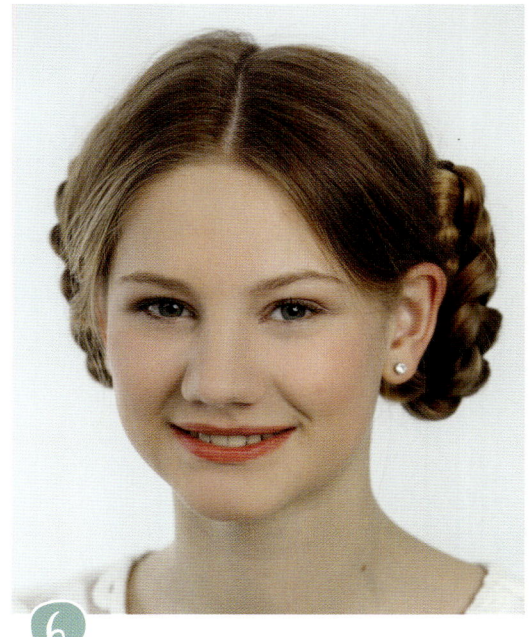

6.

Dies wiederholt ihr auf der anderen Seite.

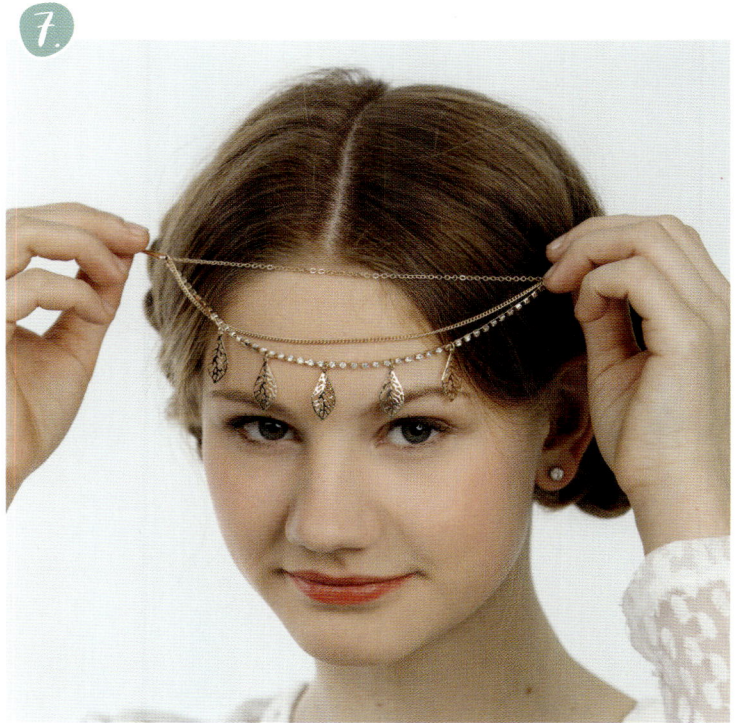

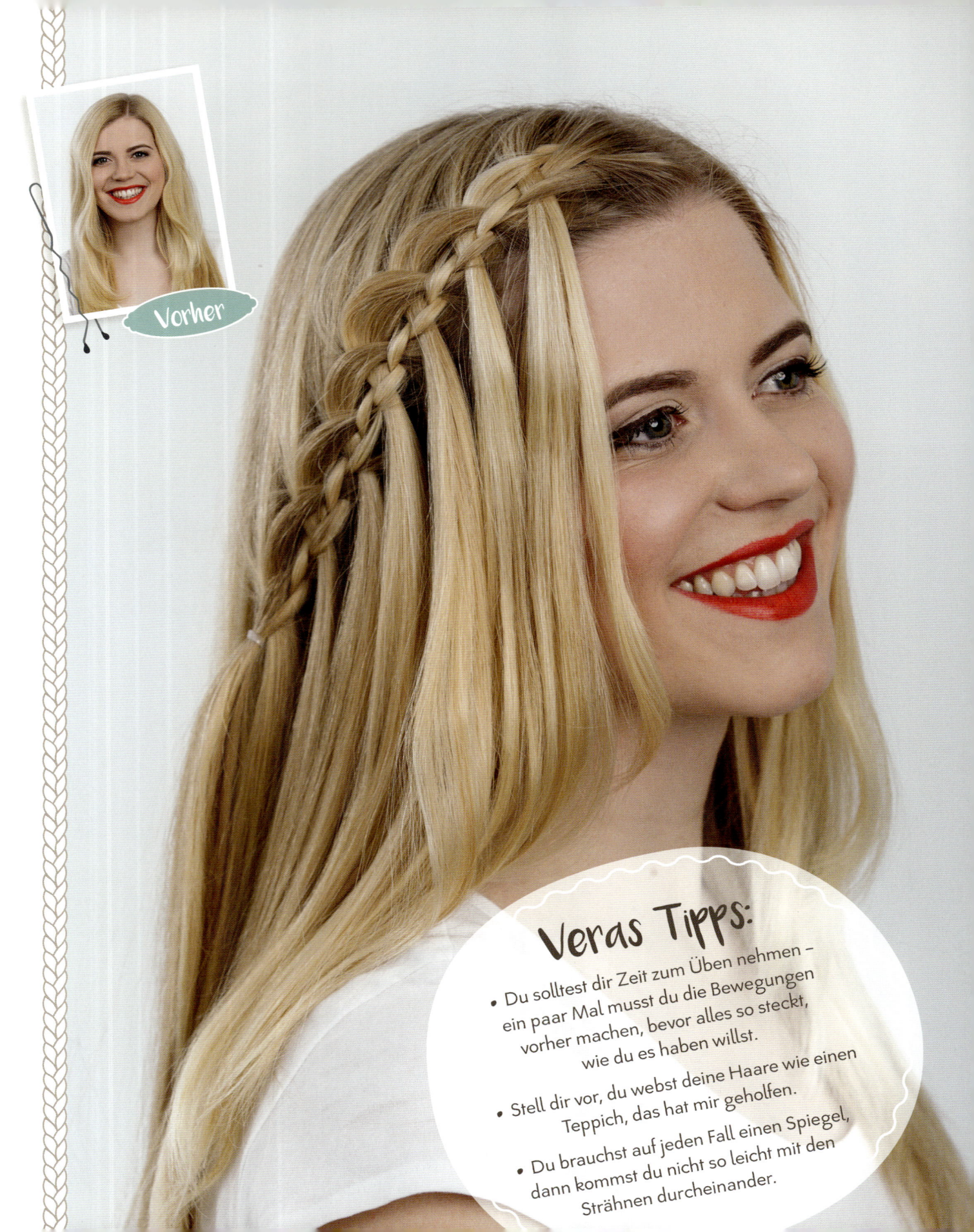

Vorher

Veras Tipps:

- Du solltest dir Zeit zum Üben nehmen – ein paar Mal musst du die Bewegungen vorher machen, bevor alles so steckt, wie du es haben willst.

- Stell dir vor, du webst deine Haare wie einen Teppich, das hat mir geholfen.

- Du brauchst auf jeden Fall einen Spiegel, dann kommst du nicht so leicht mit den Strähnen durcheinander.

WASSERFALL-ZOPF

mit vier Strähnen

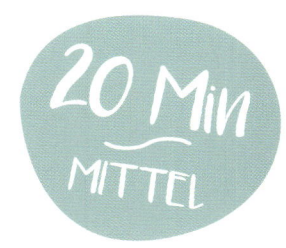

20 Min
MITTEL

Material
- 1 Haargummi
- Bürste

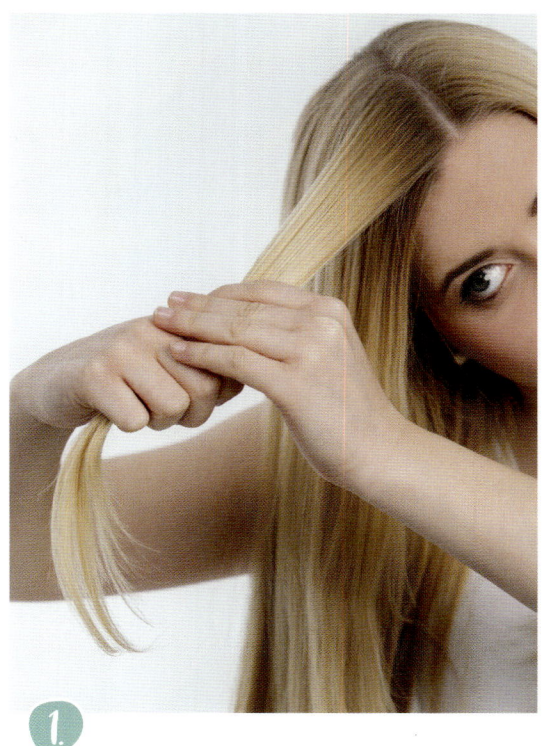

1.

Teilt ein dünnes Passé unter dem Scheitel ab.

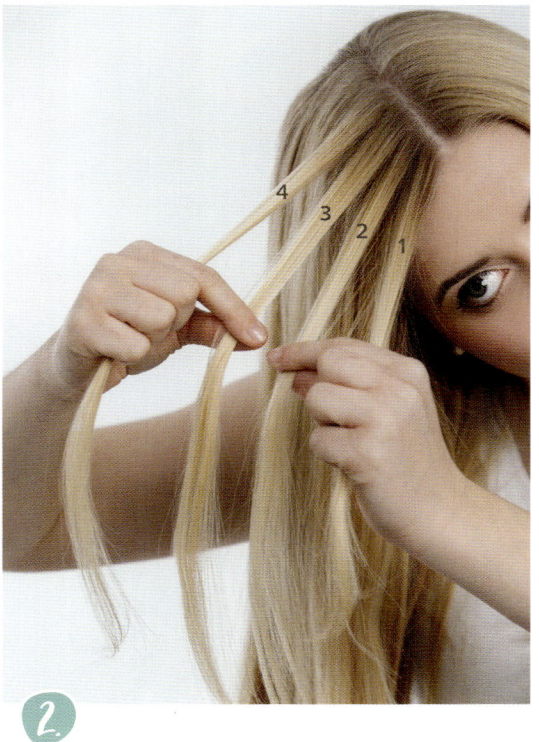

2.

Unterteilt dieses Passé in vier Strähnen.

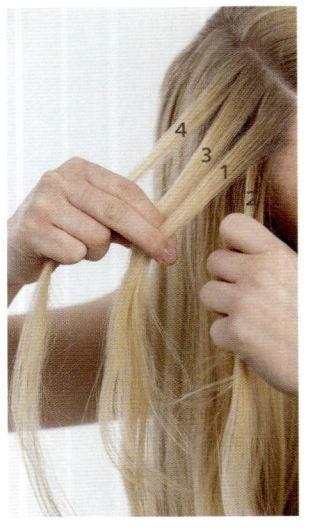
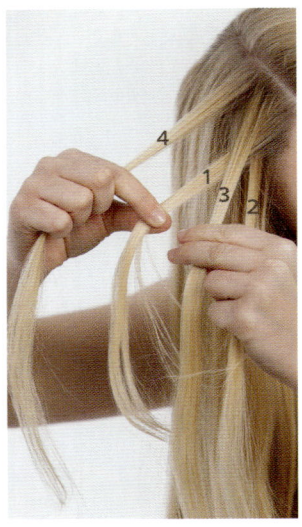
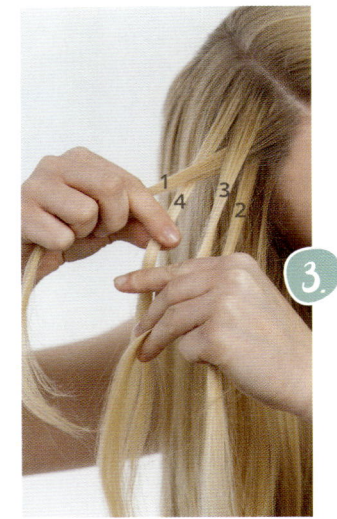

3. Nun beginnt ihr mit der ersten vorderen Strähne. Sie geht über die Strähne Nr. 2 und unter Nr. 3 und wieder über die Nr. 4.

Jetzt geht Nr. 4 unter Strähne Nr. 1, über Nr. 3 und unter Nr. 2 her.

4.

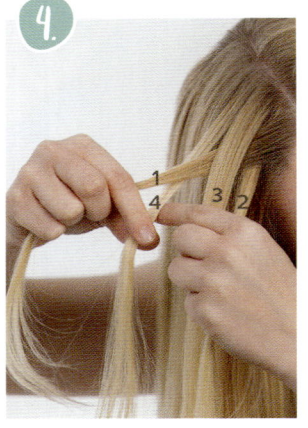
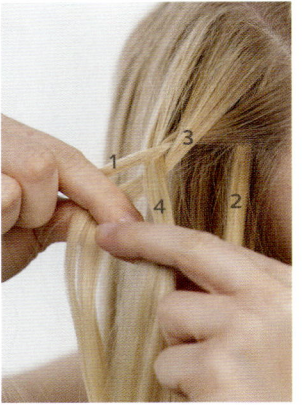
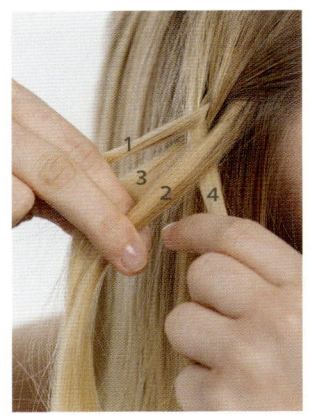

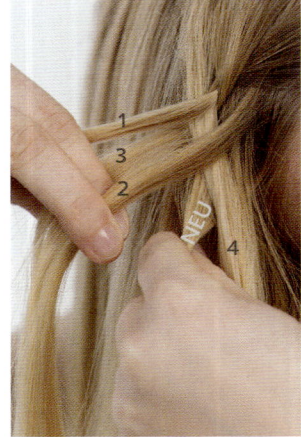

5.

Als Nächstes lasst ihr die Strähne Nr. 4 fallen und nehmt von unten eine **neue** Strähne aus der Kontur auf.

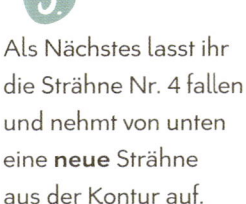

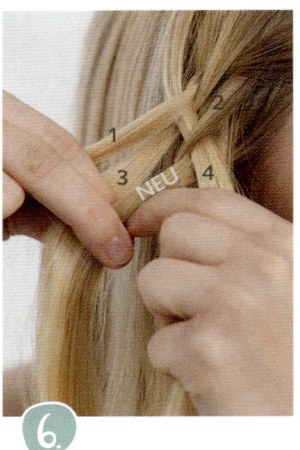
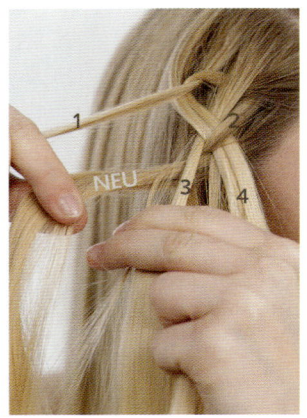
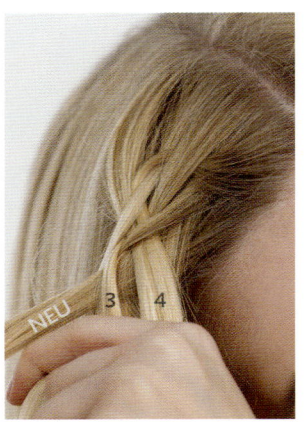

6.

Nun geht die neue Strähne über die Strähne Nr. 2 und unter Strähne Nr. 3 und über die Nr. 1.

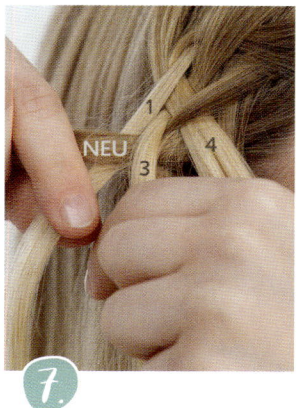
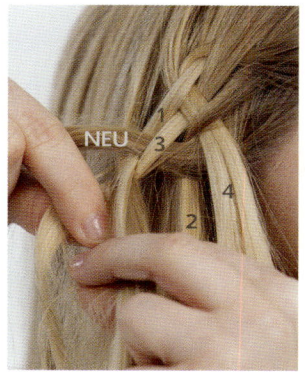
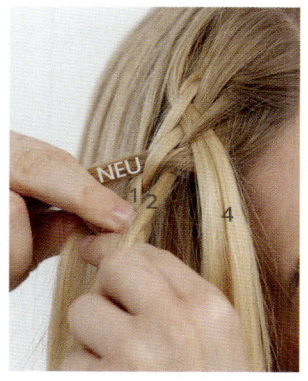

7. Jetzt geht die Nr. 1 zurück: erst über die Nr. 3 und dann unter die Nr. 2.

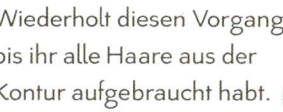

8. Nehmt nun wieder eine **neue** Strähne aus der Kontur auf und lasst die Nr. 1 herausfallen.

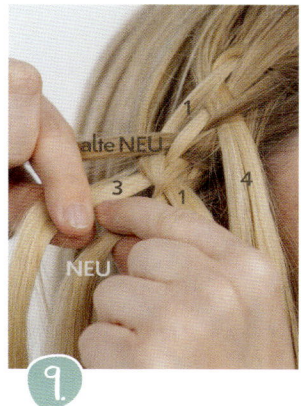
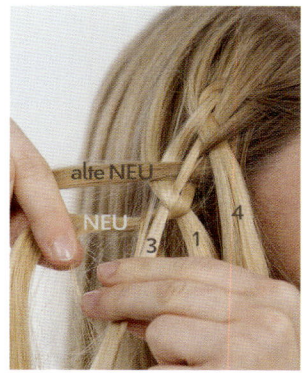
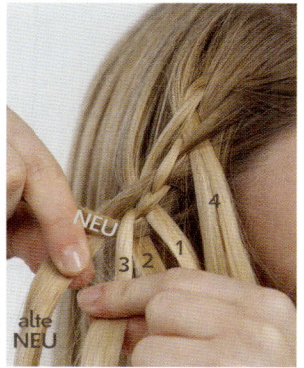

9. Jetzt geht die neue Strähne wieder über die davorliegende Strähne und dann wieder darunter her.

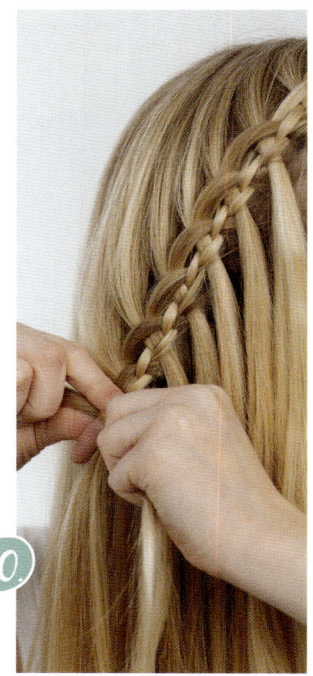
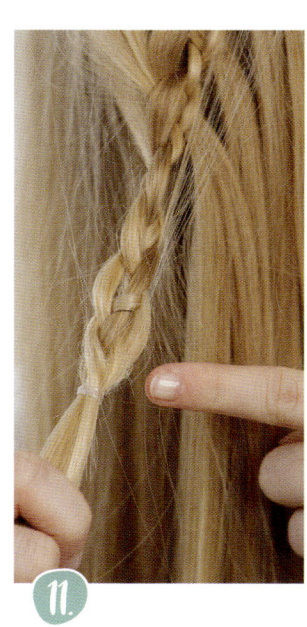
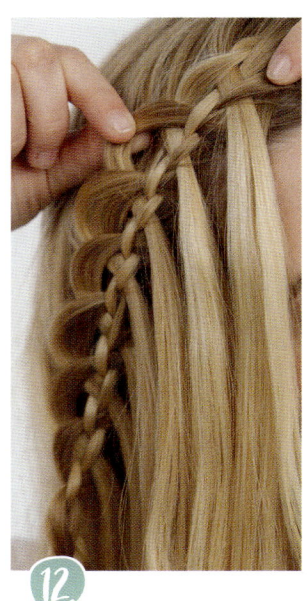

Wiederholt diesen Vorgang, bis ihr alle Haare aus der Kontur aufgebraucht habt.

10.

11. Fixiert den Zopf mit einem Haargummi.

12. Zum Schluss lockert ihr die oberen Schlaufen.

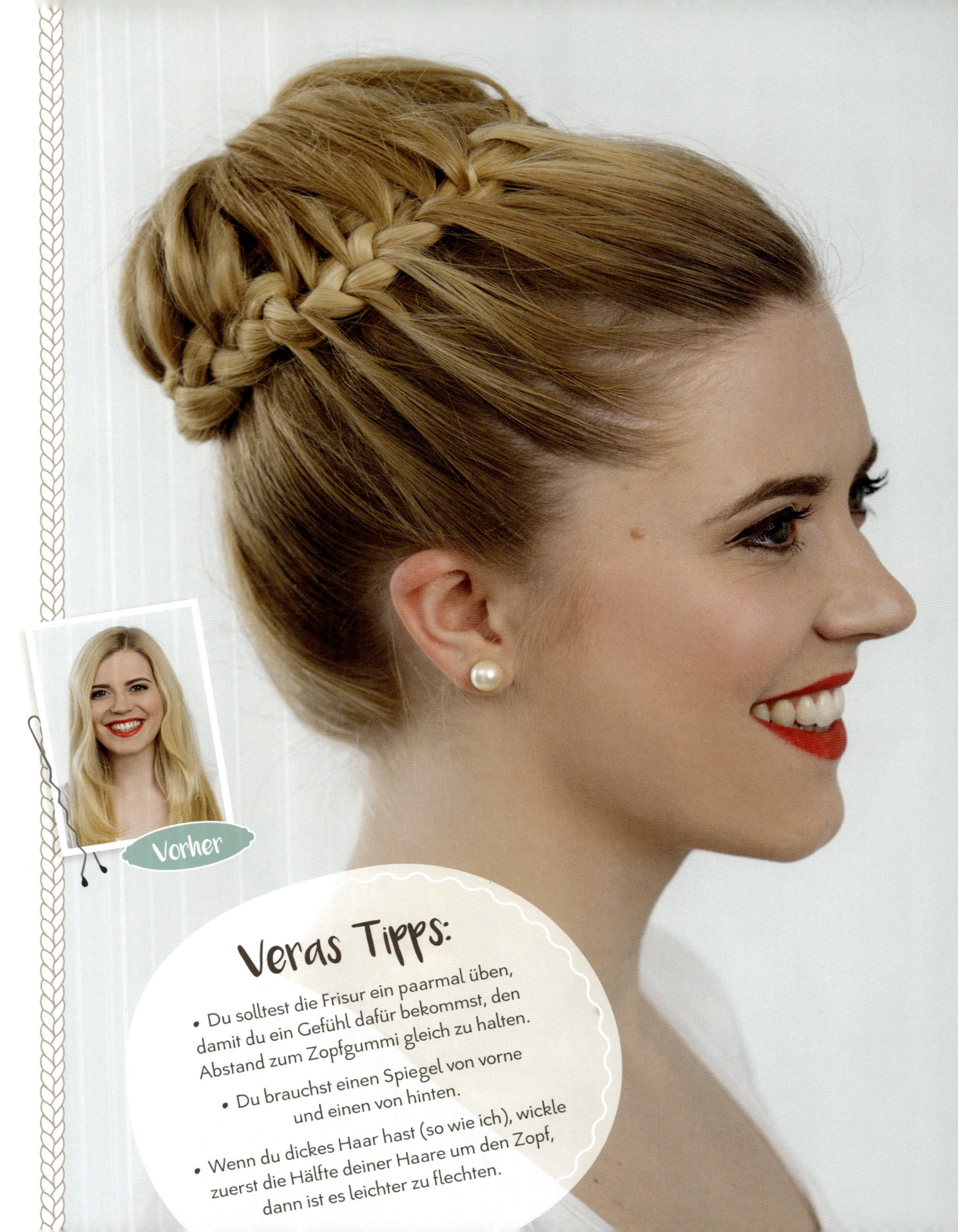

Vorher

Veras Tipps:

- Du solltest die Frisur ein paarmal üben, damit du ein Gefühl dafür bekommst, den Abstand zum Zopfgummi gleich zu halten.

- Du brauchst einen Spiegel von vorne und einen von hinten.

- Wenn du dickes Haar hast (so wie ich), wickle zuerst die Hälfte deiner Haare um den Zopf, dann ist es leichter zu flechten.

Ein geflochtener DUTT

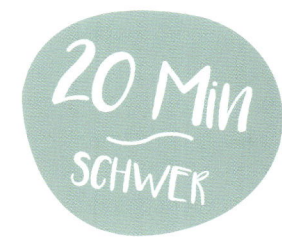

20 Min
SCHWER

Material
- 2 Haargummis
- 5 Haarnadeln
- Bürste

Bindet einen hohen Zopf und lasst die vordere Kontur 2 cm raus.

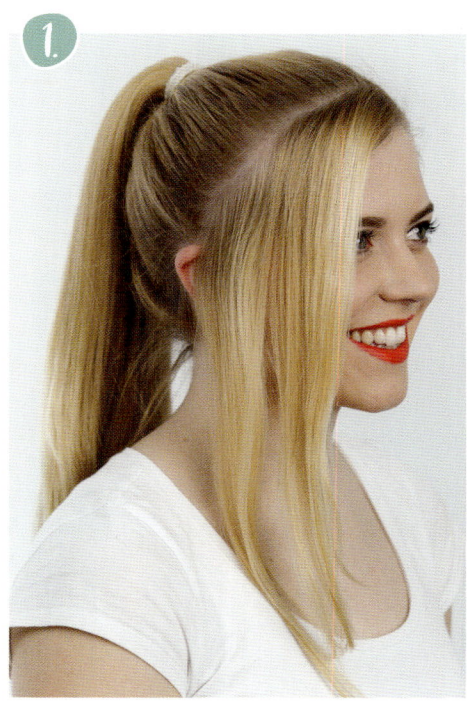

1.

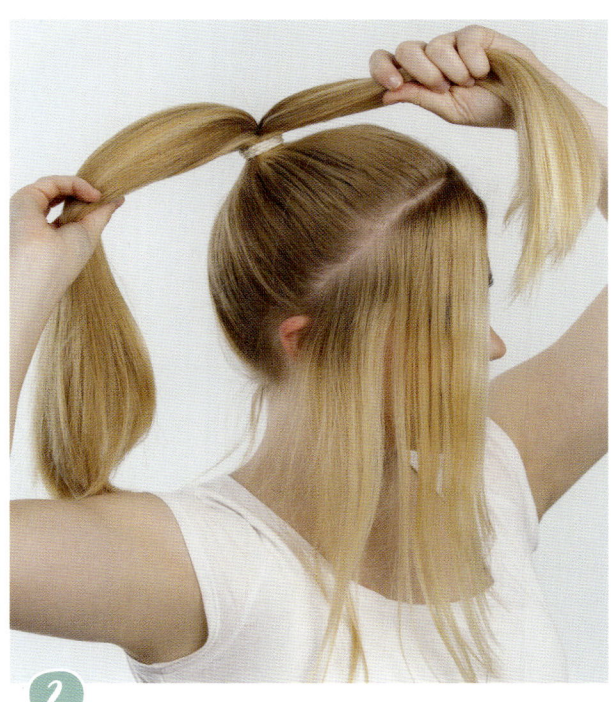

2.

Unterteilt den Zopf in zwei Hälften.

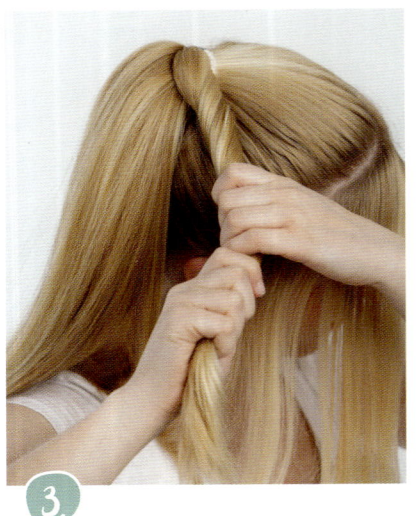

Wickelt nun den gezwirbelten Zopf um das Haargummi und steckt ihn mit zwei Haarklammern fest. So dient er als Füllmaterial für den Zopf. Außerdem könnt ihr jetzt leichter flechten, weil ihr nur noch die Hälfte der Haare verarbeiten müsst.

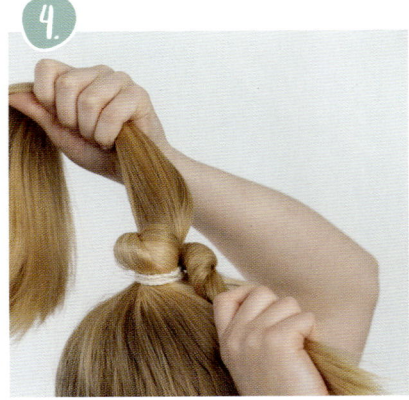

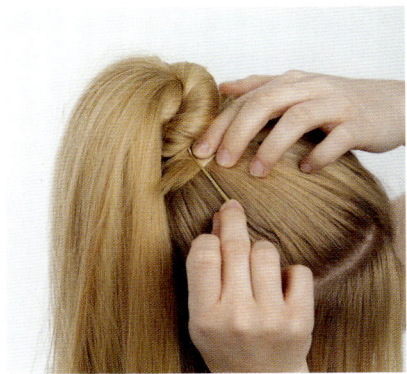

3.

Zwirbelt den oberen Teil des Zopfes.

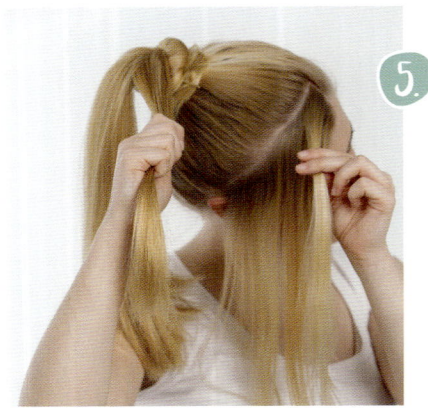

5.

Entnehmt dem Zopf eine etwas dickere Strähne und eine Strähne aus der Kontur.

Unterteilt die dickere Strähne in zwei Strähnen.

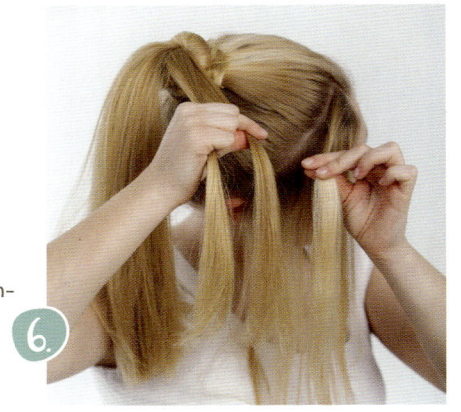

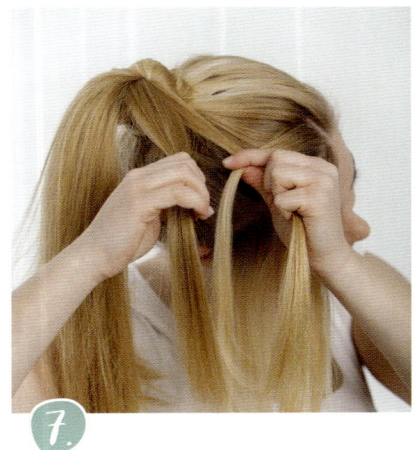

7.

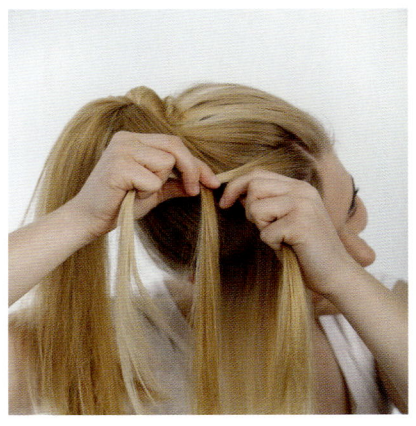

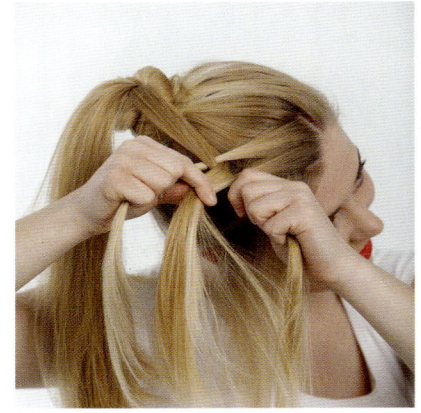

Beginnt nun, die drei Strähnen miteinander einmal zu flechten.

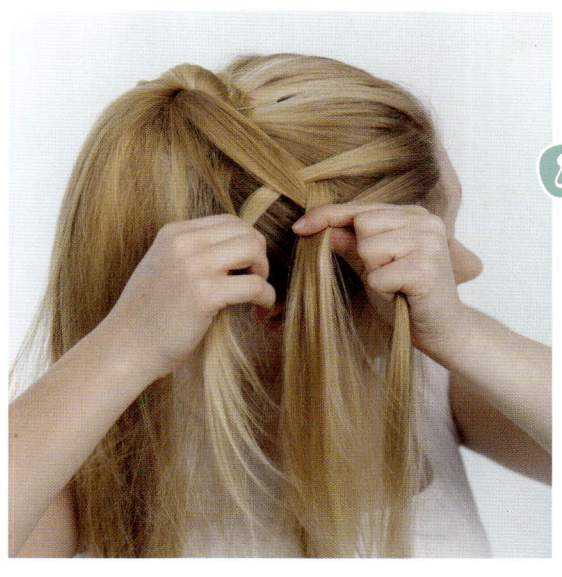

8. Nehmt nun eine neue Strähne aus dem Zopf und aus der vorderen Kontur hinzu und flechtet sie mit.

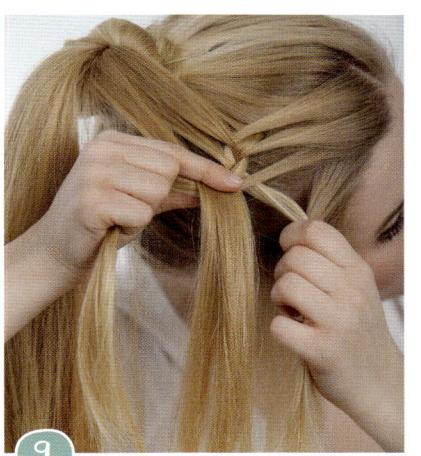 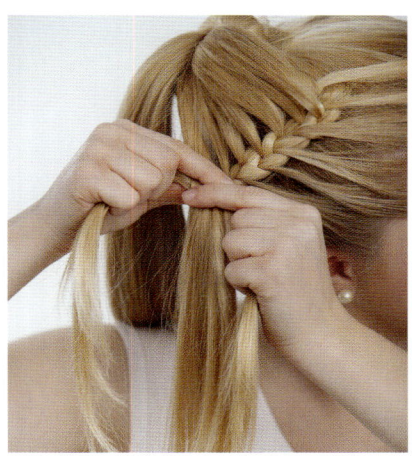 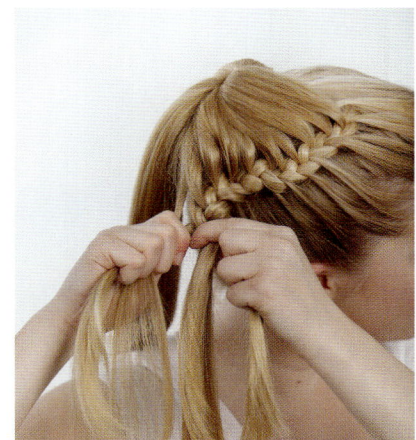

9. Wiederholt diesen Vorgang, bis alle Strähnen aus dem Zopf und aus der Kontur aufgebraucht sind. Bindet zum Schluss ein Haargummi darum.

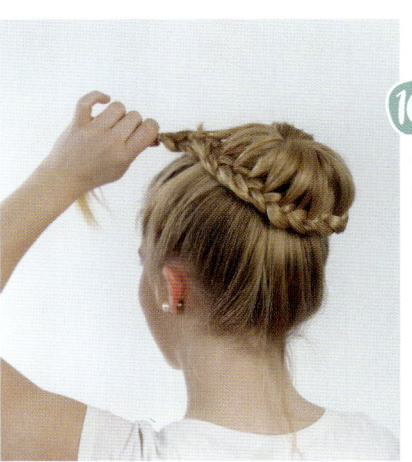

10. Versteckt nun das Ende des Zopfes im Dutt.

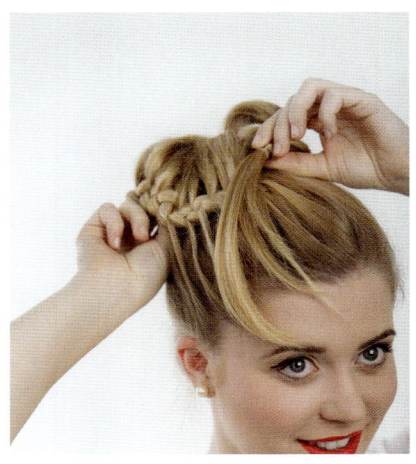

11. Zum Schluss steckt ihr den Dutt mit Haarnadeln fest.

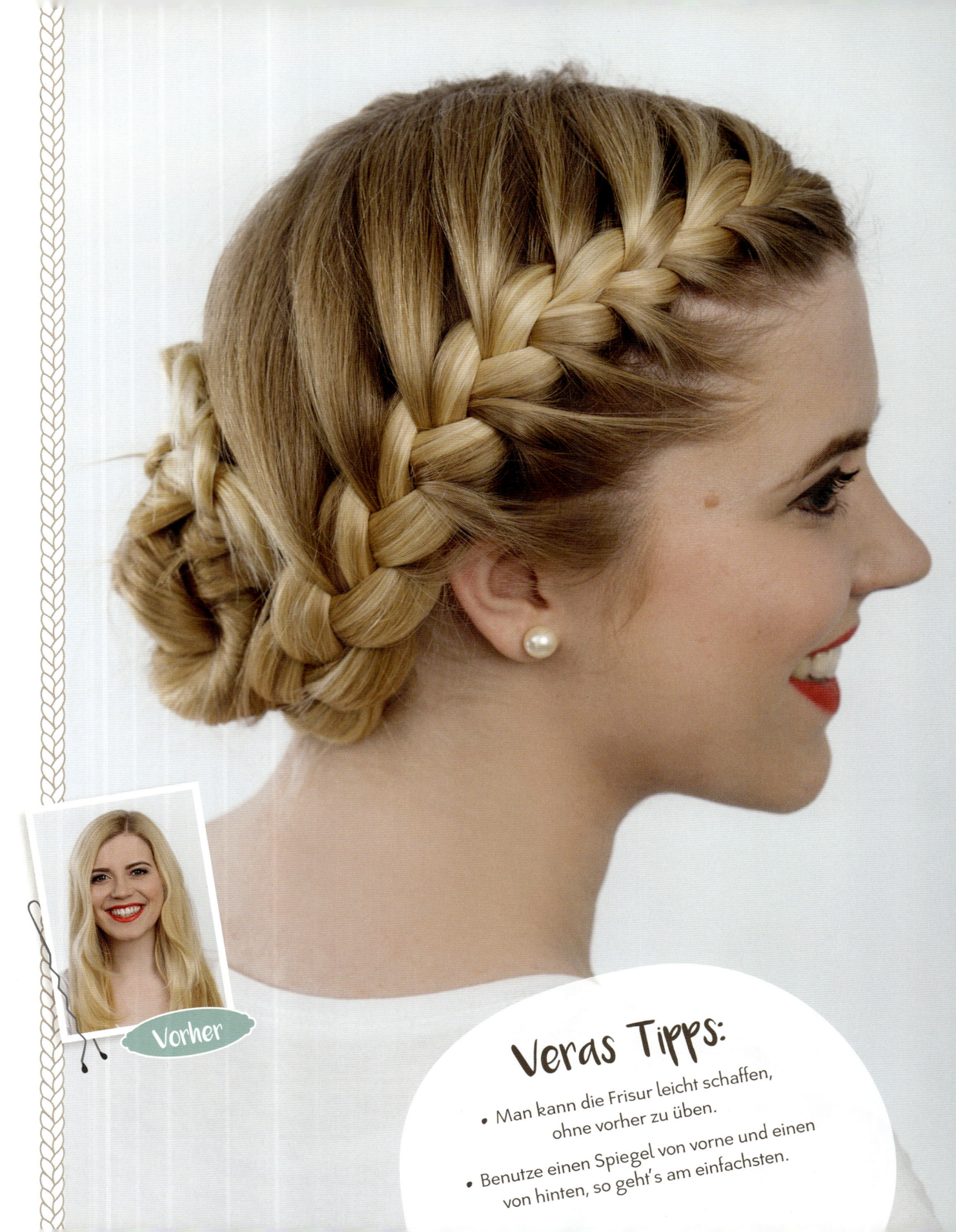

Vorher

Veras Tipps:

• Man kann die Frisur leicht schaffen, ohne vorher zu üben.

• Benutze einen Spiegel von vorne und einen von hinten, so geht's am einfachsten.

ZWEI FRANZÖSISCHE ZÖPFE

die festgesteckt werden

Material
- 3 Haargummis
- mehrere Haarnadeln
- Bürste

20 Min
MITTEL

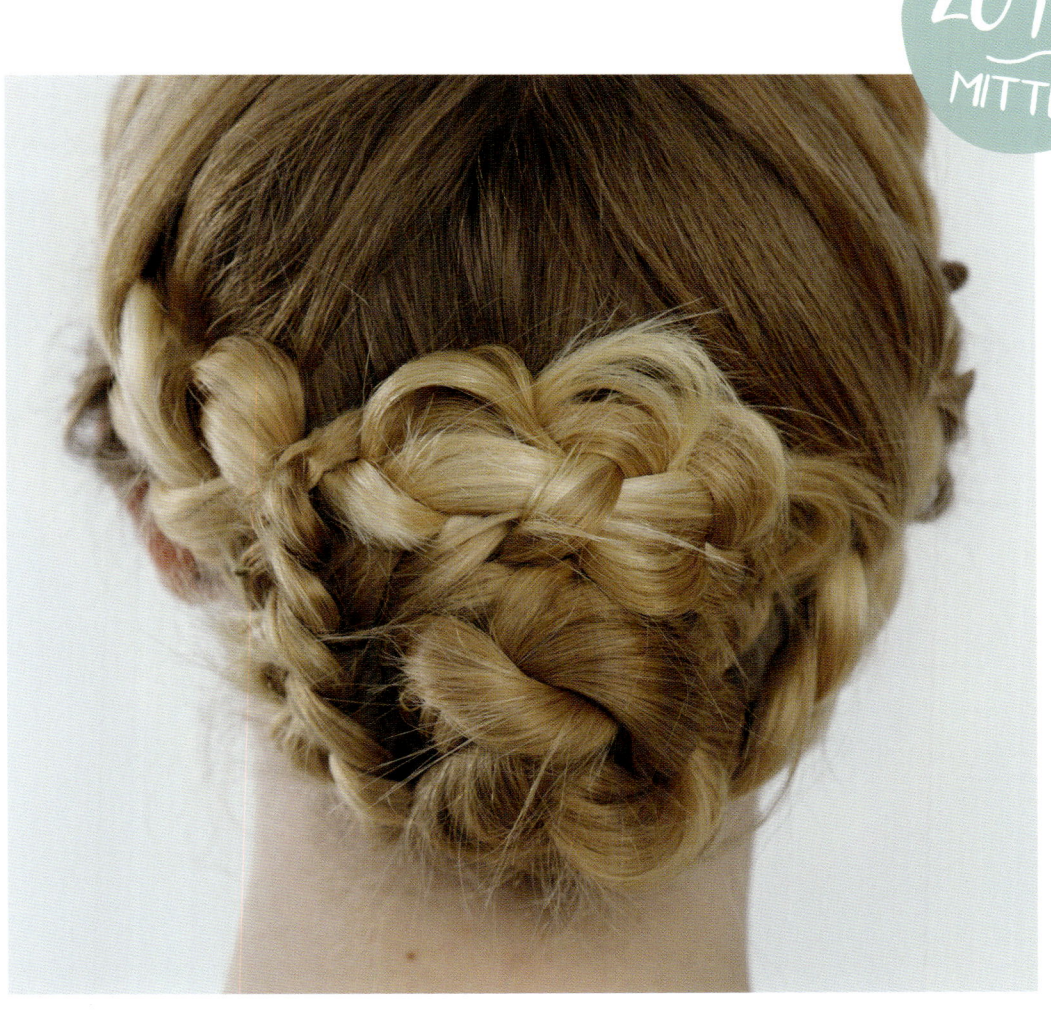

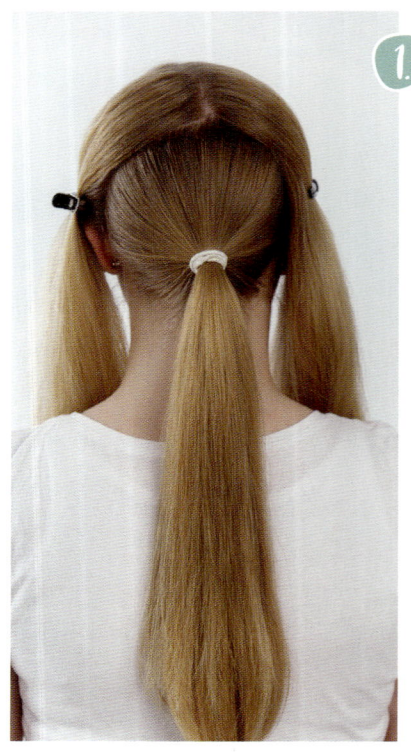

1. Zieht einen Seitenscheitel und klemmt die Haare rechts und links fest. Teilt unterhalb des Wirbels die Haare ab und bindet einen Zopf.

Nun kordelt ihr den Zopf, indem ihr beide Strähnen in die gleiche Richtung dreht und dann in Gegenrichtung übereinanderschlagt. Am Ende fixiert ihr den Zopf mit einem Haargummi.

3.

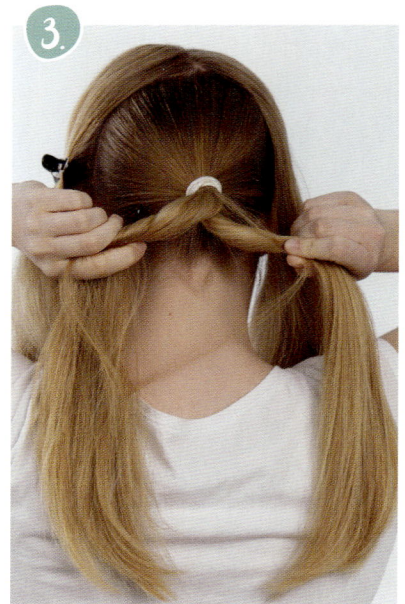

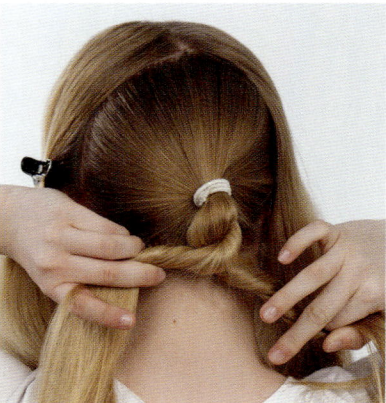

Beginnt mit dem Zopf, unterteilt ihn in zwei Strähnen.

2.

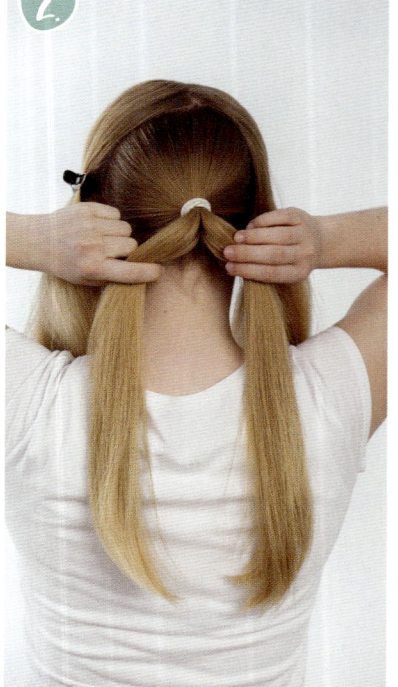

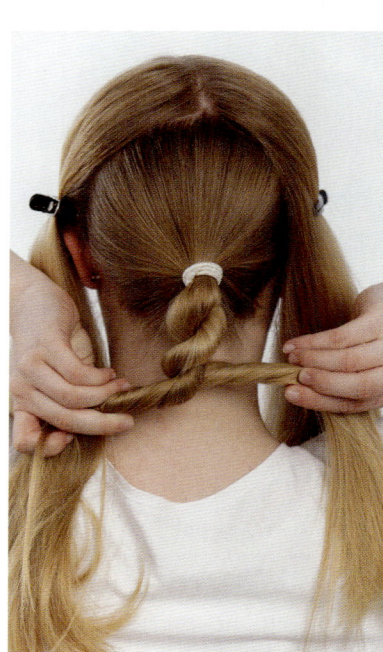

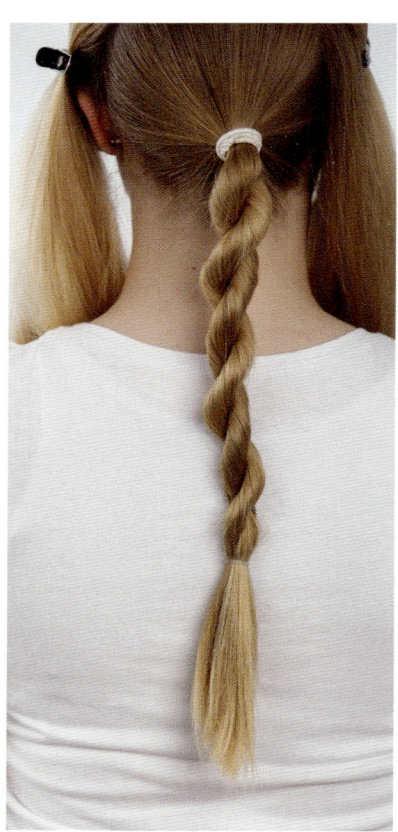

Dann nehmt ihr den Zopf in die Hand und dreht ihn wie eine Schnecke um das Zopfgummi. Steckt ihn mit Haarnadeln fest.

4.

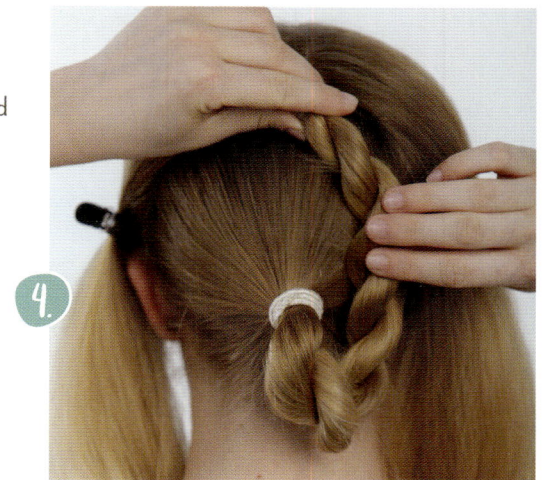
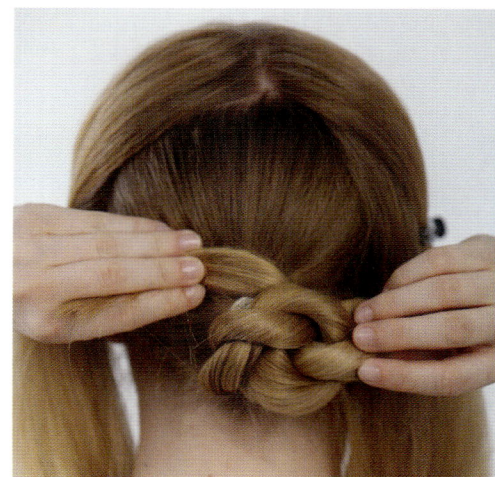
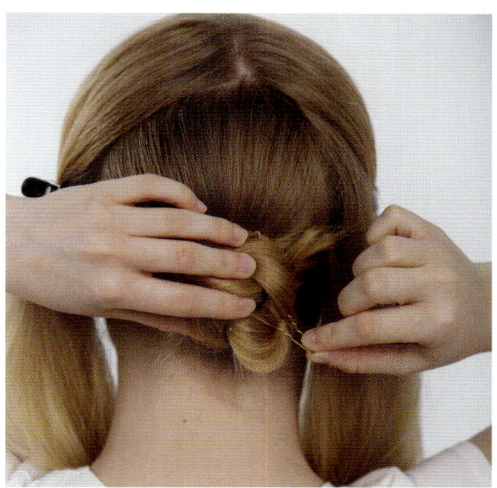
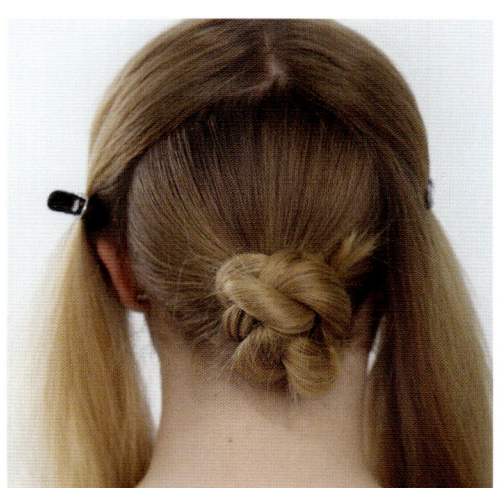

Löst die Klammer an einer Seite und teilt ein Passé ab, welches ihr in drei Strähnen unterteilt.

5.

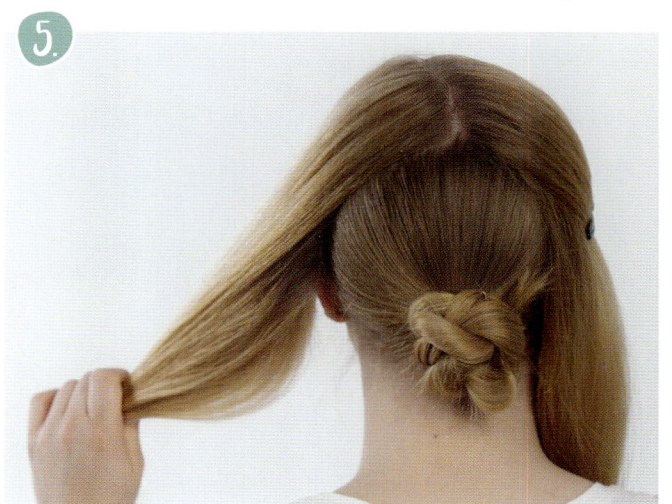
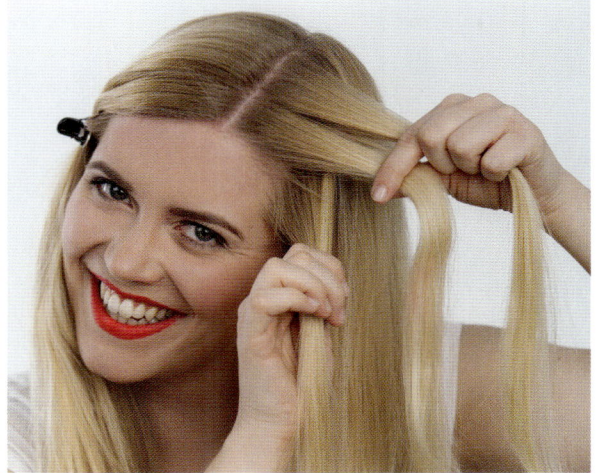

Flechtet einmal die drei Strähnen miteinander und nehmt dann
immer eine neue Strähne von oben und von der unteren Kontur dazu,
um diese dann mitzuflechten.

6.

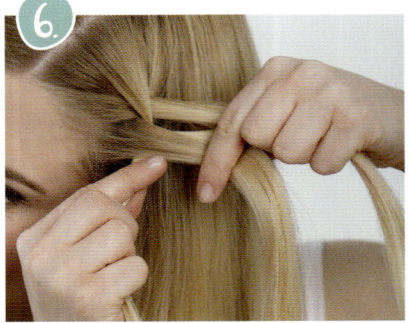
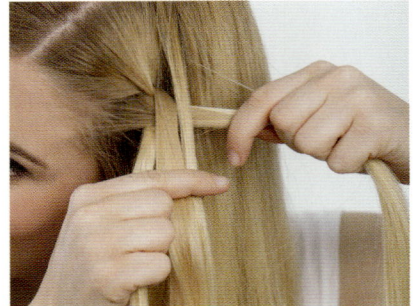
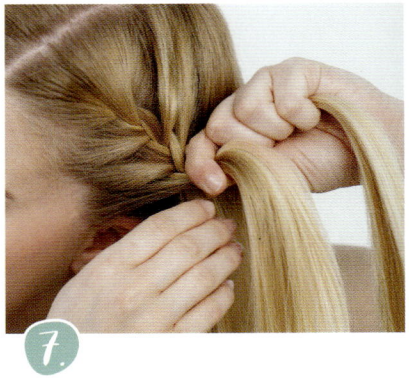

7.

Flechtet nun den Französischen
Zopf weiter.

Kommen keine
Strähnen mehr,
geht ihr in den
einfachen Zopf
über und fixiert
ihn mit einem
Haargummi.

8.

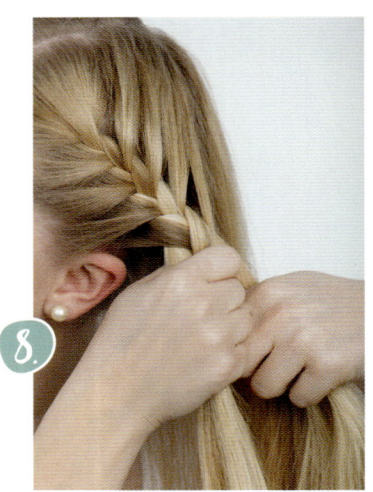
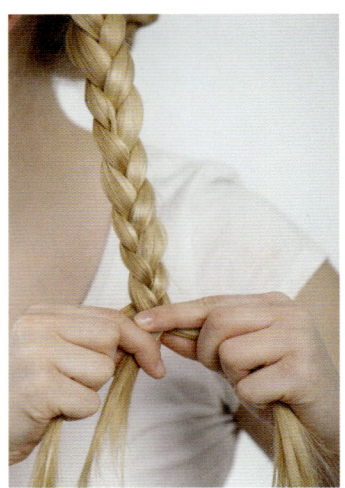
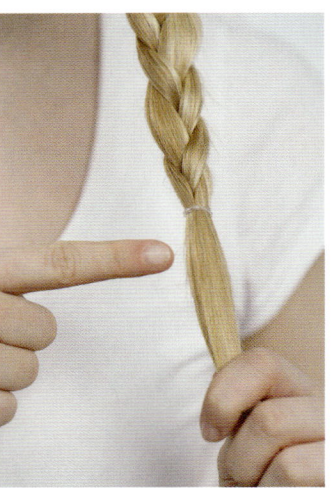

Als Nächstes geht ihr zur anderen Seite. Beginnt auch dort, einen Französischen Zopf zu flechten, indem ihr erst
ein dünnes Passé abteilt und von oben und von der unteren Kontur neue Strähnen hinzunehmt. Beim Französischen
Zopf geht man mit der äußeren Strähne immer über die mittlere Strähne.

9.

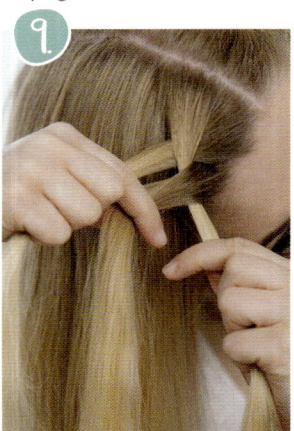
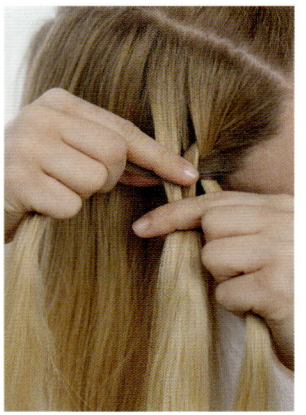
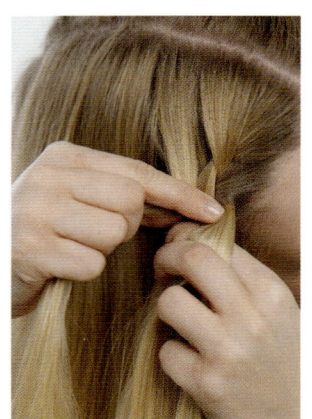
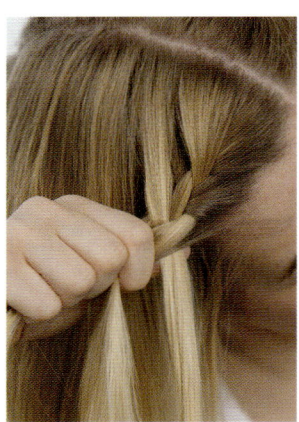

Flechtet auch den zweiten Zopf bis zum Ende und fixiert den Zopf mit einem dünnen Haargummi.

10.

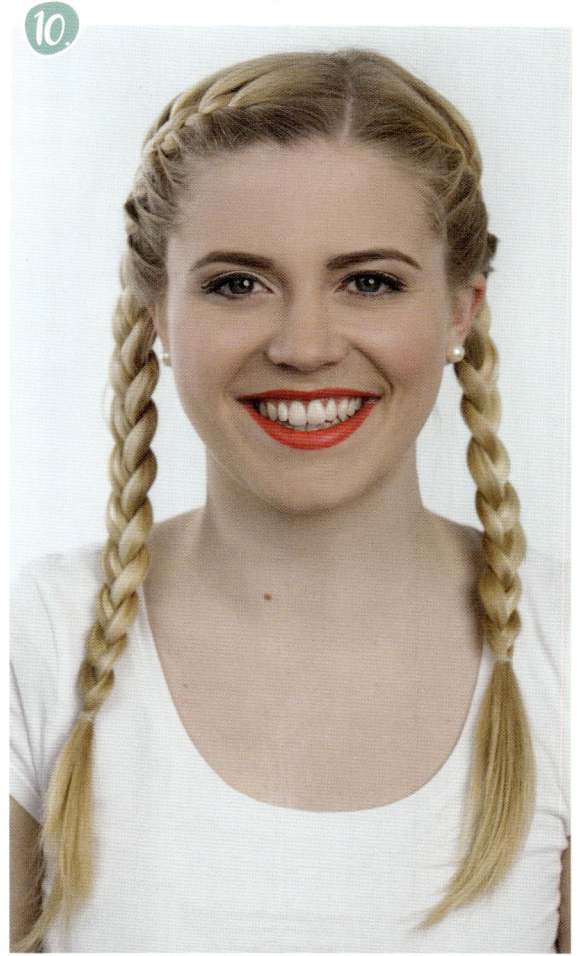

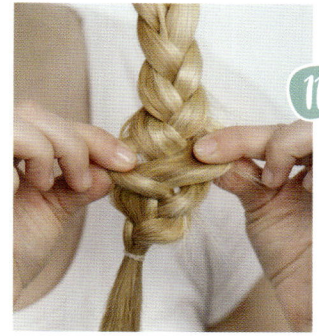

11. Lockert beide Zöpfe, dadurch wirken sie dicker.

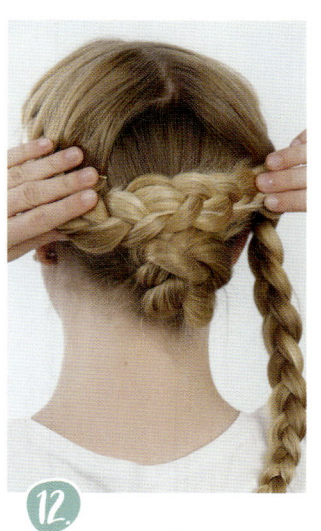
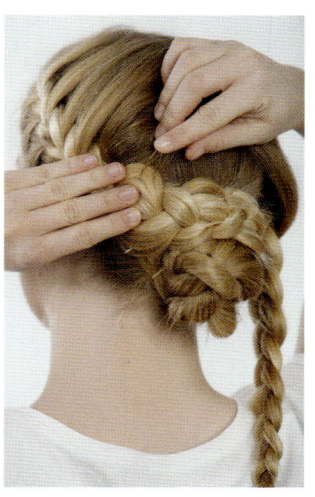

12.

Nehmt den linken Zopf in die Hand, legt ihn über den gekordelten Dutt und steckt ihn mit Haarnadeln fest.

13.

Nehmt den anderen Zopf, legt ihn unten um den gekordelten Dutt herum und steckt auch diesen mit Haarnadeln fest.

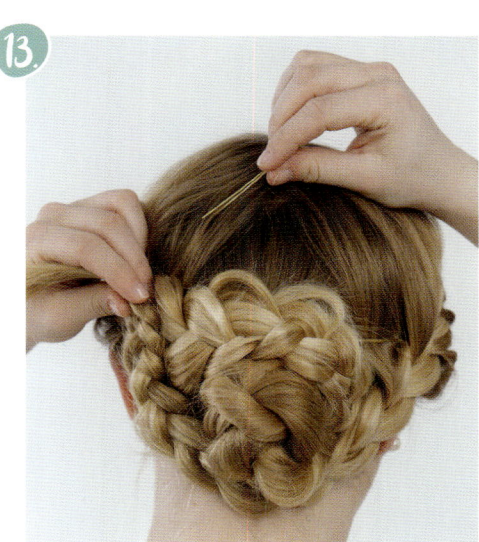
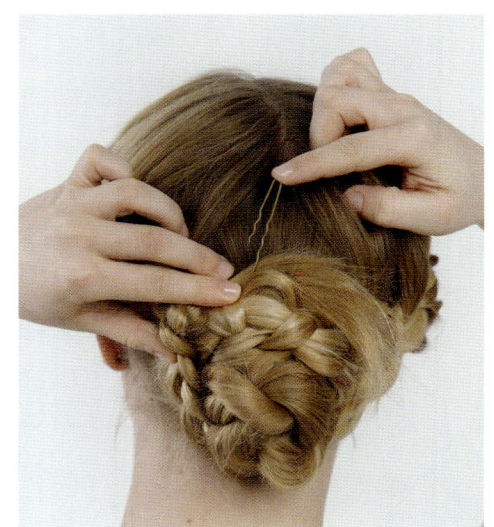

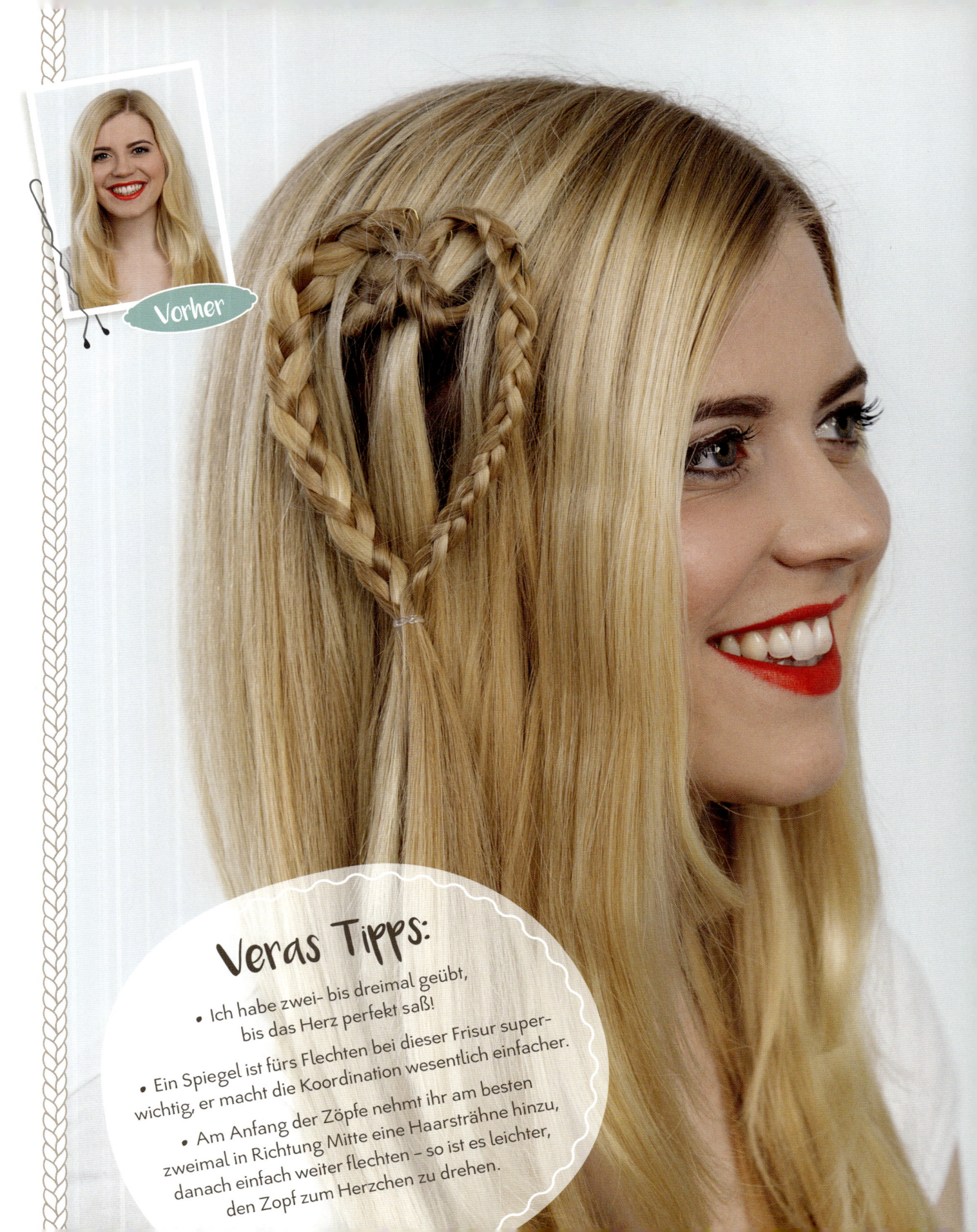

Vorher

Veras Tipps:

• Ich habe zwei- bis dreimal geübt, bis das Herz perfekt saß!

• Ein Spiegel ist fürs Flechten bei dieser Frisur super-wichtig, er macht die Koordination wesentlich einfacher.

• Am Anfang der Zöpfe nehmt ihr am besten zweimal in Richtung Mitte eine Haarsträhne hinzu, danach einfach weiter flechten – so ist es leichter, den Zopf zum Herzchen zu drehen.

HERZCHEN

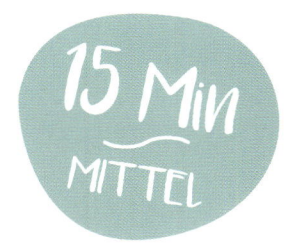

15 Min
MITTEL

Material
- 3 Haargummis
- 3 Haarnadeln
- Stielkamm

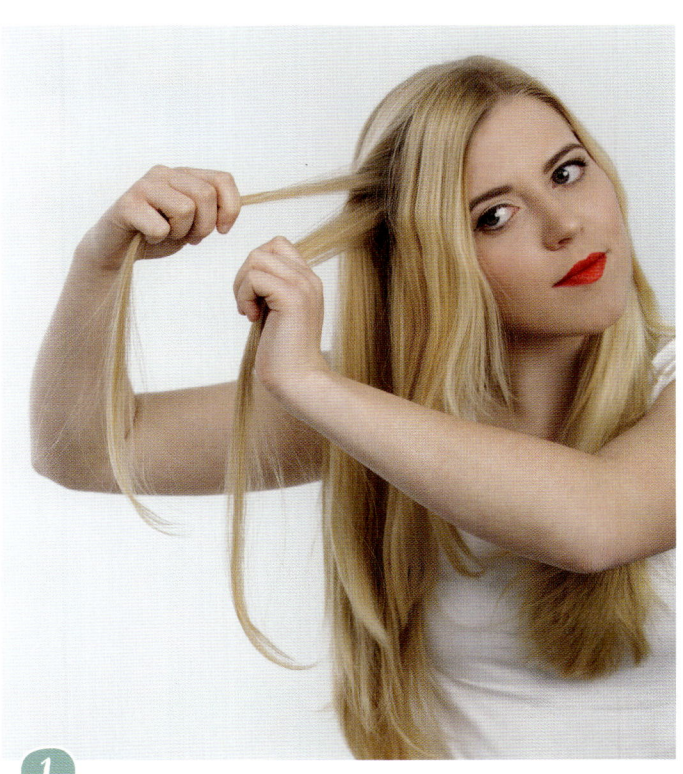

1.

Teilt drei Strähnen oberhalb des Ohres und auf Höhe der Schläfe ab.

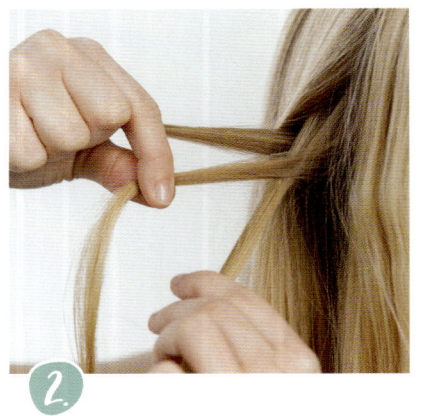 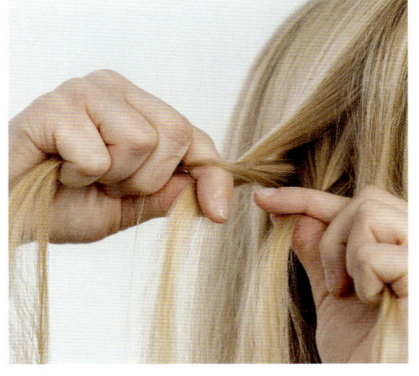 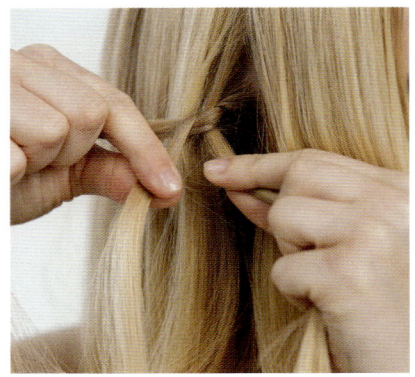

2. Flechtet diese Strähne mit einem einfachen Drei-Strang-Zopf. Nur am Anfang nehmt ihr zweimal ein neue Strähne in Richtung Mitte auf, dann flechtet ihr normal weiter.

Am Ende des Zopfes bindet ihr ein Haargummi darum.

3.

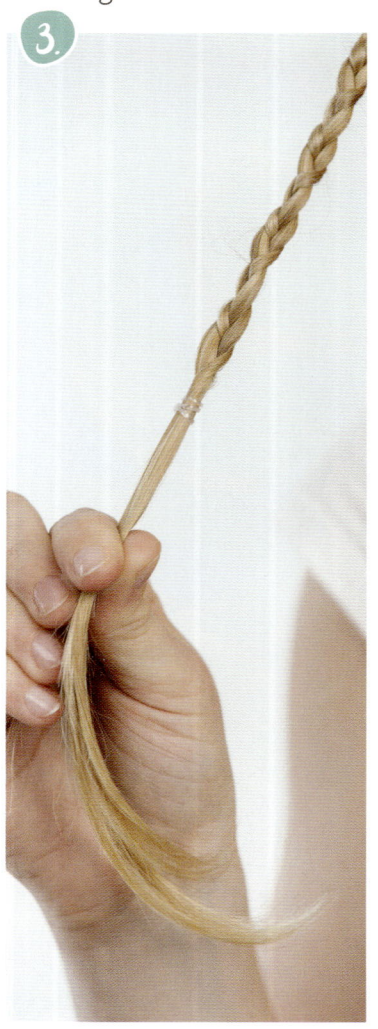

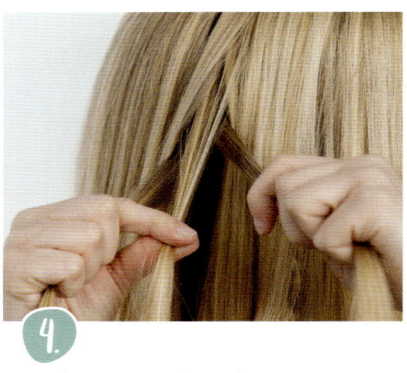

4. Entnehmt nun neben dem geflochtenen Zopf eine gleich dicke Strähne, wie vorher. Auch diese flechtet ihr einfach, wobei ihr zu Beginn wieder zweimal eine neue Strähne in Richtung Mitte dazunehmt.
Zum Schluss bindet ihr ein Haargummi darum.

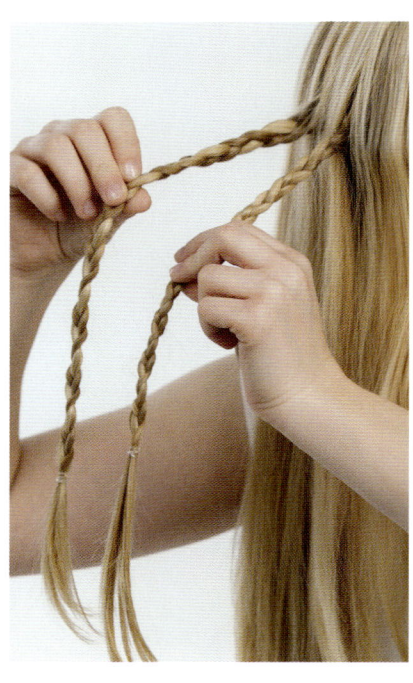

5. Bindet ein dünnes Haargummi um beide Zöpfe.

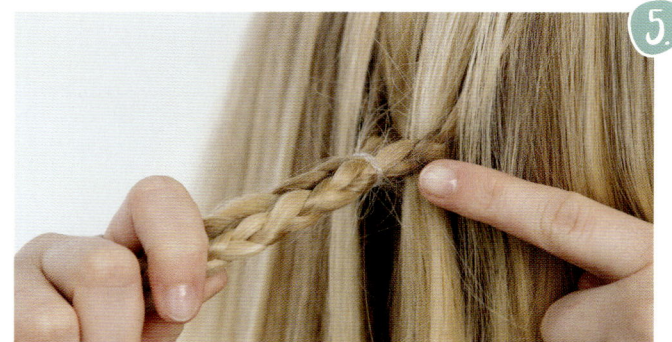

Drückt die beiden Zöpfe nach oben und legt sie nach rechts und links.
Befestigt die Zöpfe mit einer Haarnadel.

6.

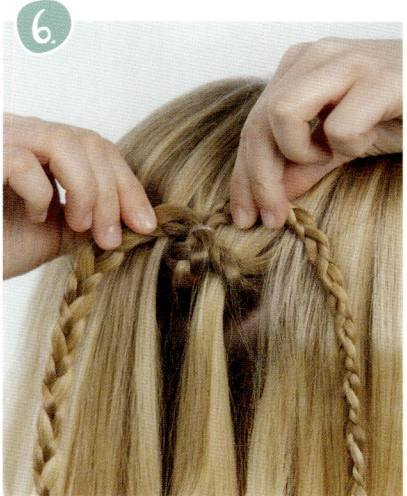
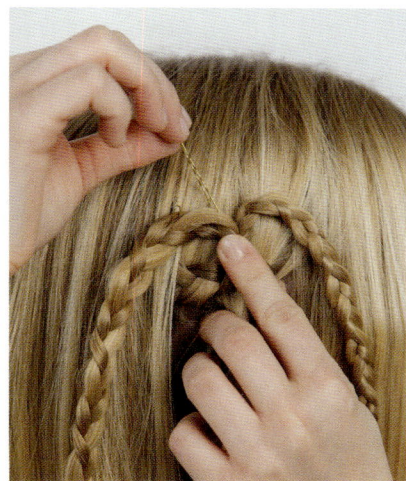

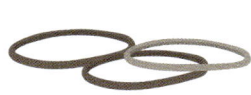

7.

Nehmt die beiden Zöpfe in die Hand
und bindet unten ein dünnes Haargummi so darum, dass ein schönes Herz
entsteht.

Jetzt könnt ihr die Haargummis
von den Zöpfen lösen.

8.

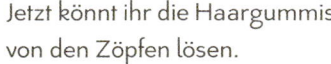

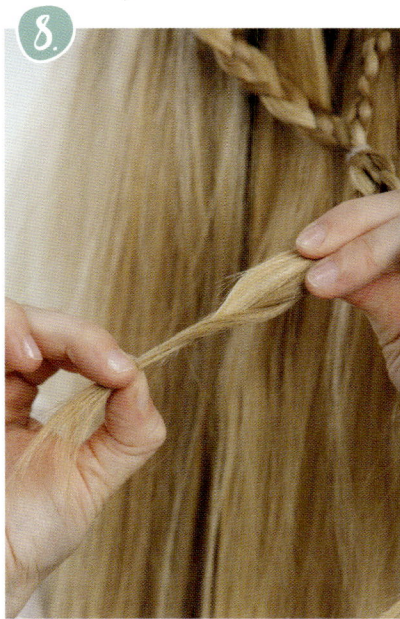
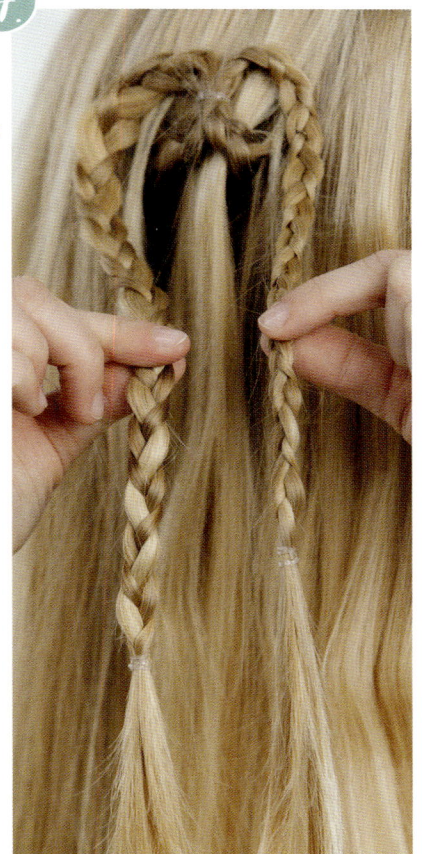
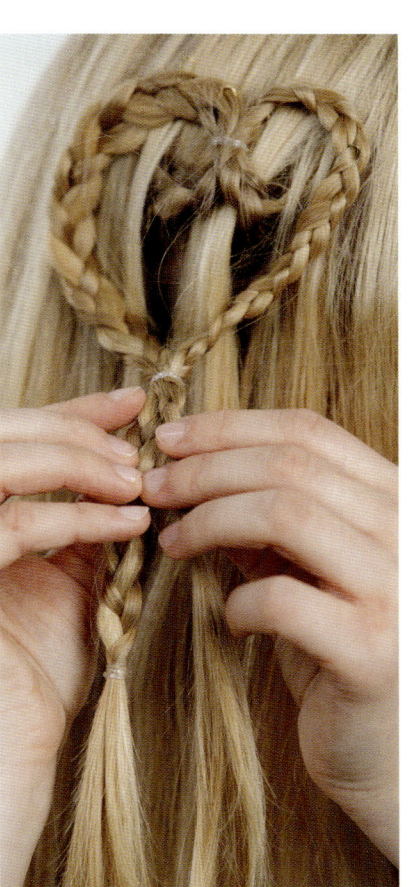

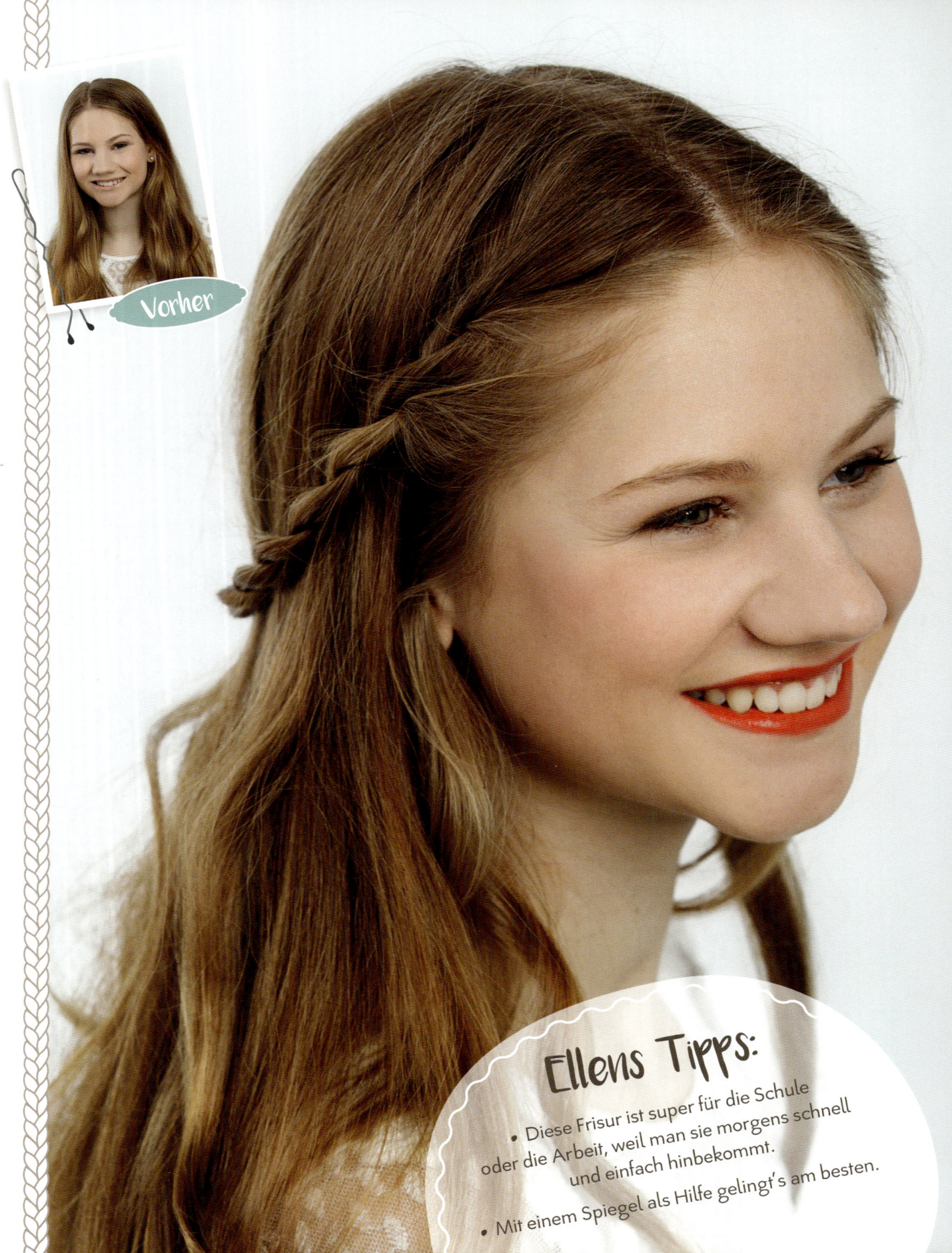

Vorher

Ellens Tipps:

• Diese Frisur ist super für die Schule oder die Arbeit, weil man sie morgens schnell und einfach hinbekommt.

• Mit einem Spiegel als Hilfe gelingt's am besten.

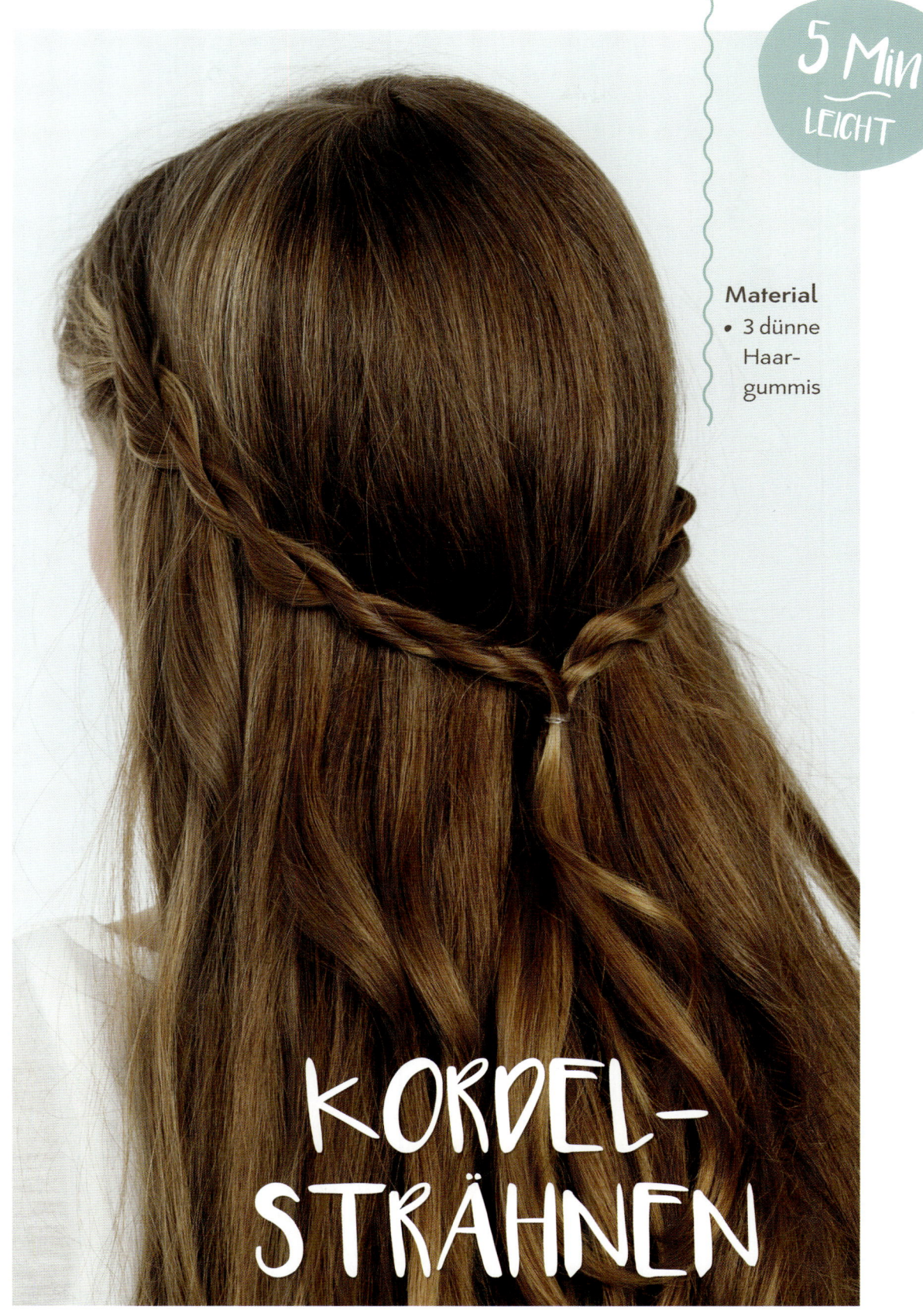

Material
• 3 dünne Haar-
gummis

KORDEL-
STRÄHNEN

Teilt unterhalb des Scheitels zwei dicke Strähnen ab.

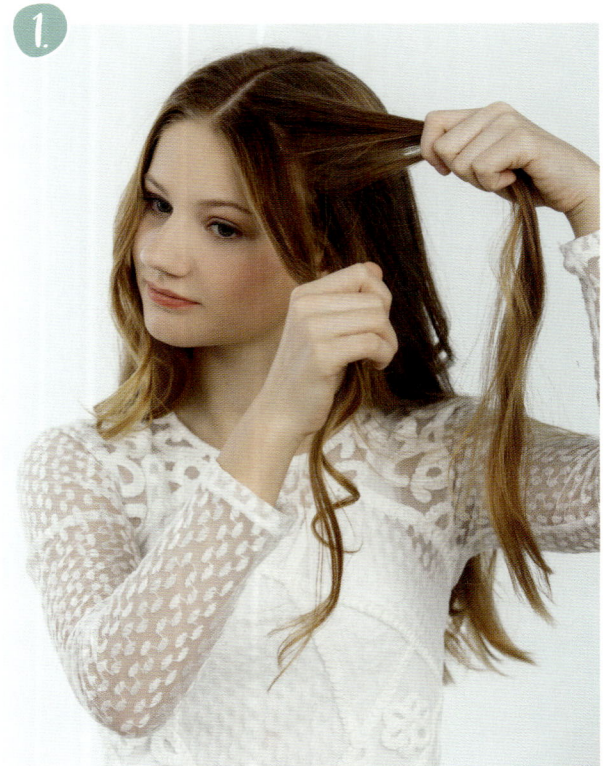

Diese Strähnen kordelt ihr miteinander. Dies funktioniert, indem ihr beide Strähnen in die gleiche Richtung dreht und in Gegenrichtung übereinanderschlagt.

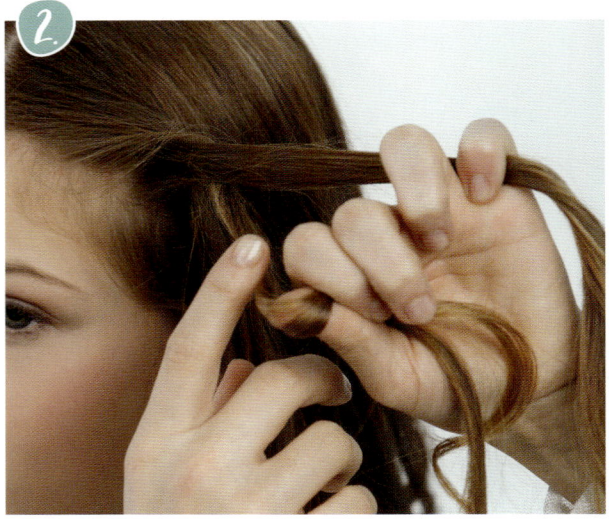

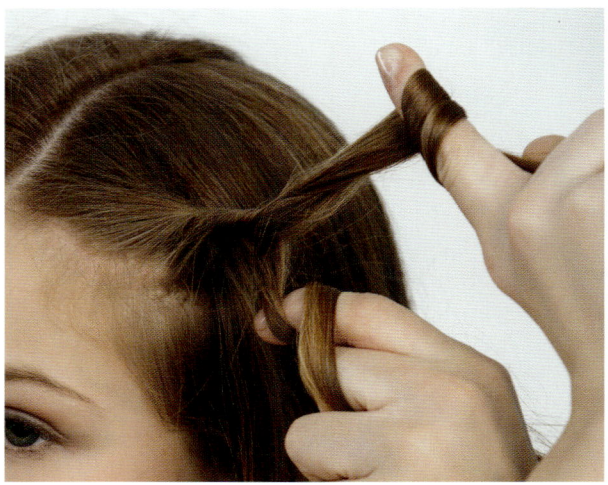

3. Am Ende bindet ihr ein Haargummi darum.

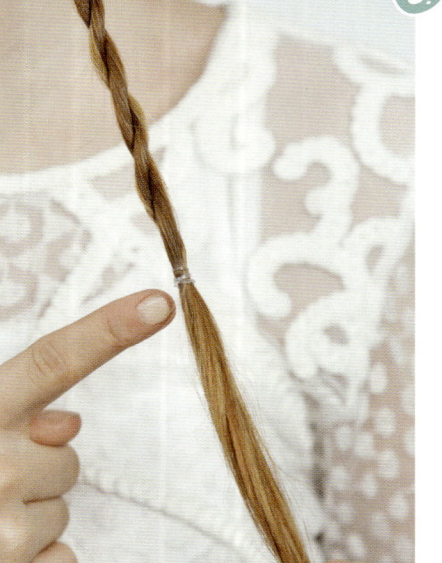

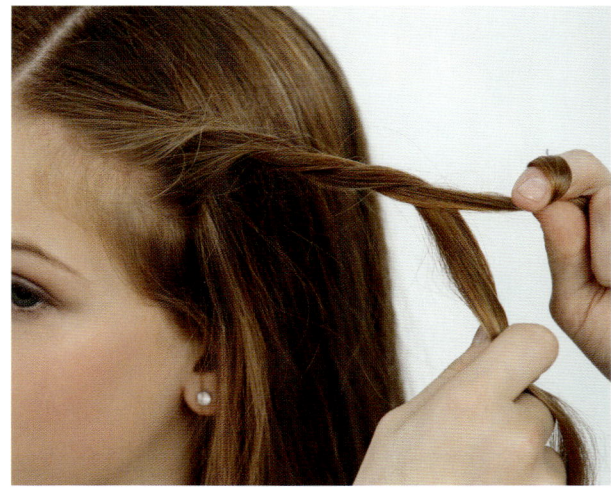

4.

Dann geht ihr zur anderen Seite, teilt dort ebenfalls zwei Strähnen ab und kordelt diese miteinander.

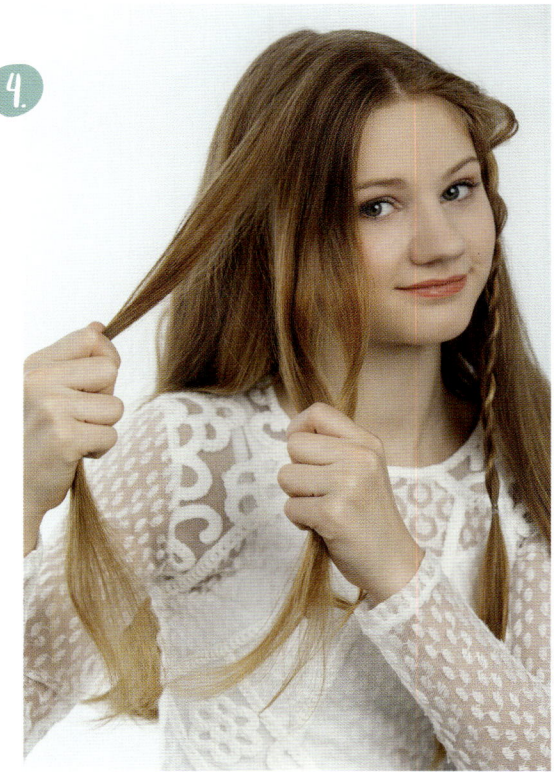

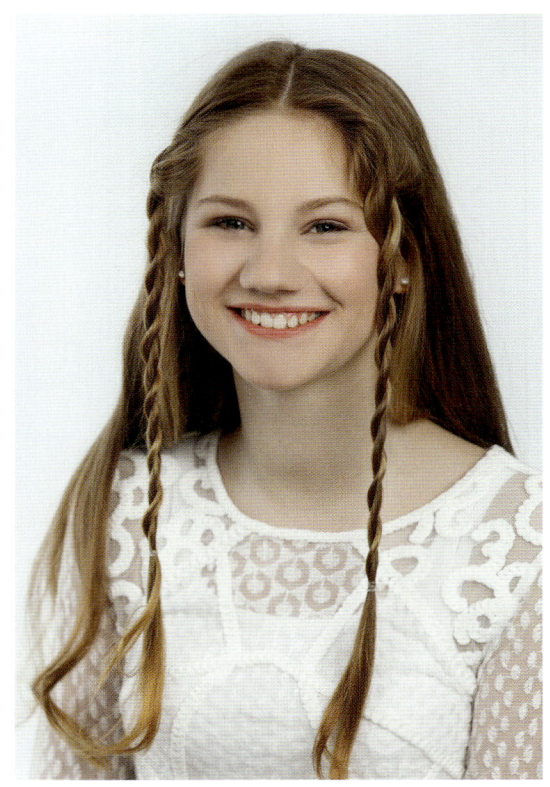

5.

Bindet beide Kordelzöpfe mit einem dünnen Haargummi zusammen. Anschließend könnt ihr die unteren Haargummis herausnehmen.

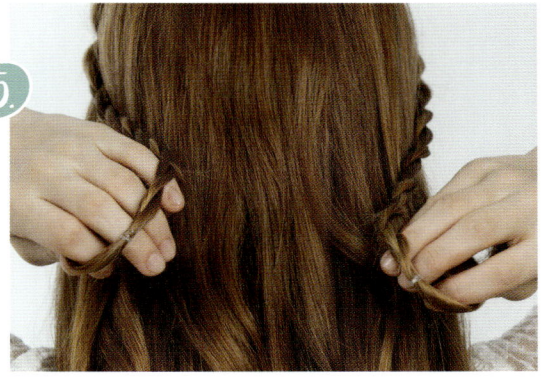

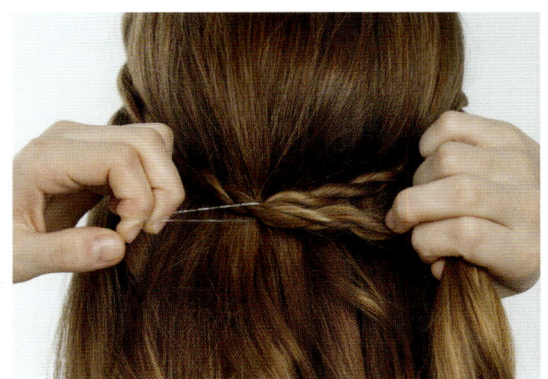

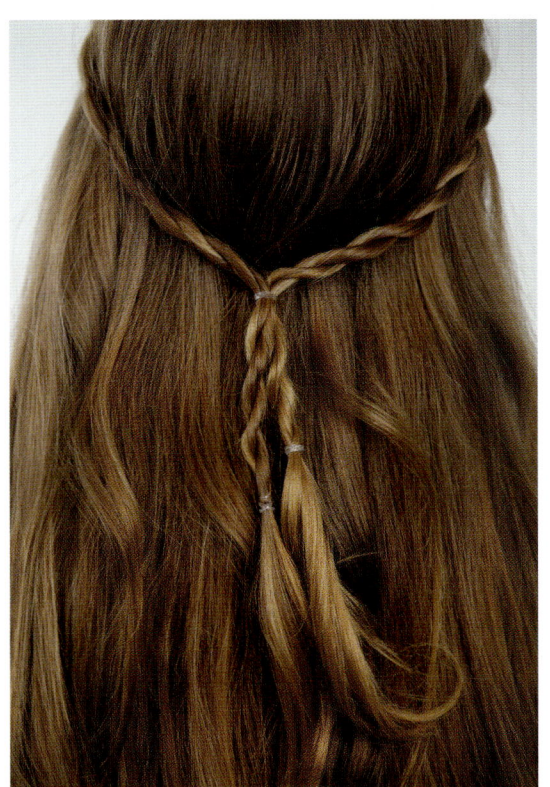

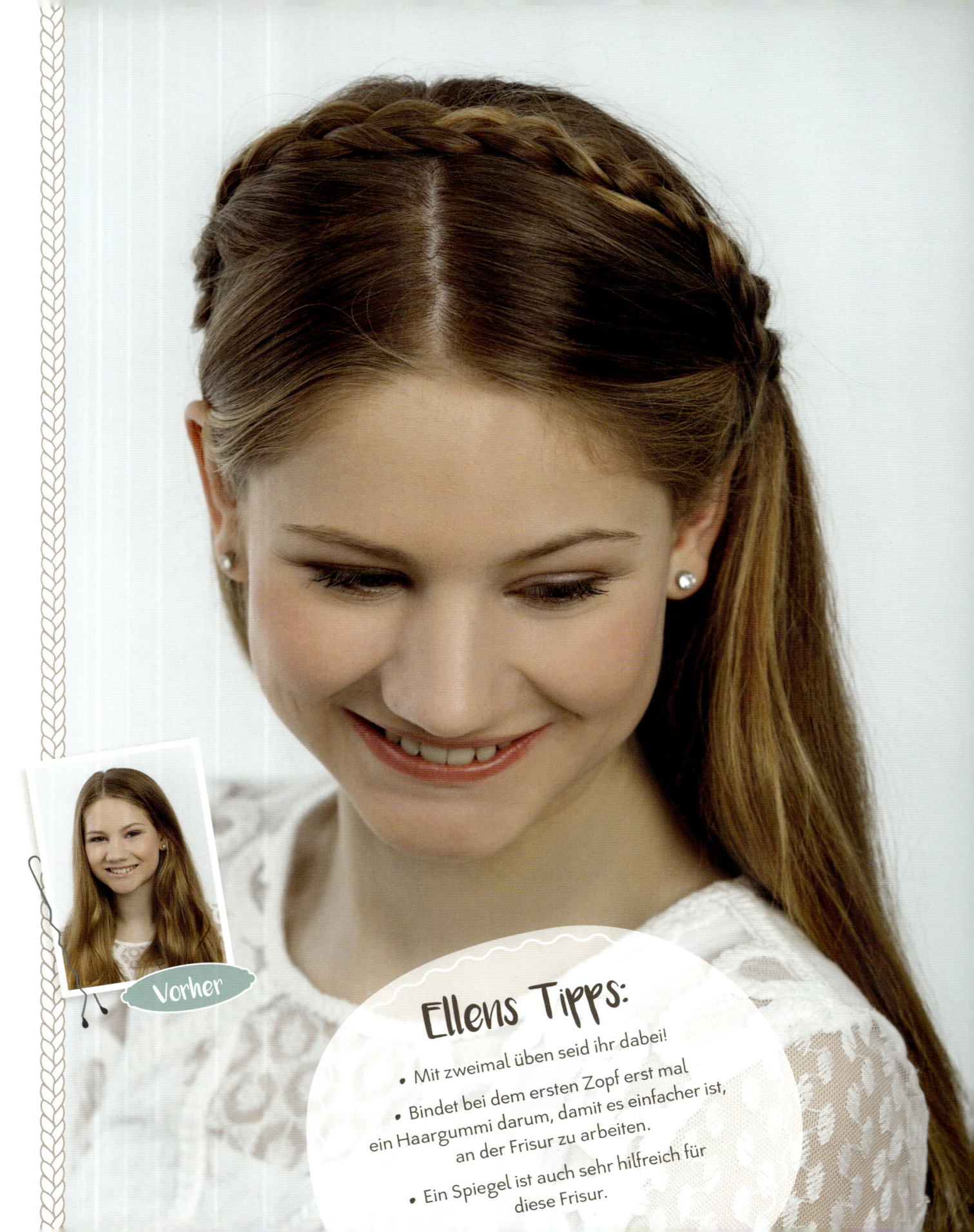

Vorher

Ellens Tipps:

• Mit zweimal üben seid ihr dabei!

• Bindet bei dem ersten Zopf erst mal
ein Haargummi darum, damit es einfacher ist,
an der Frisur zu arbeiten.

• Ein Spiegel ist auch sehr hilfreich für
diese Frisur.

Ein geflochtener
HAARKRANZ

Material
- 1 Haarklammer
- 3 Haarnadeln
- Stielkamm
- Bürste

1.

Teilt euch mit Hilfe eines Stielkammes ein dickes Passé oberhalb des Ohres ab. Klemmt die oberen Haare mit einer großen Haarklammer fest, damit sie euch nicht stören.

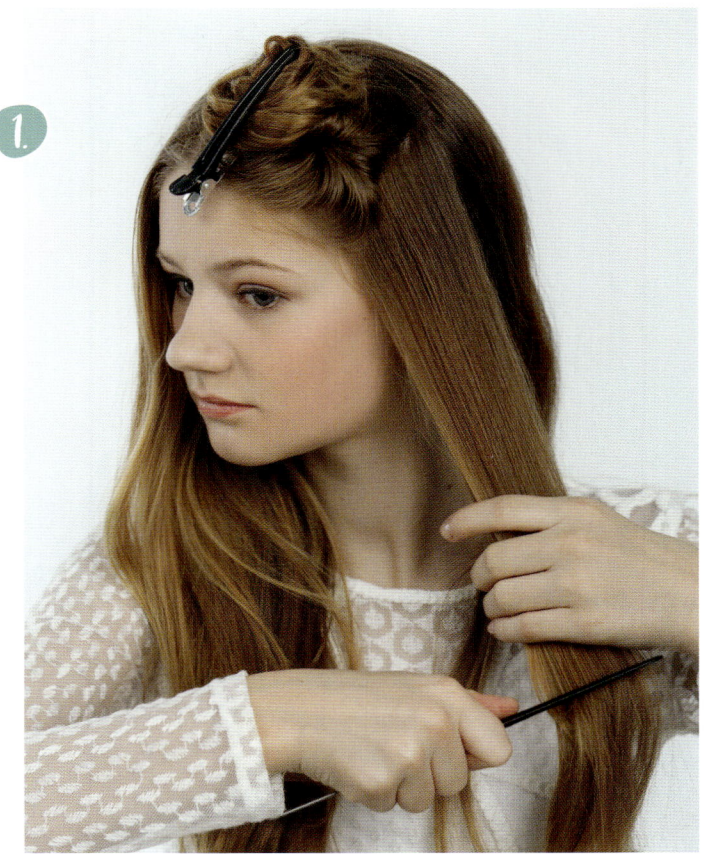

Unterteilt dieses Passé in drei gleich dicke Strähnen und flechtet sie miteinander.
An das Ende bindet ihr ein Haargummi.

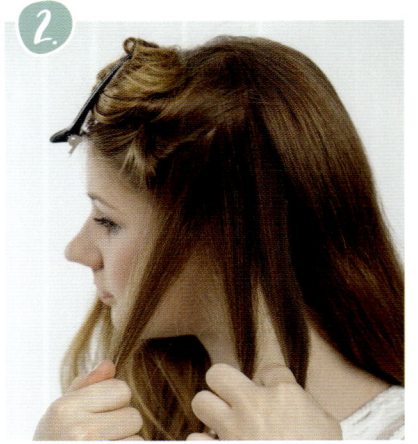
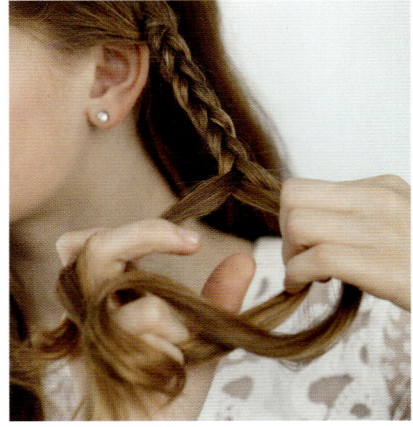
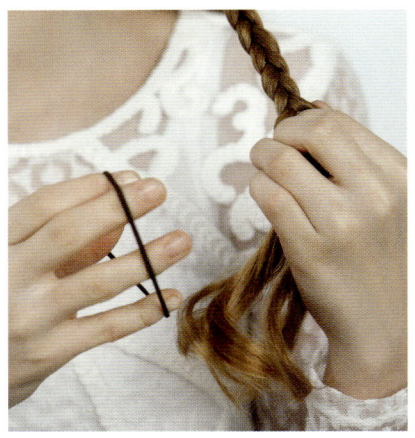

3. Löst die Klammer und nehmt die von oben kommenden Haare in die Hand.
Zieht sie nach hinten und legt den geflochtenen Zopf über den Kopf.

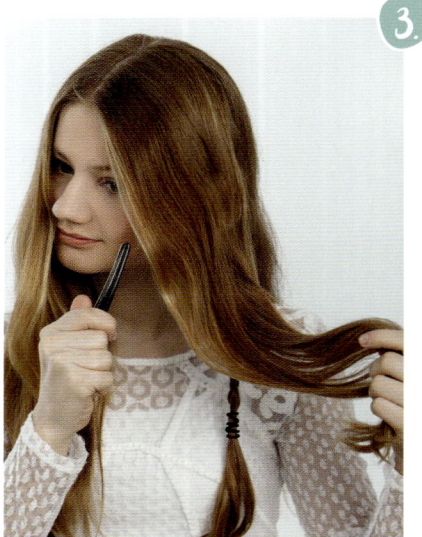
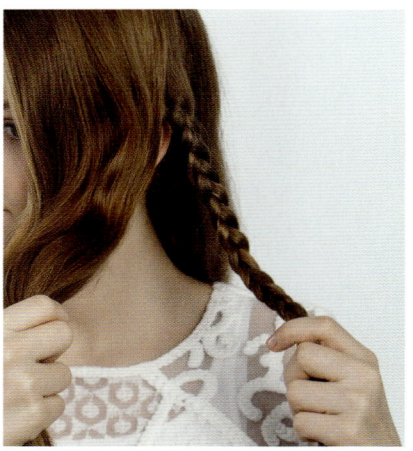

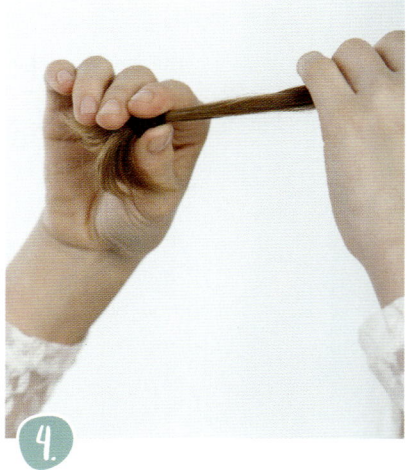

4.

Löst das Haargummi wieder.

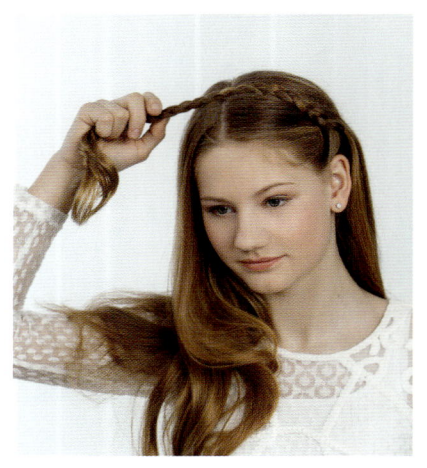
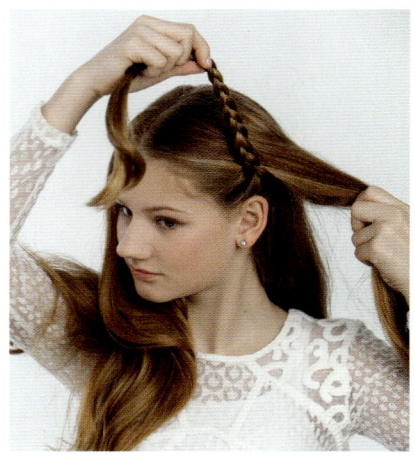

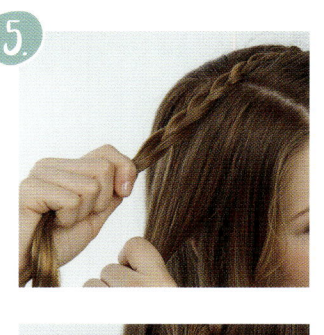

5.

Nun nehmt ein dickeres Passé direkt unterhalb des Mittelscheitels und flechtet dieses Passé mit der anderen Strähne. Flechtet das Passé bis zum Schluss und fixiert den Zopf mit einem dünnen Haargummi. Es macht nichts, wenn Strähnen vom ersten Zopf herausschauen.

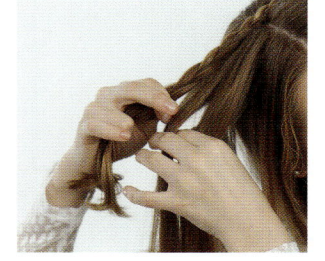
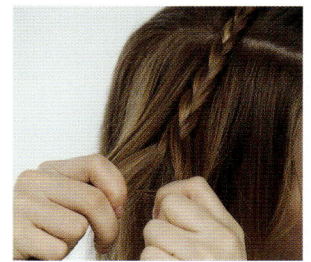
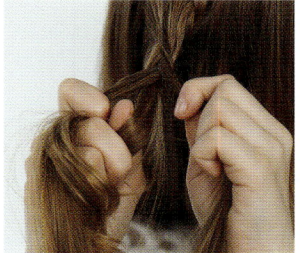
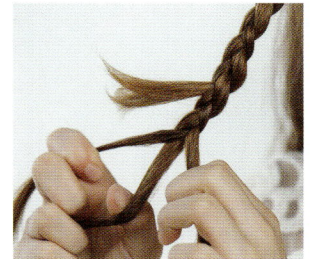
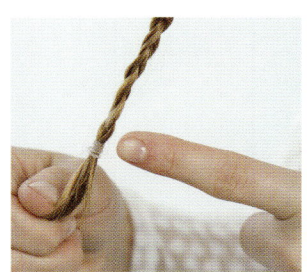

Legt nun den geflochten Zopf einmal um den Kopf und befestigt ihn mit einer Haarnadel am Anfang des anderen Zopfes.

Versteckt das Ende des Zopfes unter dem anderen Zopf.

6.

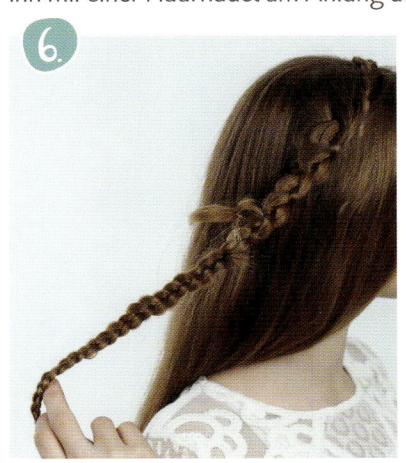
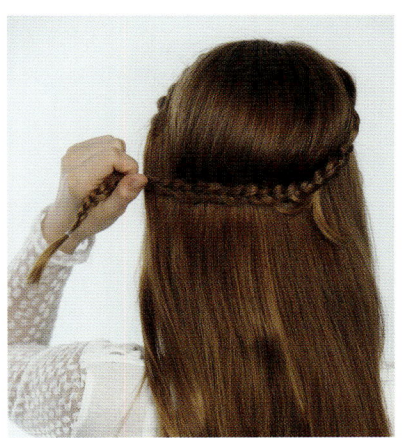
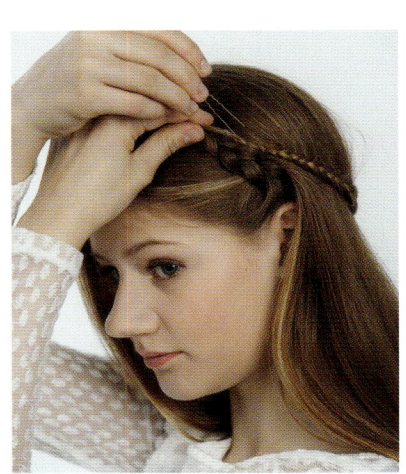

7.

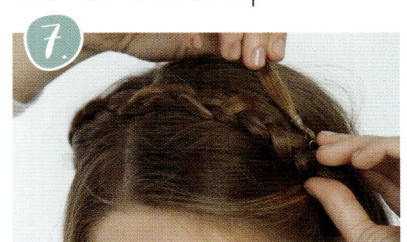
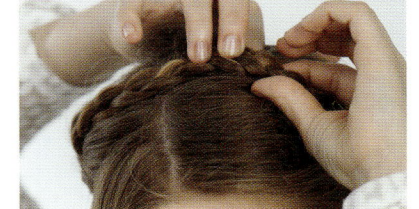
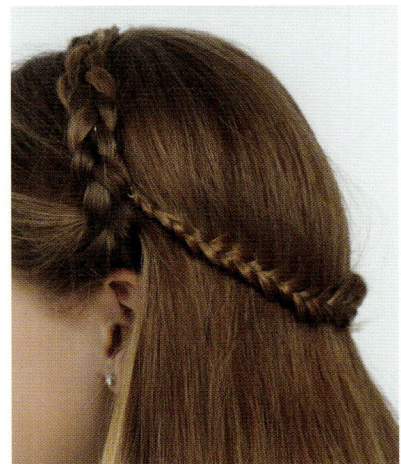

Ein geflochtener
HAARKRANZ

Variante

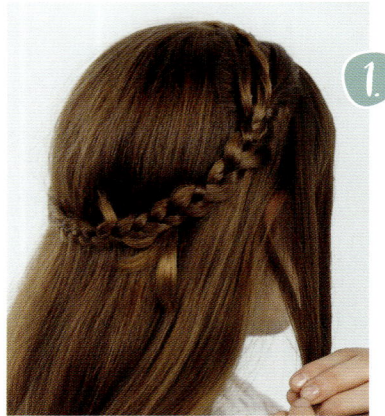

1. Benutzt nun euren geflochtenen Zopf als Haarband und schlagt die restlichen langen Haare über dem Zopf ein.

Seid ihr in der Mitte angekommen, wechselt ihr zur anderen Seite.

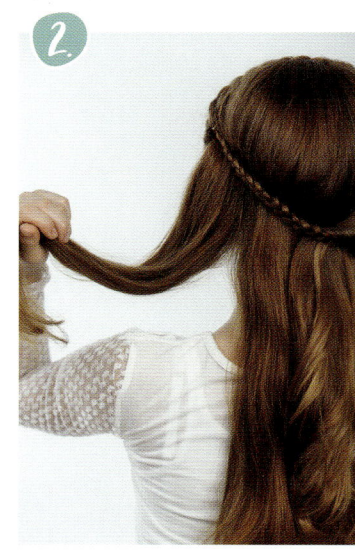

2.

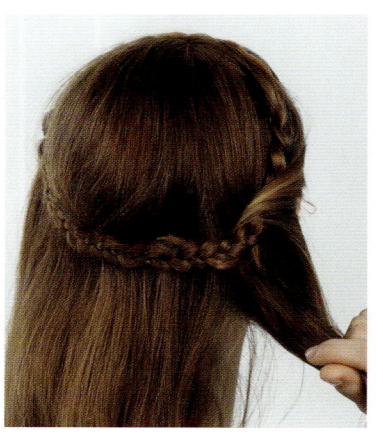

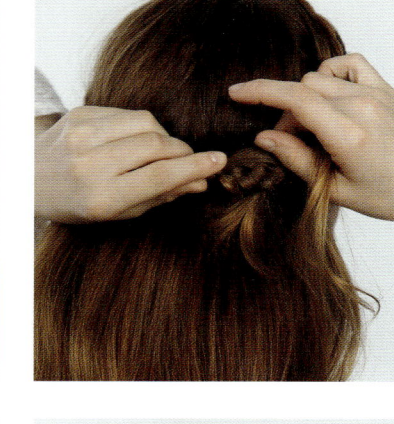

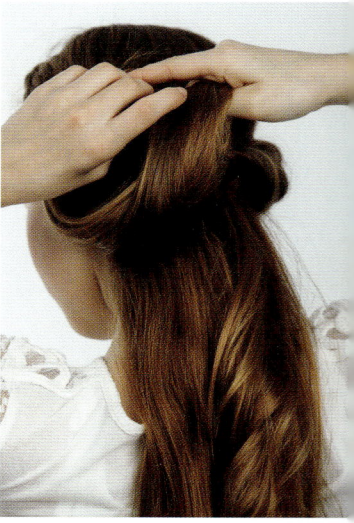

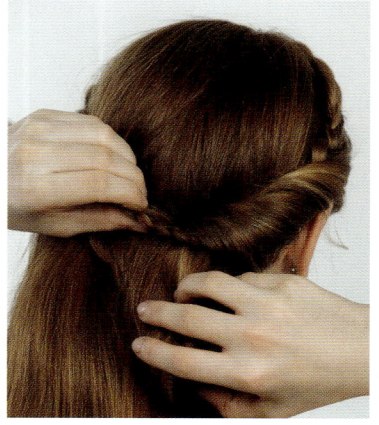

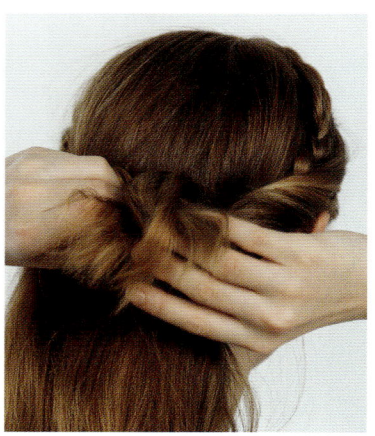

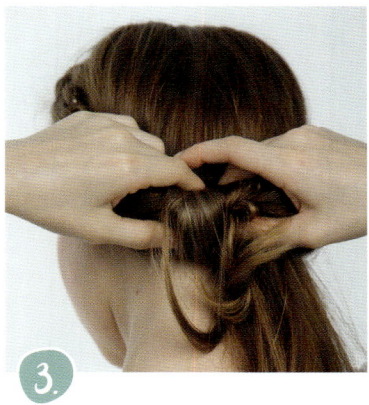

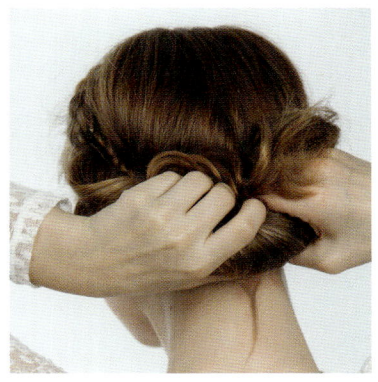

3.

Zum Schluss nehmt ihr alle Haare und schlagt sie ein.

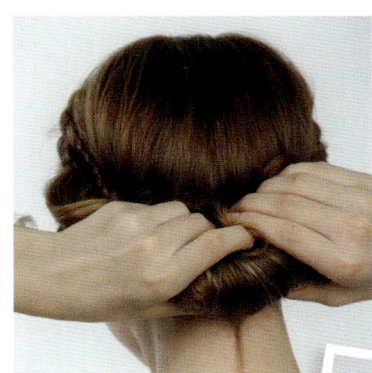

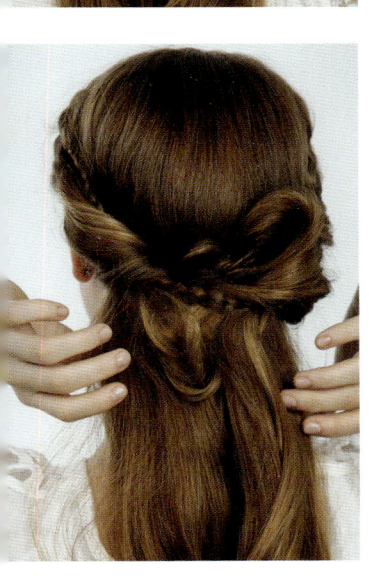

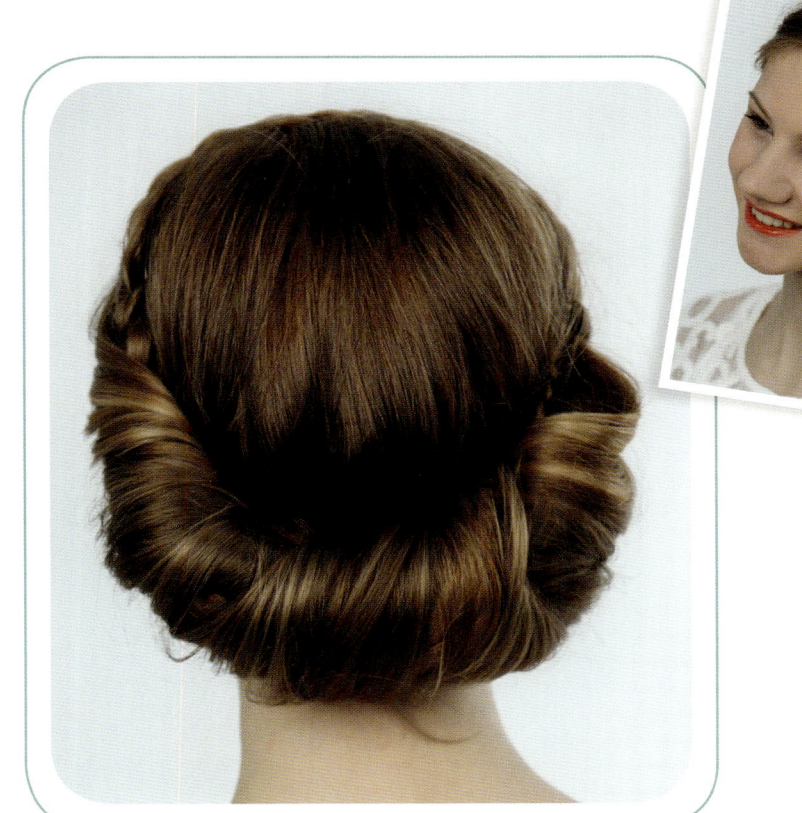

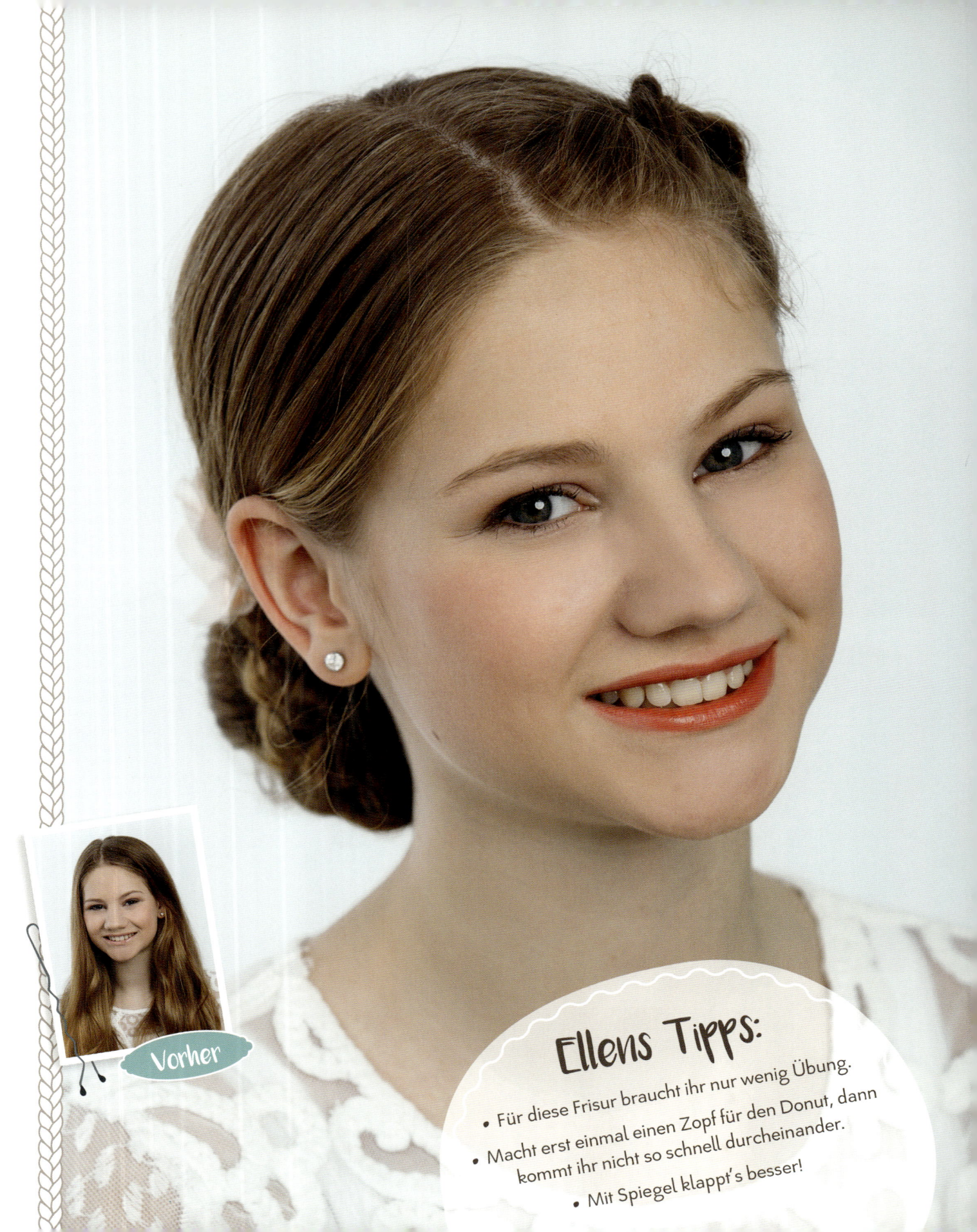

Vorher

DUTT
mit einem halben
HOLLÄNDISCHEN
ZOPF

Material
- 1 Knoten-
  ring
- 10 Haar-
  nadeln
- 3 Haar-
  gummis

20 Min
MITTEL

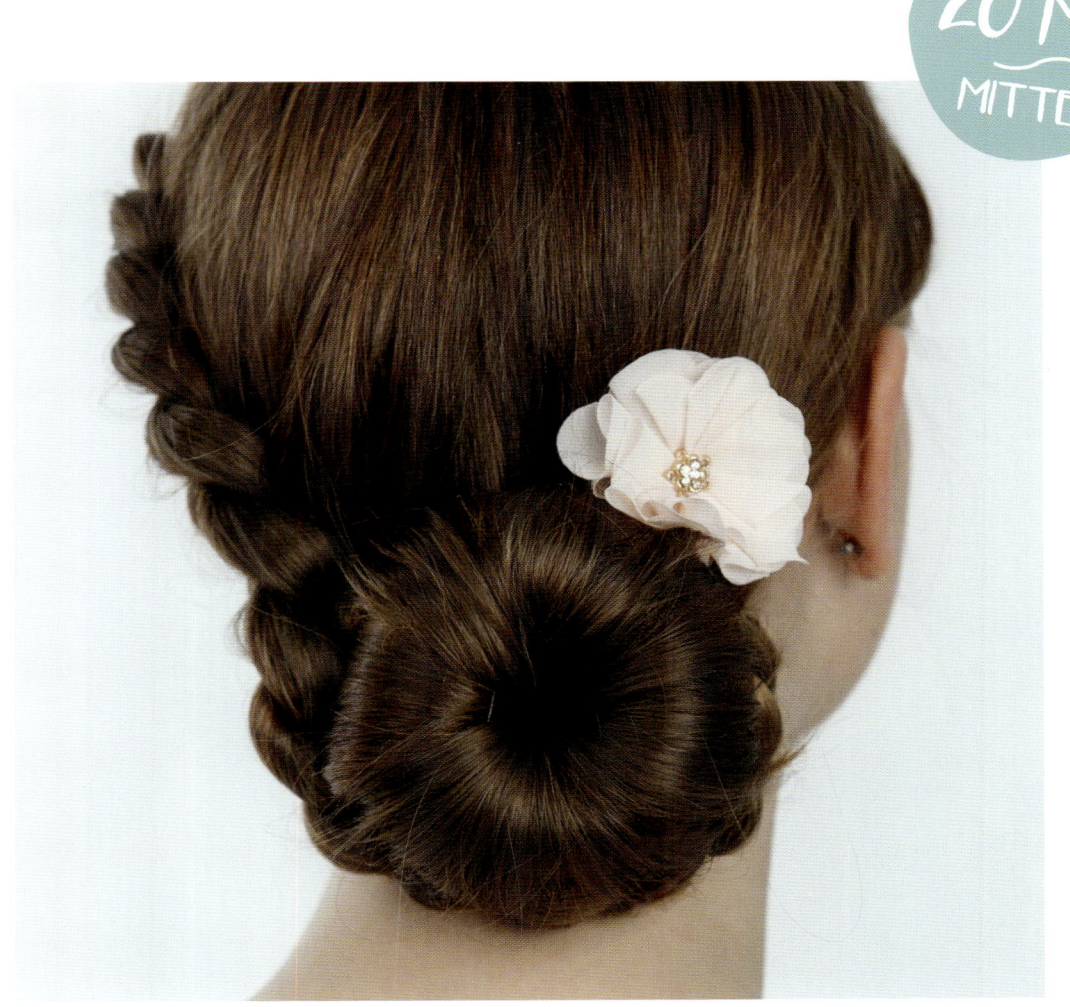

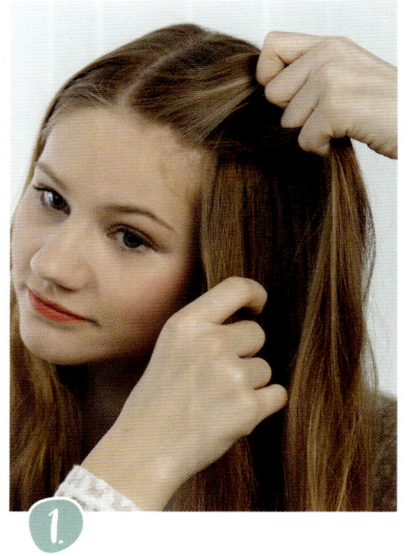

1. Teilt ein dickes Passé unterhalb des Scheitel ab, unterteilt es in drei Strähnen und flechtet einmal.

Beginnt nun, den Holländischen Zopf zu flechten, indem ihr von rechts und von links immer eine neue Strähne hinzunehmt und diese zusammengefügt unter den mittleren Strang legt.

2.

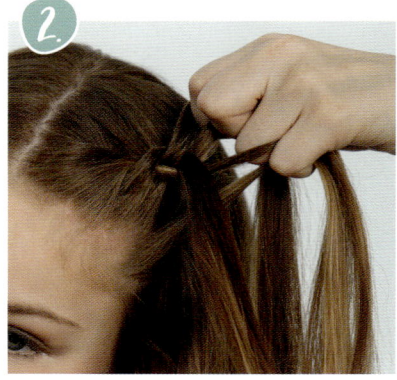
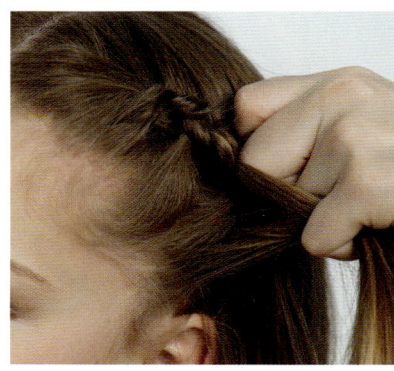
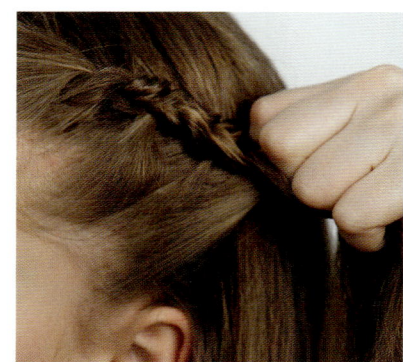
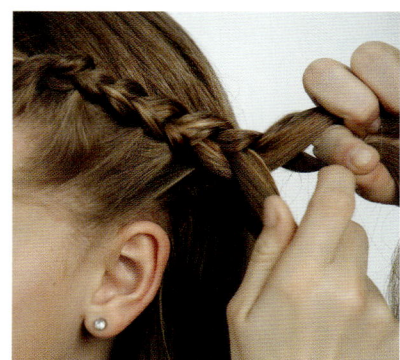

Flechtet den Zopf bis zum Schluss und fixiert ihn am Ende mit einem Haargummi.

3.

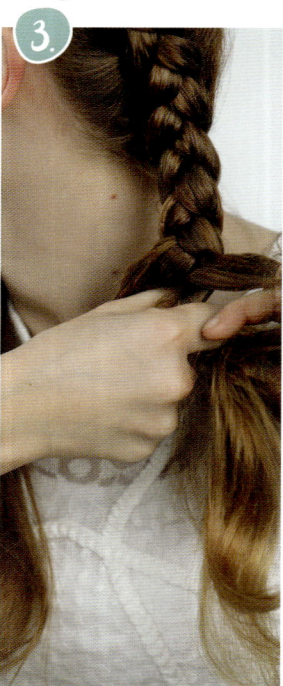
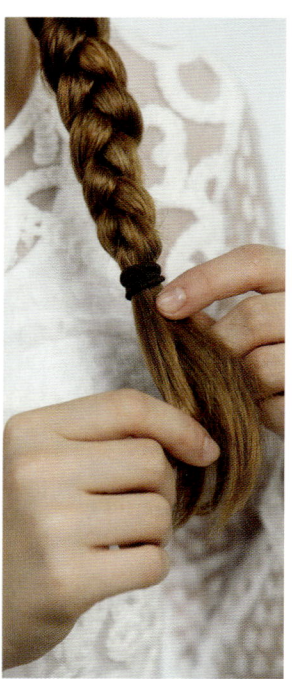

Bindet um die andere Hälfte der Haare ein Haargummi und nehmt euch einen Knotenring zur Hand.

4.

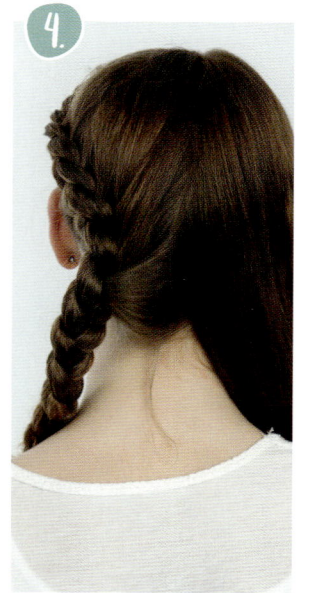
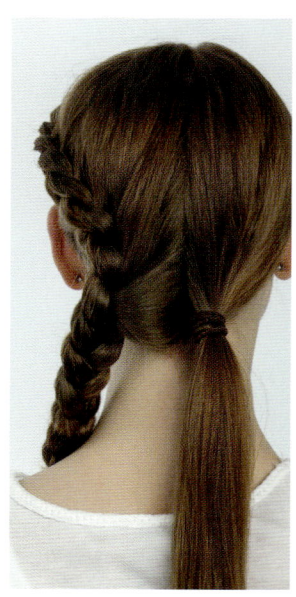

Zieht den Zopf
durch den Knoten-
ring hindurch.

5.

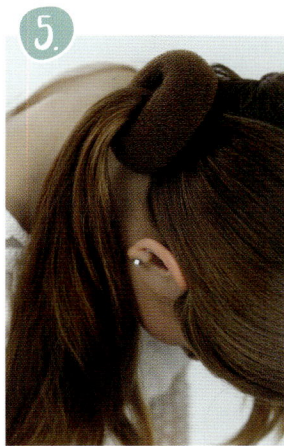

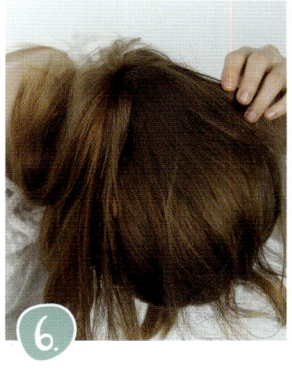 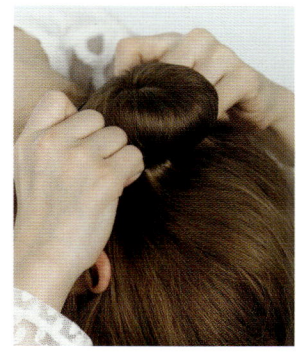 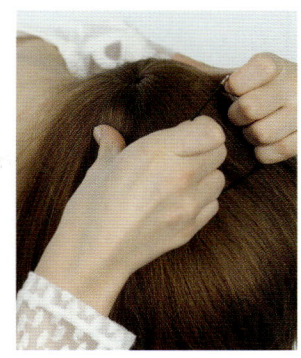

6.

Haltet den Kopf nach unten, dann könnt ihr die Haare besser um den Knotenring
verteilen. Nehmt ein dickes Haargummi und bindet es um den Knotenring herum.

7.

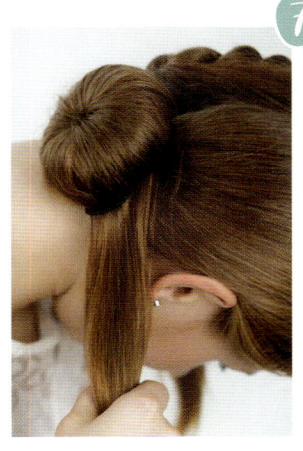

Die Haarlängen,
die unter dem
Knotenring
hervorschauen,
nehmt ihr zusam-
men und wickelt
sie um den
Knotenring.

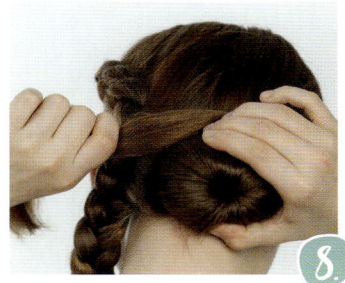 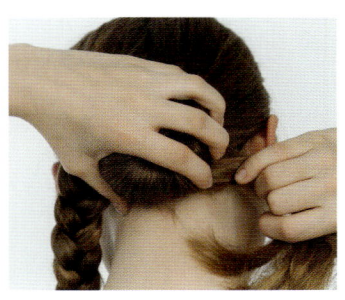

8.

Steckt dann die Haare mit
Haarnadeln fest.

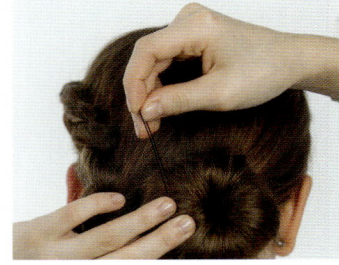

Legt nun den geflochtenen
Zopf um den Knotenring und
steckt ihn ebenfalls mit Haarnadeln fest.

9.

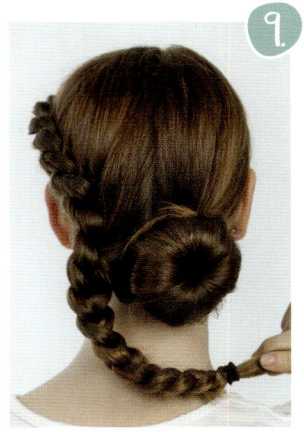 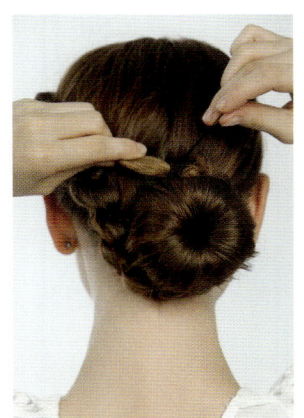 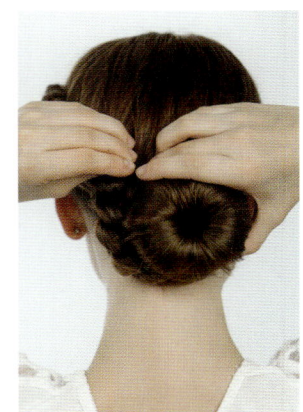

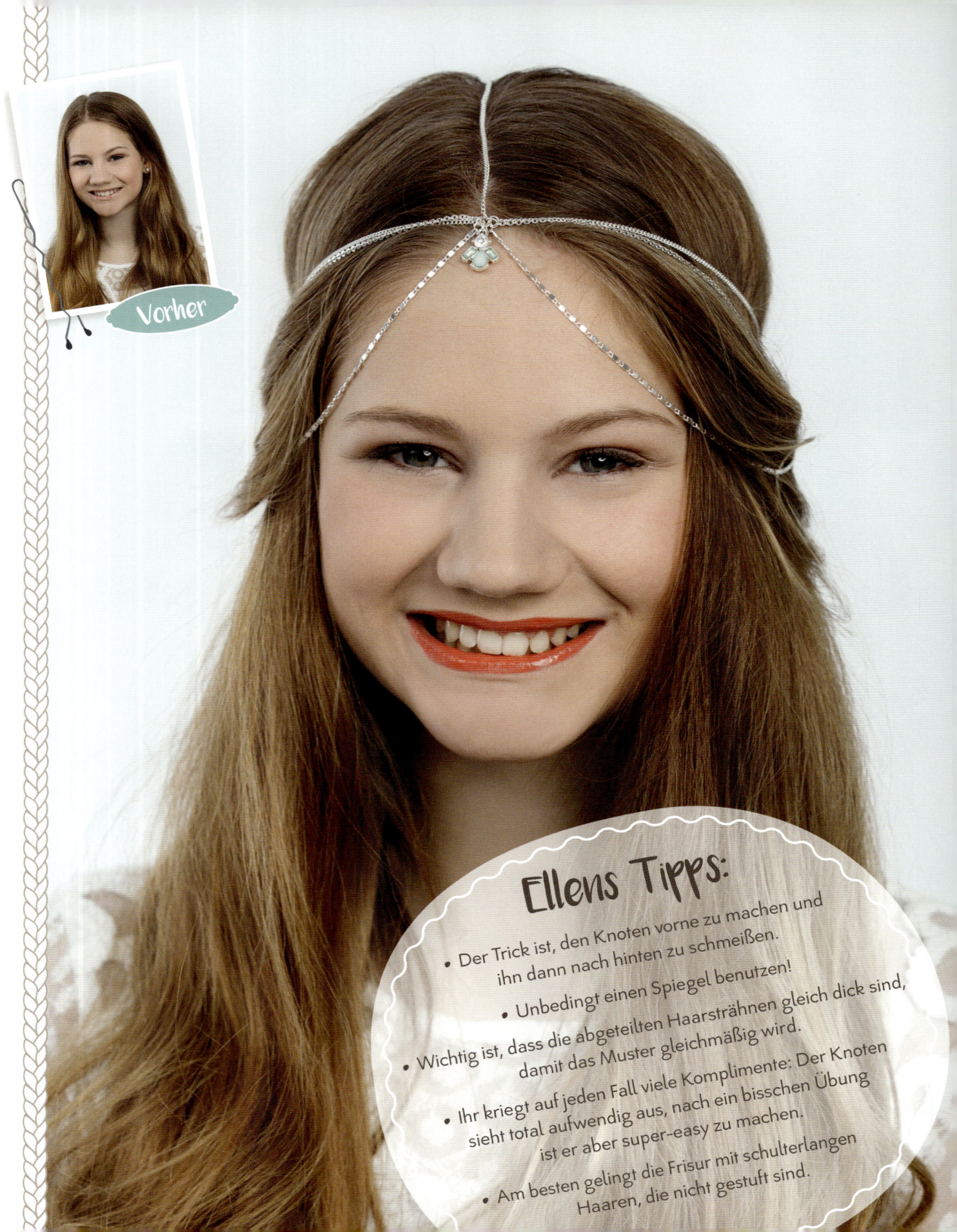

Vorher

Ellens Tipps:

- Der Trick ist, den Knoten vorne zu machen und ihn dann nach hinten zu schmeißen.

- Unbedingt einen Spiegel benutzen!

- Wichtig ist, dass die abgeteilten Haarsträhnen gleich dick sind, damit das Muster gleichmäßig wird.

- Ihr kriegt auf jeden Fall viele Komplimente: Der Knoten sieht total aufwendig aus, nach ein bisschen Übung ist er aber super-easy zu machen.

- Am besten gelingt die Frisur mit schulterlangen Haaren, die nicht gestuft sind.

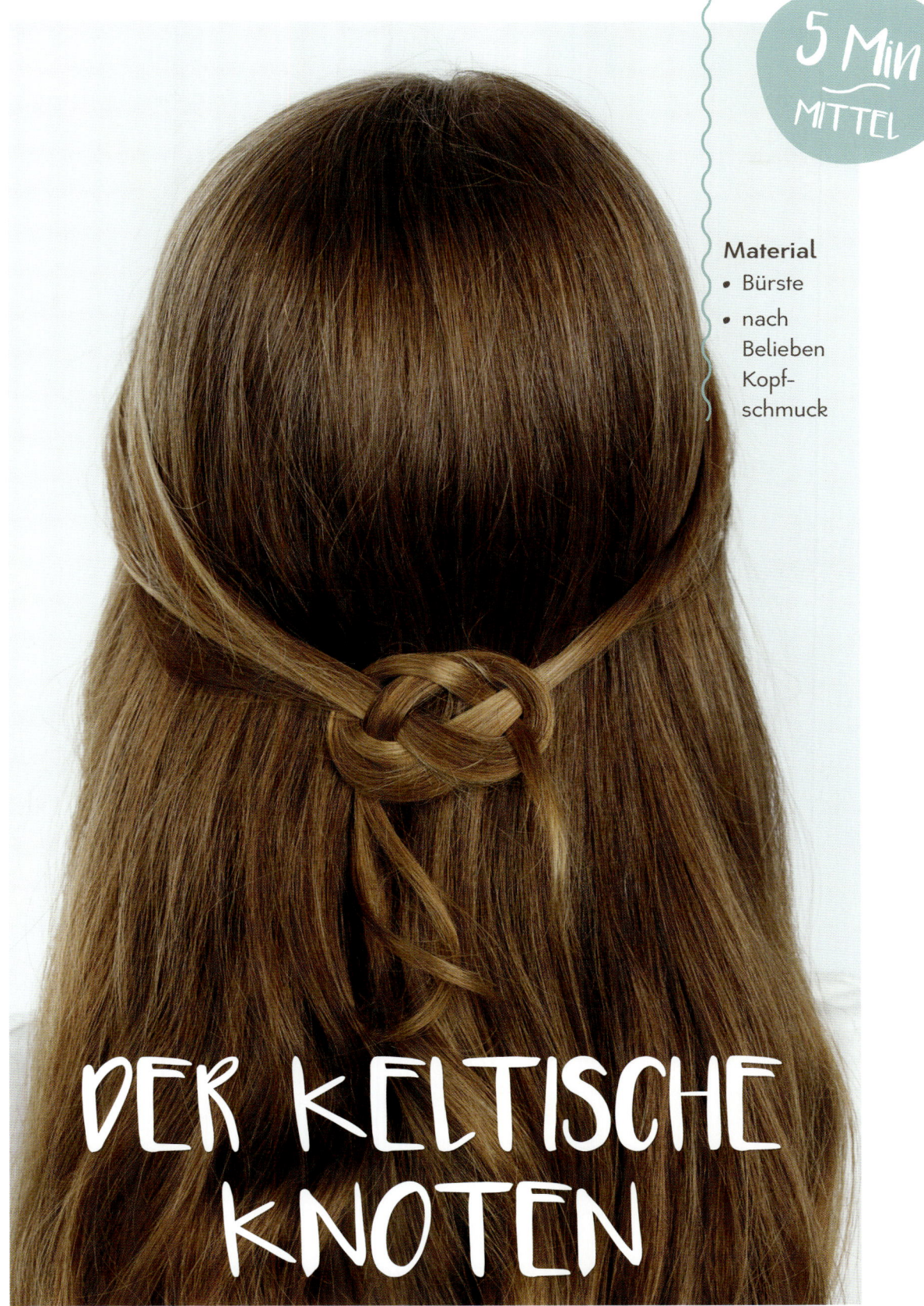

Material
- Bürste
- nach Belieben Kopfschmuck

DER KELTISCHE KNOTEN

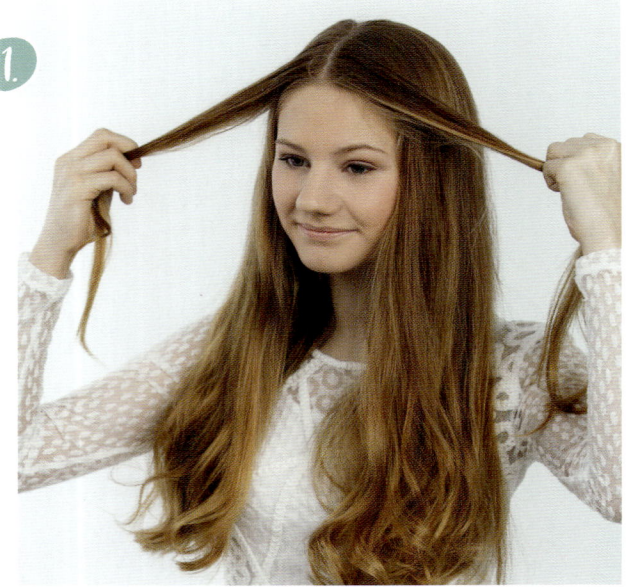

Zieht einen Mittelscheitel und teilt rechts und links neben dem Scheitel jeweils ein dickes Passé ab.

Nehmt nun die rechte Strähne in die Hand und formt eine Schlaufe. Wichtig ist, dass die Schlaufe über die eigene Strähne läuft.

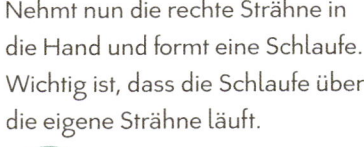

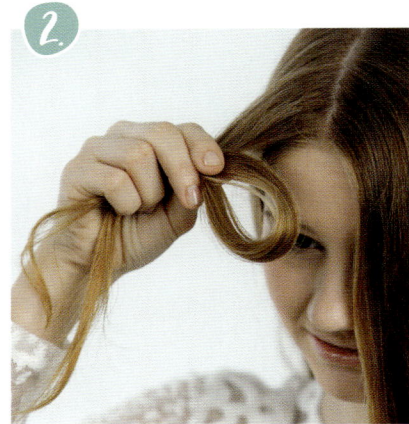

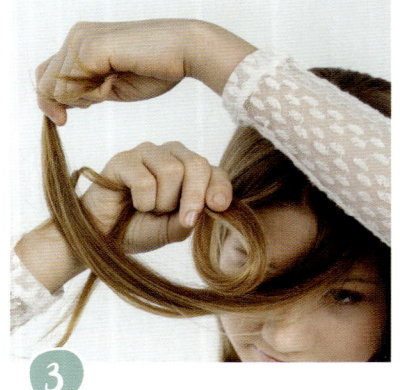
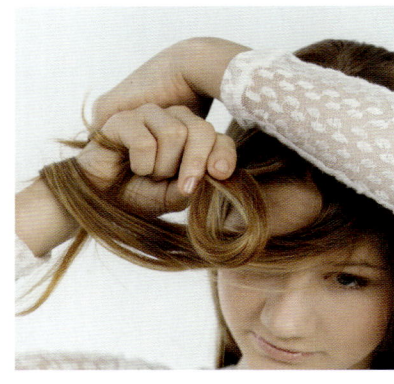

Jetzt nehmt ihr die linke Strähne und werft sie über die rechte Hand.

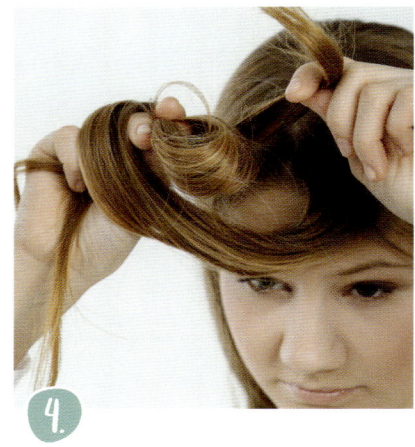

Die linke Strähne geht unter die rechte Strähne nach oben, (was man leider nicht so gut auf dem Foto erkennen kann) …

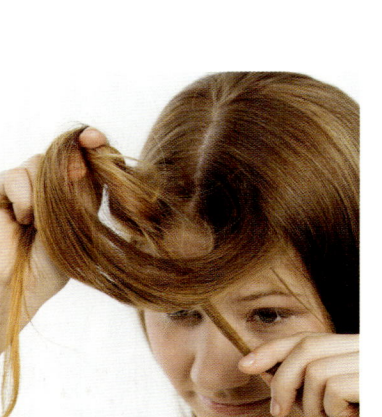

… und von oben in die Schlaufe von der rechten Hand und vor der linken Strähne nach unten.

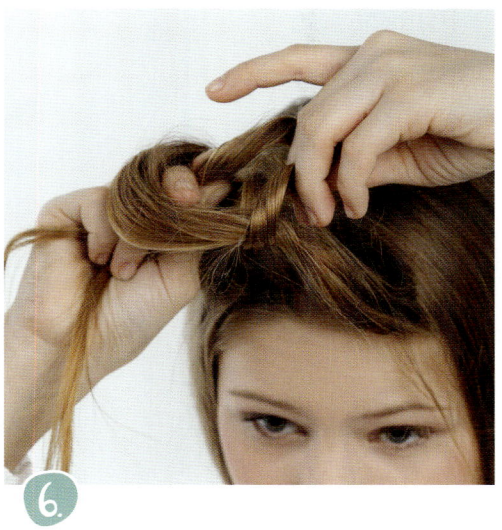

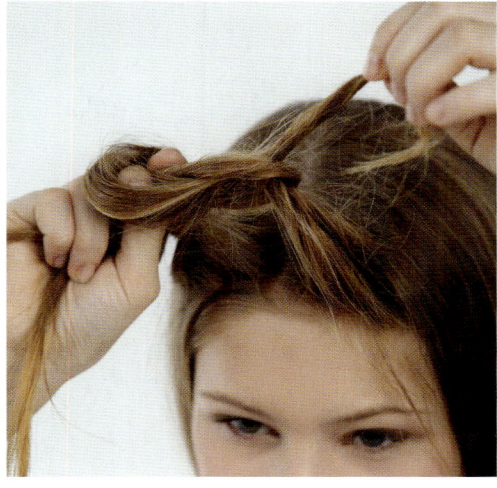

6.

Dann geht diese Strähne vor der linken Strähne hoch und wieder von unten durch die Schlaufe von der rechten Hand .

Zieht vorsichtig an dieser Strähne und der Keltische Knoten ist fertig!

7.

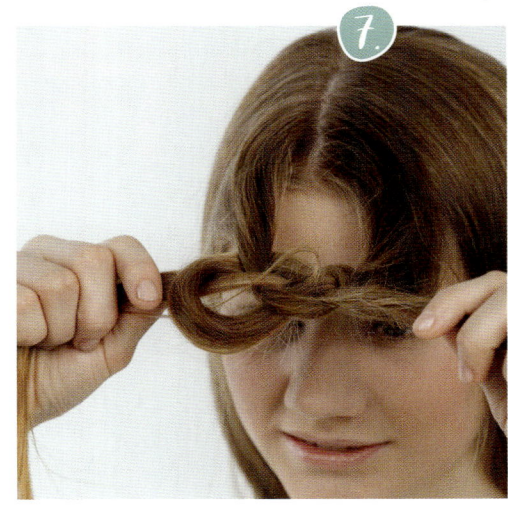

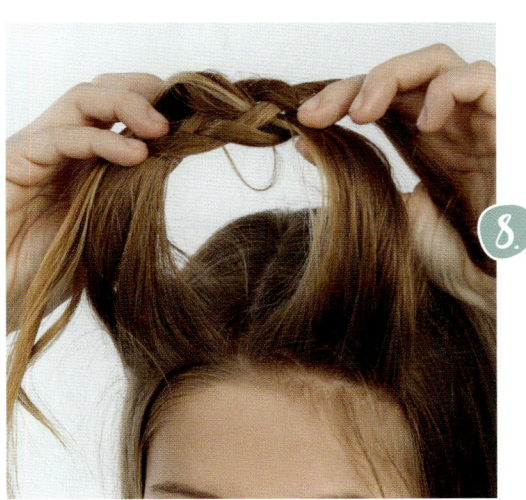

8.

Da es einfacher ist, den Keltischen Knoten vorne zu machen, legt ihr ihn erst hinterher nach hinten.

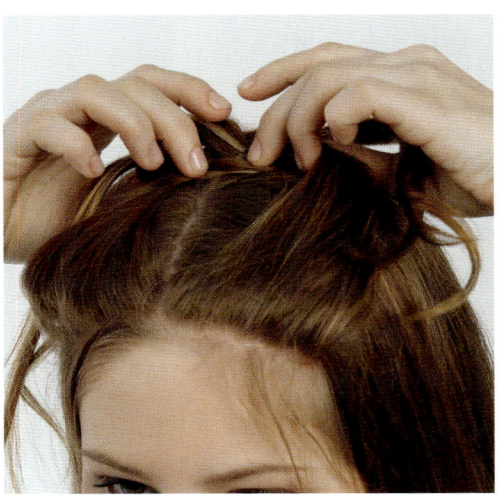

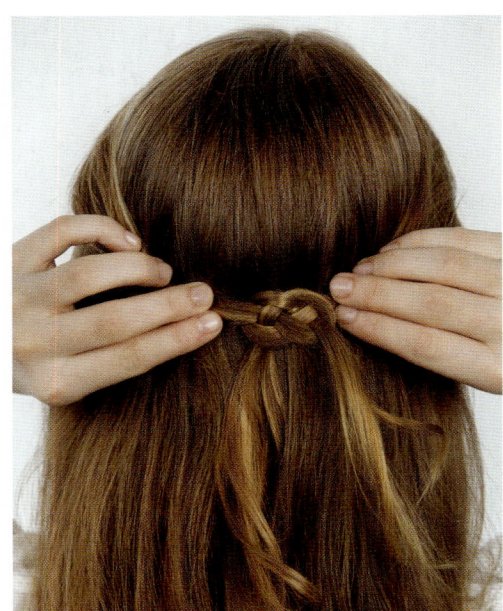

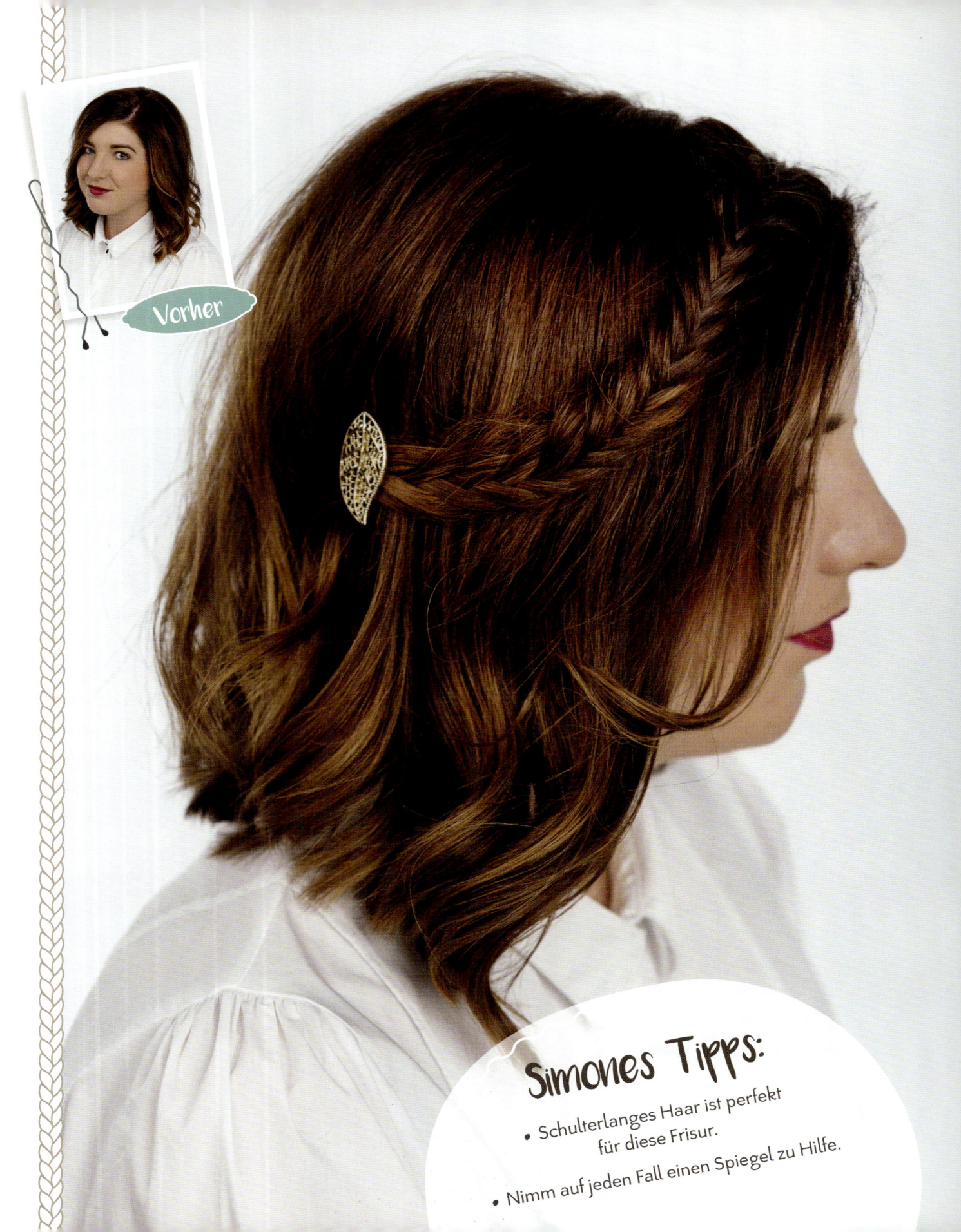

Vorher

Simones Tipps:

- Schulterlanges Haar ist perfekt für diese Frisur.

- Nimm auf jeden Fall einen Spiegel zu Hilfe.

FISCH-GRÄTEN-ZOPF festgesteckt

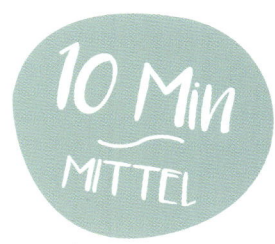

Material
- 1 dünnes durchsichtiges Haargummi
- 1 Schmuck-klammer

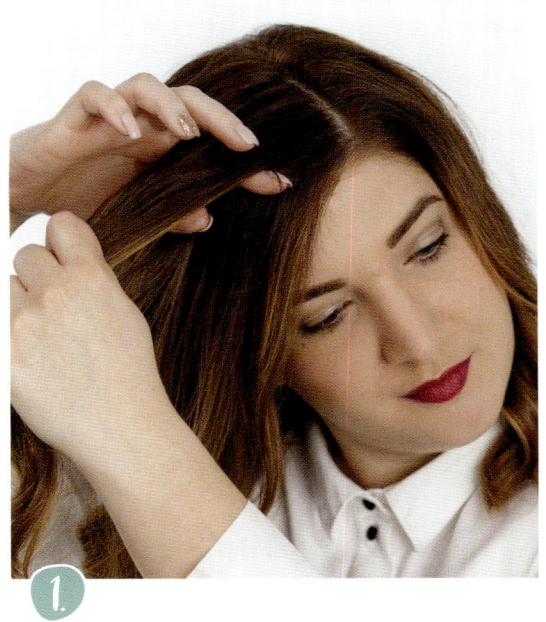

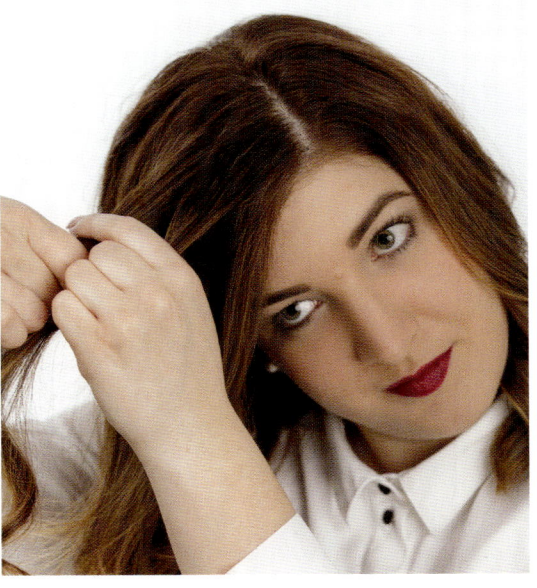

1. Teilt ein Passé unterhalb des Scheitels ab und unterteilt dieses in zwei gleich große Strähnen.

Flechtet nun einen Fischgrätenzopf, nehmt fünfmal neue Haarsträhnen hinzu. Danach nehmt ihr nur noch neue Haarsträhnen aus dem Zopf. Der Fischgrätenzopf funktioniert, indem ihr immer eine dünne Strähne einmal aus dem linken Strang und einmal aus dem rechten Strang nehmt. Legt diese rüber zum gegenüberliegenden Strang und integriert sie.

2.

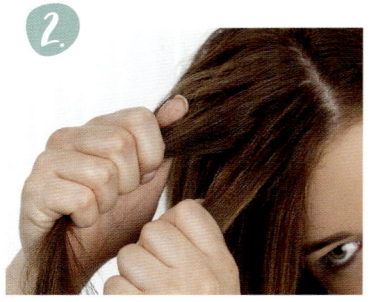 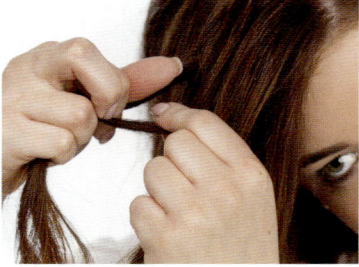 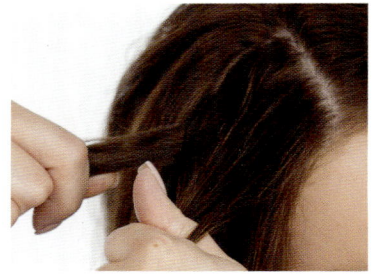

Diesen Vorgang wiederholt ihr, bis alle Haare des Zopfes aufgebraucht sind.

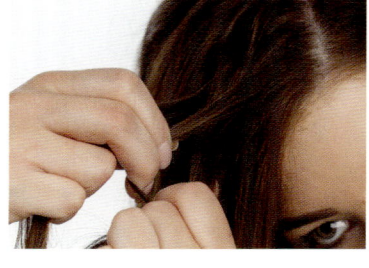 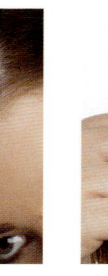

3.

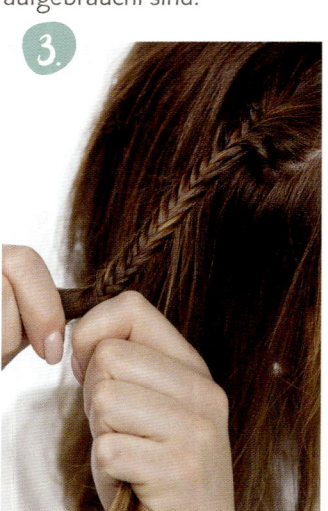

Fixiert den Zopf mit einem Haargummi und lockert ihn, damit er dicker aussieht.

4.

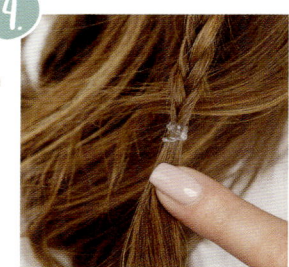 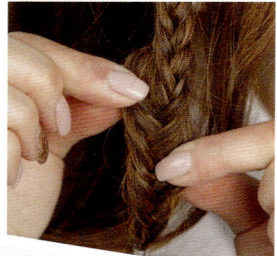

Fixiert den Zopf mit einer Spange und löst das Haargummi.

5.

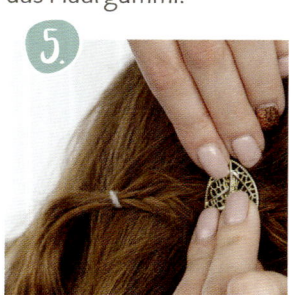 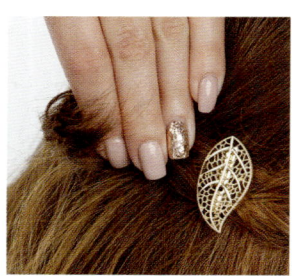

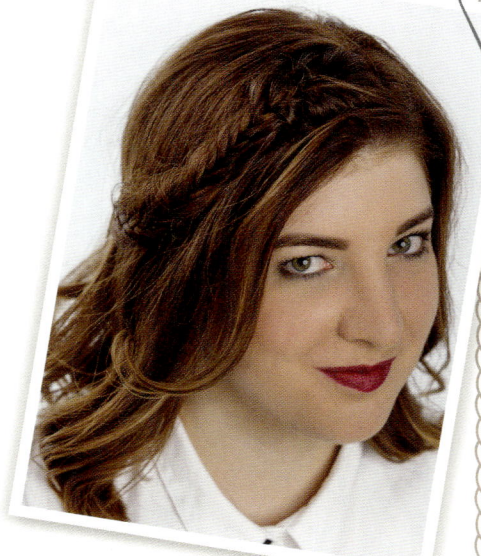

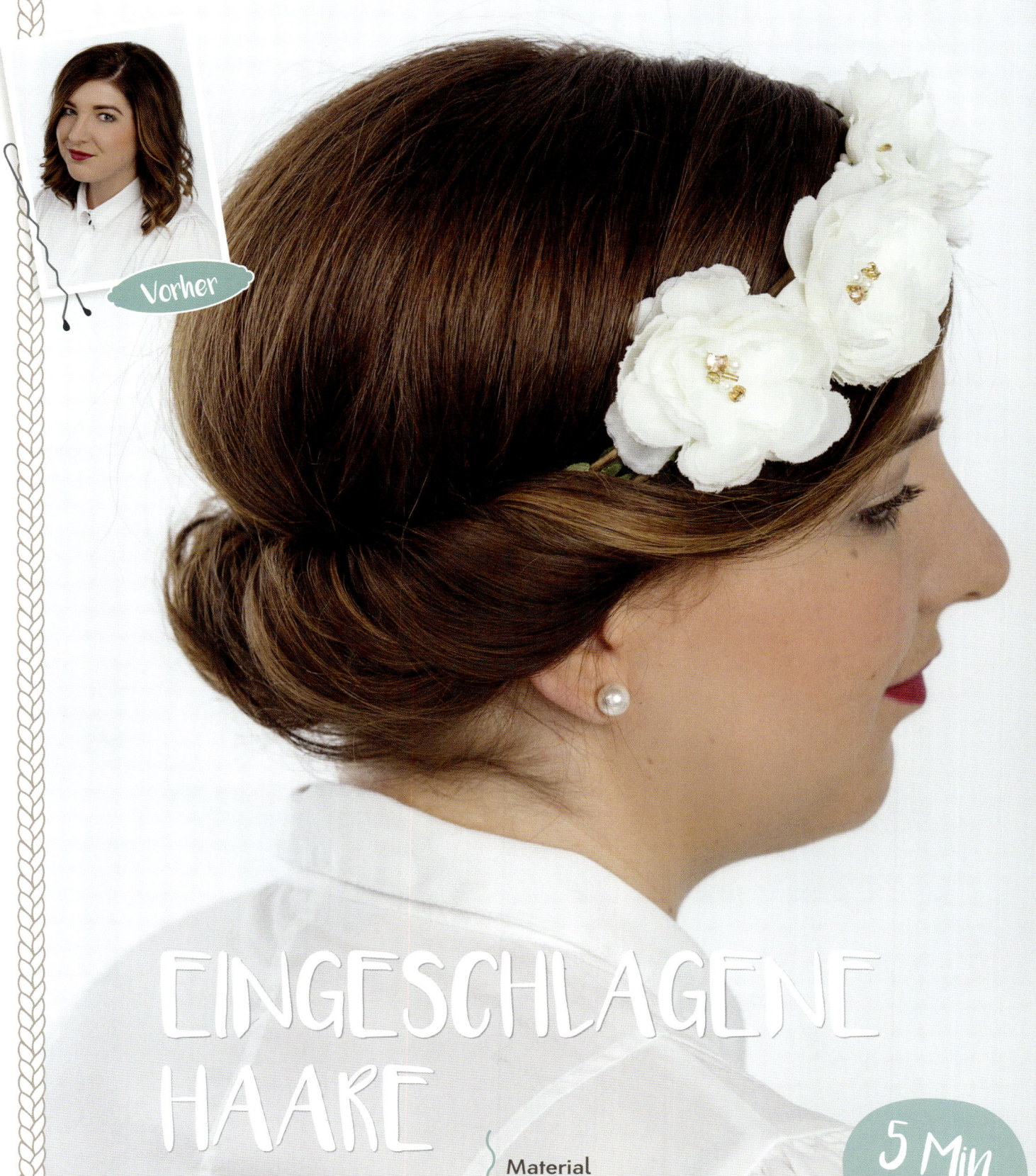

Vorher

EINGESCHLAGENE HAARE

Material
- 1 Blumenkranzhaarband

5 Min
EINFACH

Setzt euch, wie in diesem Fall, ein Blumenkranzhaarband auf oder ein beliebiges Haarband. Die Technik ist die gleiche.

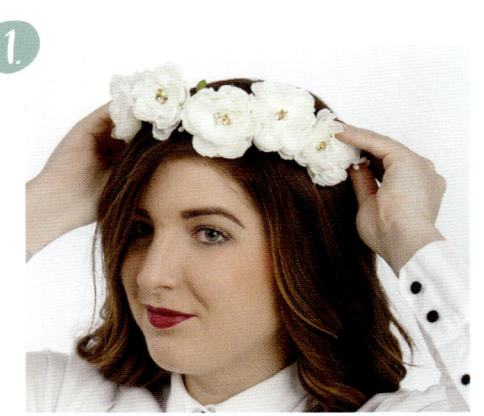

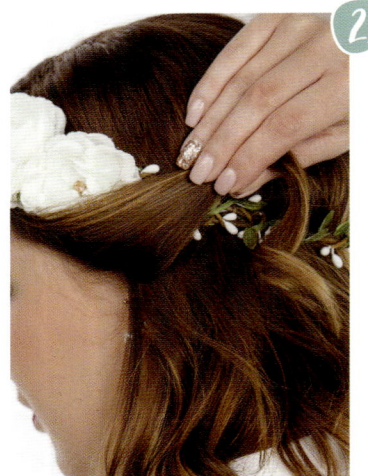

Fangt mit der vorderen Kontur an und nehmt eine dicke Strähne.

Geht mit dieser Strähne über das Haarband nach innen und holt unter dem Haarband die Strähne wieder hervor.

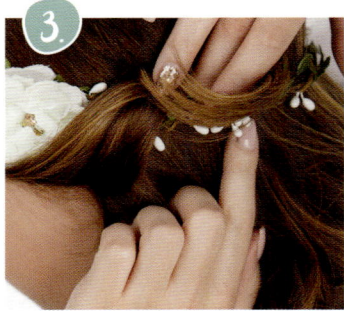

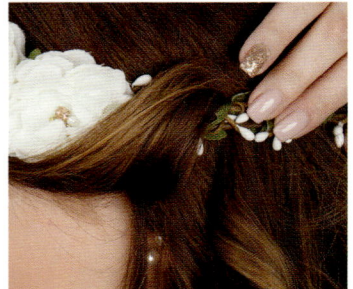

Danach nehmt ihr die nächste Strähne, sie darf ruhig etwas dicker sein. Geht mit dieser Strähne ebenfalls über das Haarband.

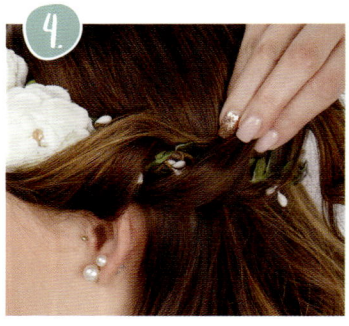

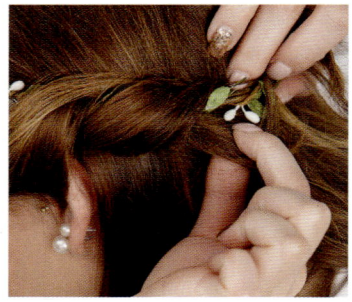

Dann geht ihr zur anderen Seite und wiederholt den Vorgang.

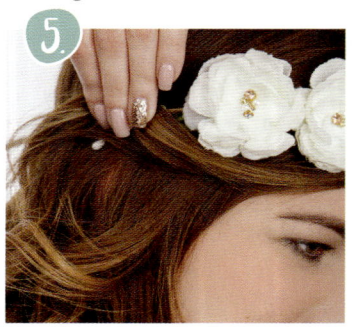

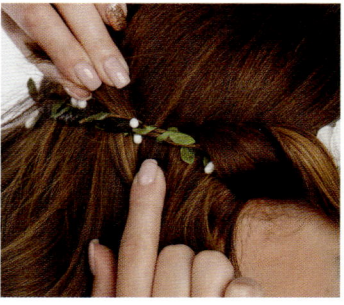

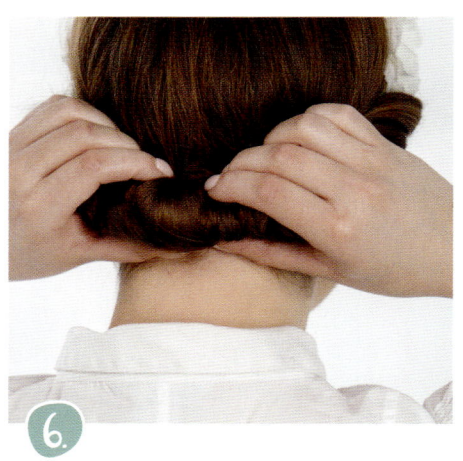

Zum Schluss nehmt ihr die restlichen hinteren Haare und schlag sie alle über das Haarband ein.

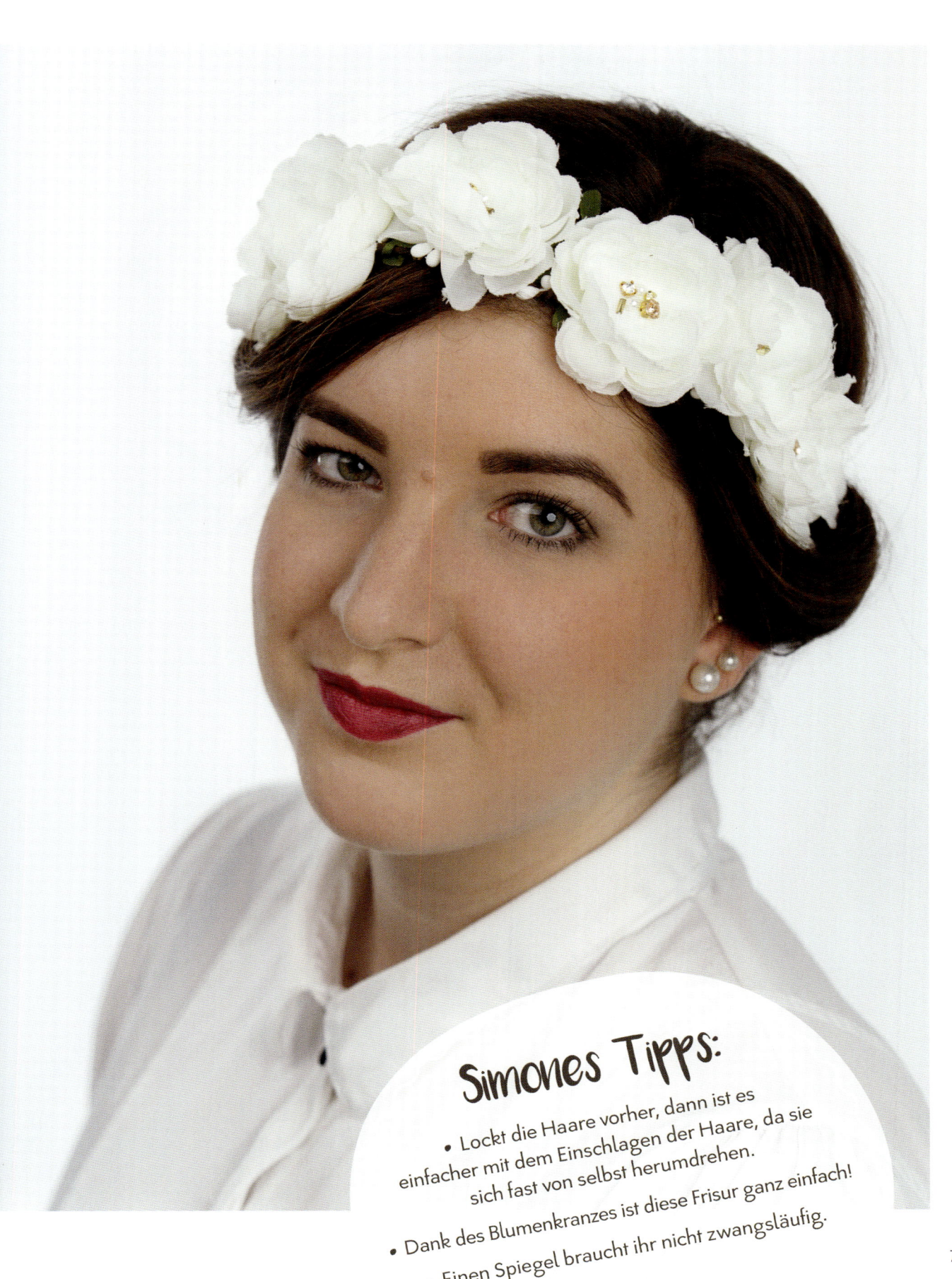

Simones Tipps:

- Lockt die Haare vorher, dann ist es einfacher mit dem Einschlagen der Haare, da sie sich fast von selbst herumdrehen.

- Dank des Blumenkranzes ist diese Frisur ganz einfach!

- Einen Spiegel braucht ihr nicht zwangsläufig.

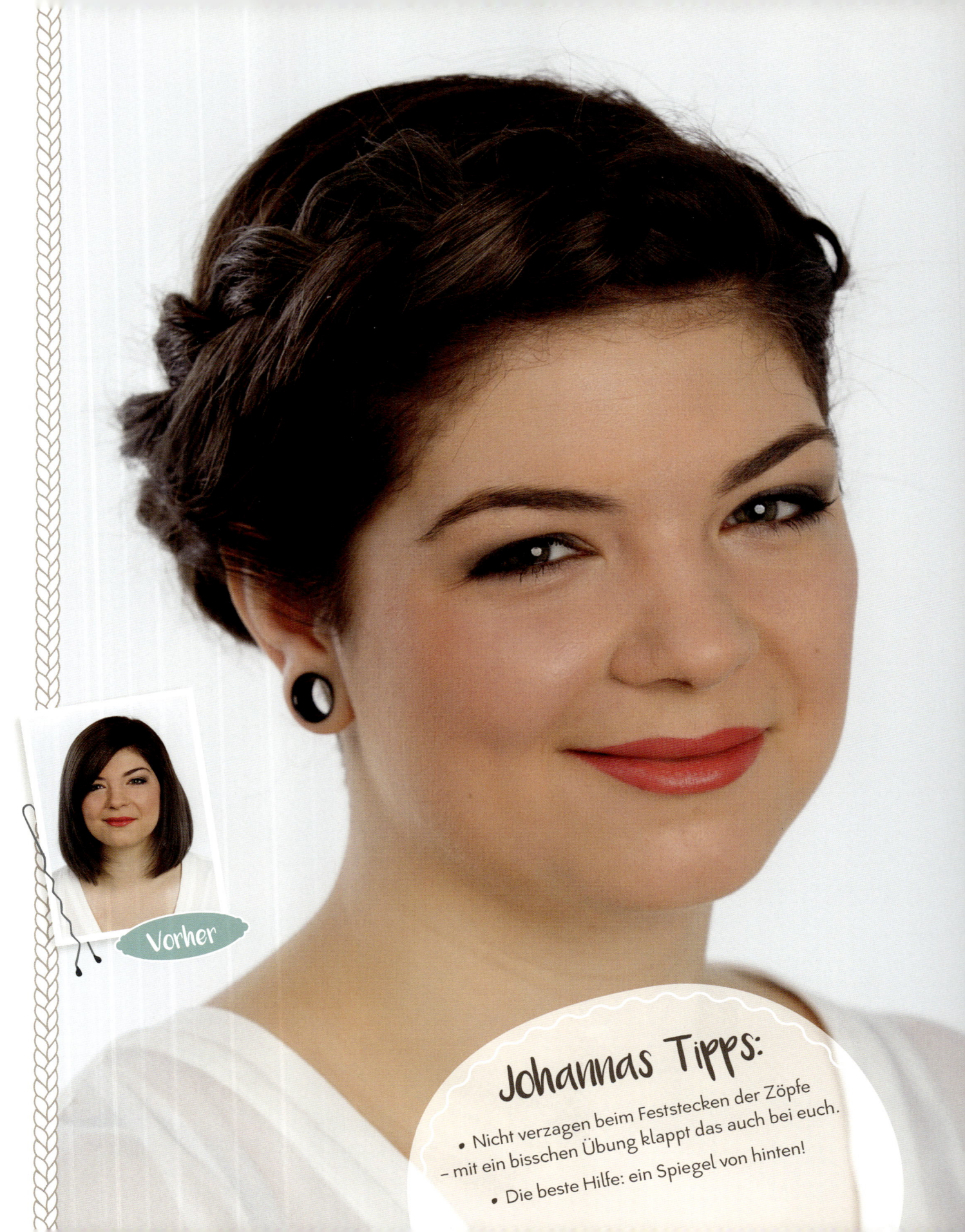

Vorher

Johannas Tipps:

- Nicht verzagen beim Feststecken der Zöpfe – mit ein bisschen Übung klappt das auch bei euch.

- Die beste Hilfe: ein Spiegel von hinten!

KUPFERZOPF
mit schulterlangen Haaren

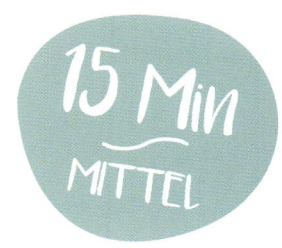

Material
- 2 Haargummis
- 6 Haarnadeln
- 1 Schleife

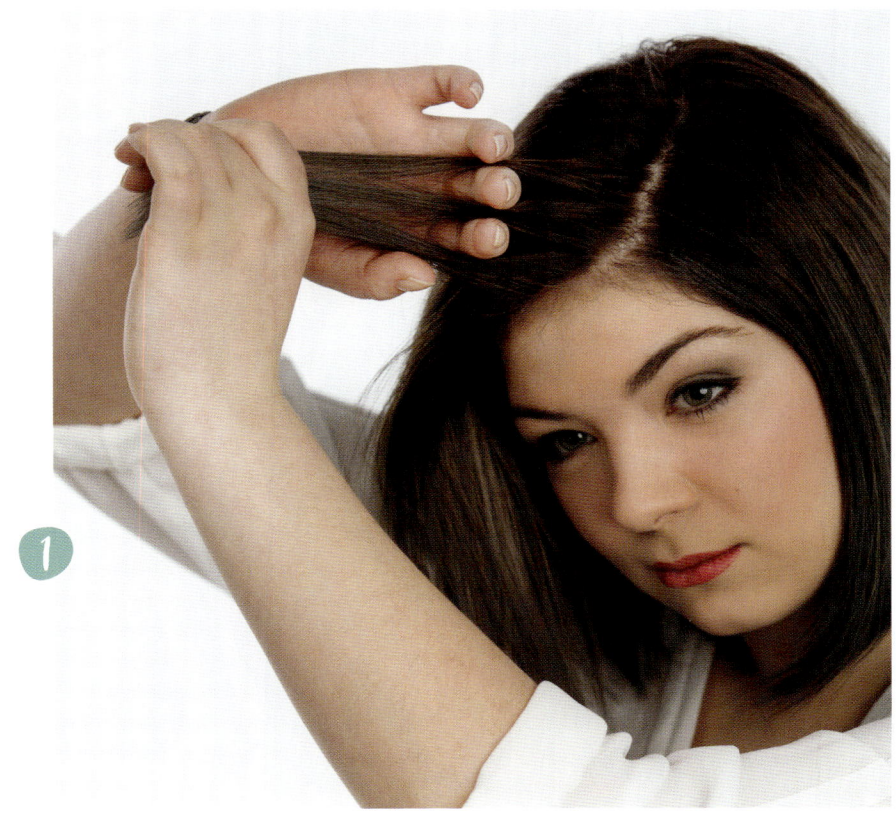

1

Zieht einen Seiten-scheitel, nehmt ein dünnes Passé und unterteilt es in drei Strähnen.

Flechtet die Strähnen einmal miteinander und beginnt einen Holländischen Zopf zu flechten, indem ihr immer eine neue Strähne von hinten und von der Kontur hinzunehmt.

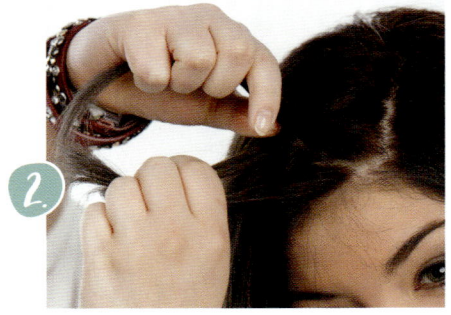

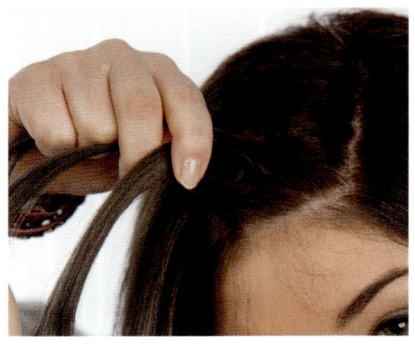

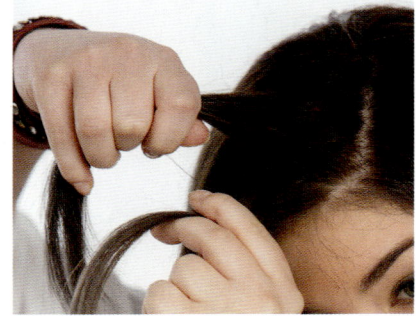

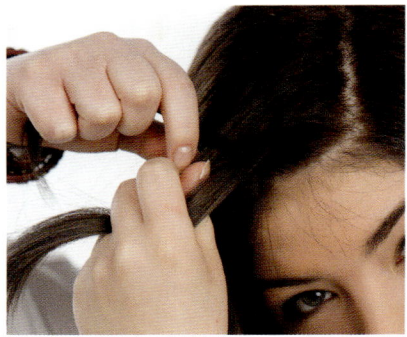

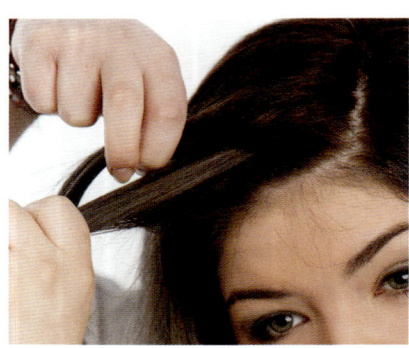

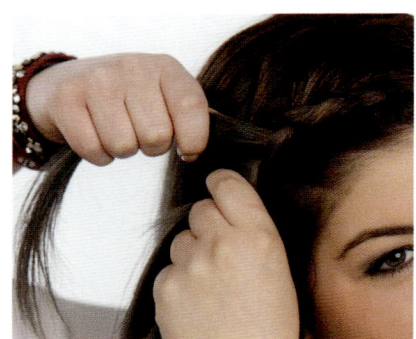

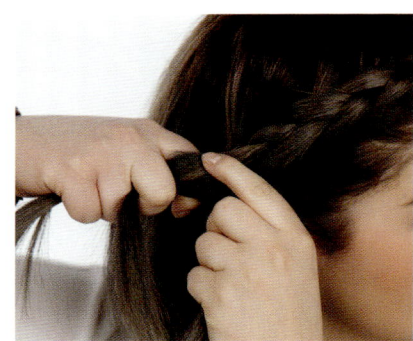

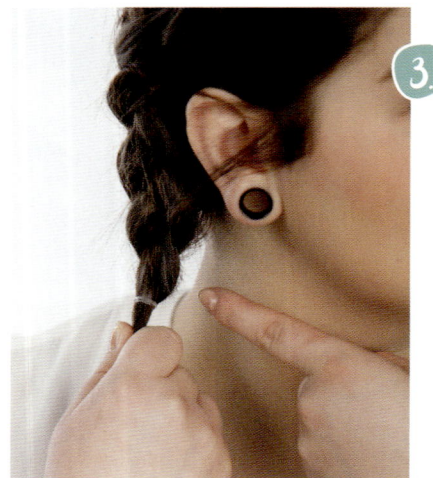

Flechtet bis zur hinteren Mitte und fixiert den Holländischen Zopf mit einem dünnen Haargummi.

Dann geht ihr zur anderen Seite, teilt unterhalb des Scheitels ein Passé ab und unterteilt es in drei Strähnen.

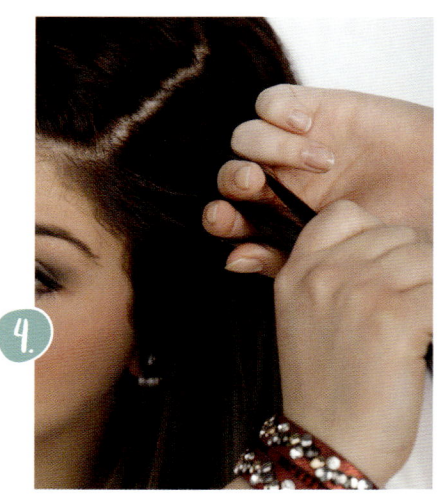

Flechtet diese einmal miteinander und nehmt dann ebenfalls neue Strähnen
von der Kontur und vom Hinterkopf hinzu. Flechtet einen Holländischen Zopf.
Am Ende fixiert ihr den Zopf mit einem Haargummi.

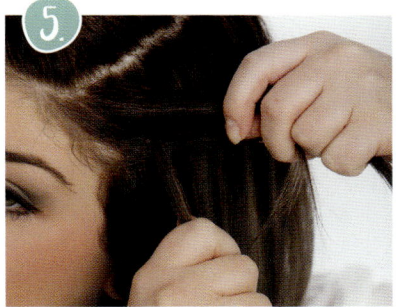
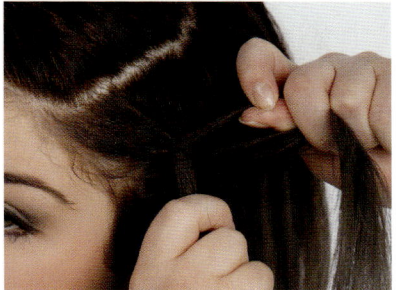
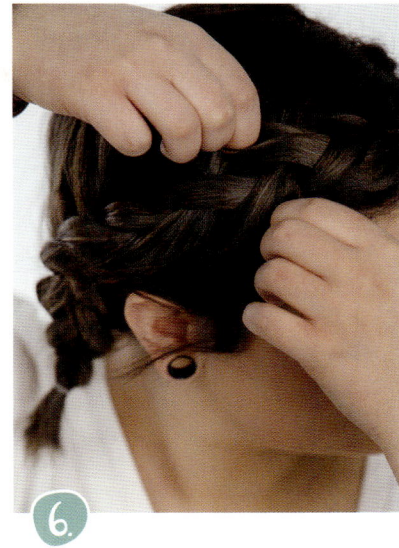

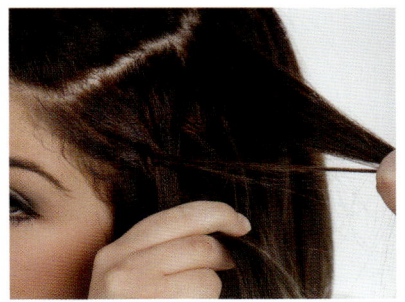
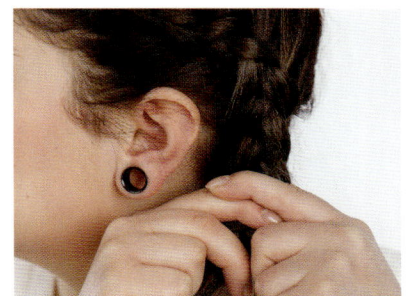

Lockert nun den Zopf, damit
er dicker aussieht.

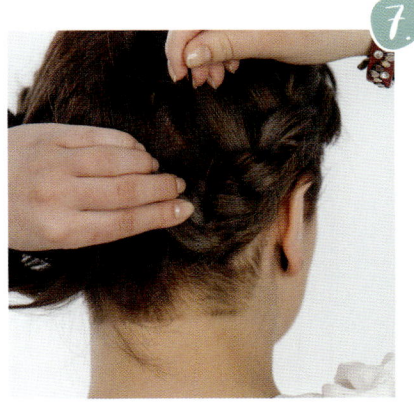

Steckt nun
beide Zöpfe
mit Haarnadeln
fest. Am besten
überkreuzt
ihr die Haar-
nadeln, dann
rutschen euch
die Zöpfe nicht
weg.

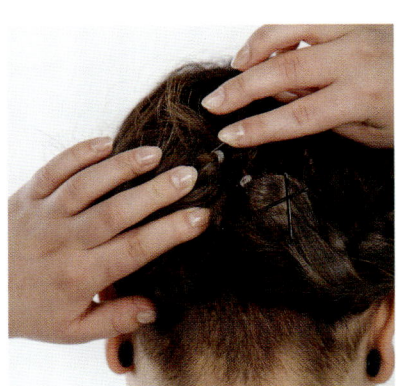

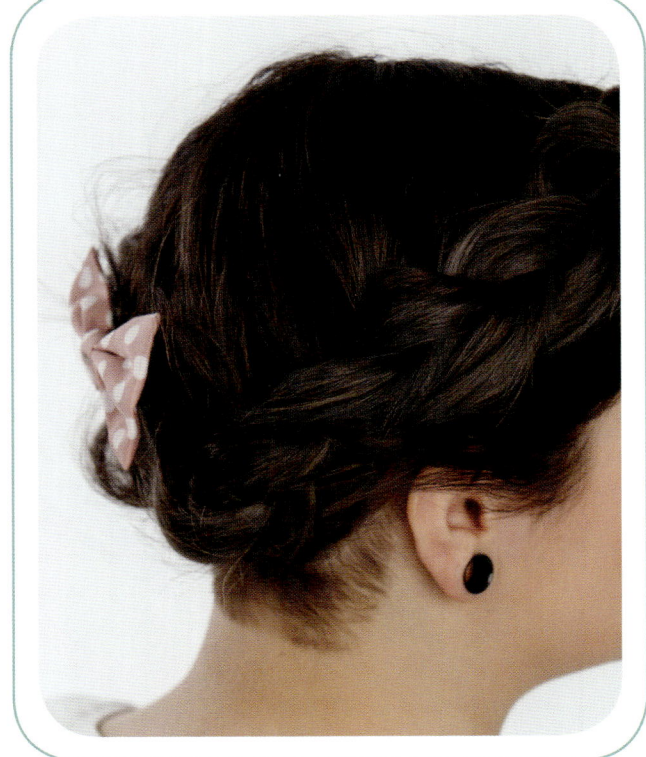

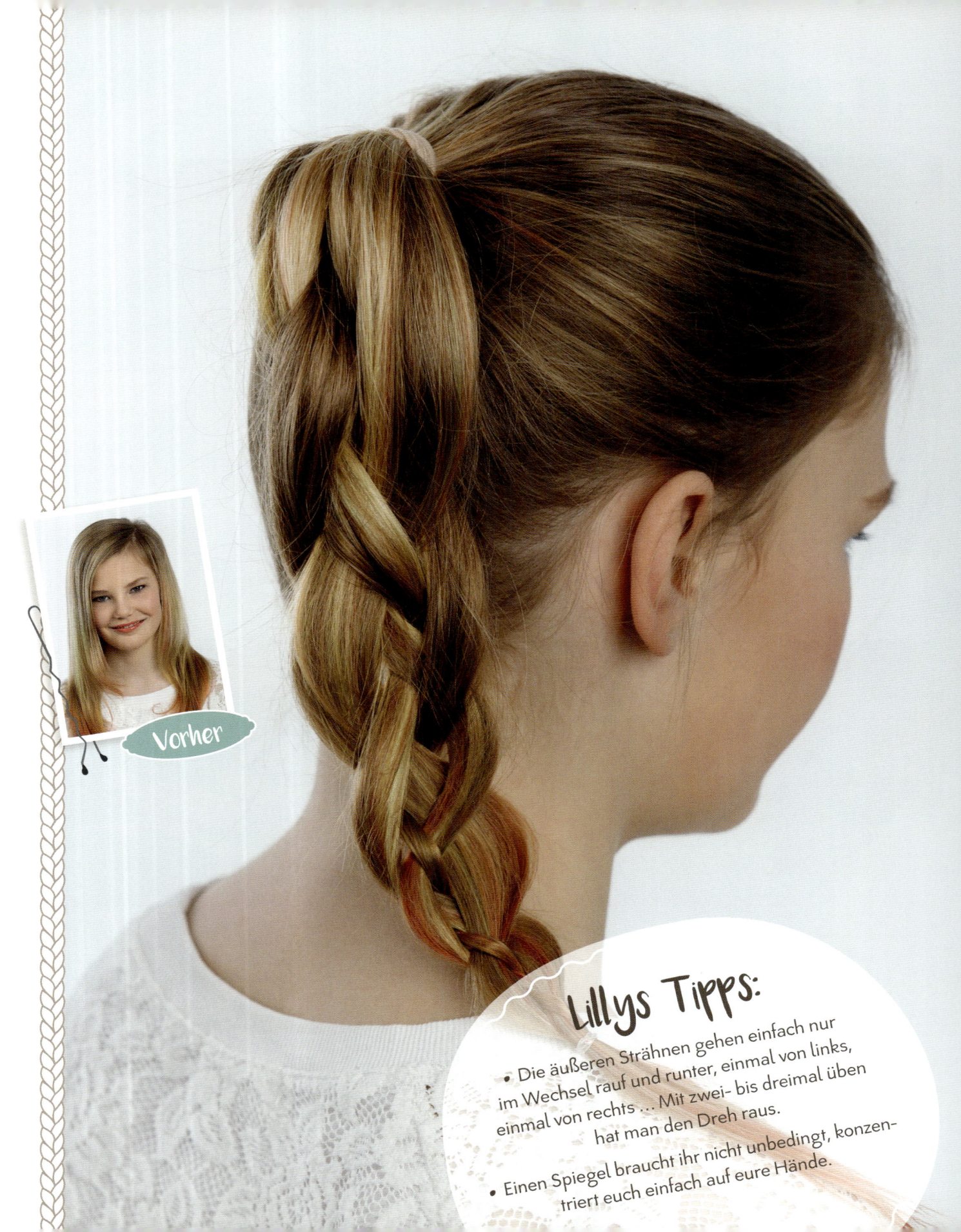

Vorher

Lillys Tipps:

• Die äußeren Strähnen gehen einfach nur im Wechsel rauf und runter, einmal von links, einmal von rechts … Mit zwei- bis dreimal üben hat man den Dreh raus.

• Einen Spiegel braucht ihr nicht unbedingt, konzen- triert euch einfach auf eure Hände.

ZOPF MIT VIER STRÄHNEN

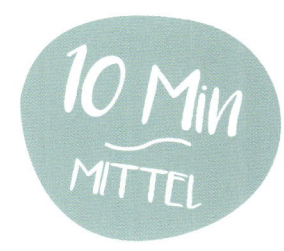

10 Min
MITTEL

Material
- 1 dickes und 1 dünnes Haargummi
- Bürste

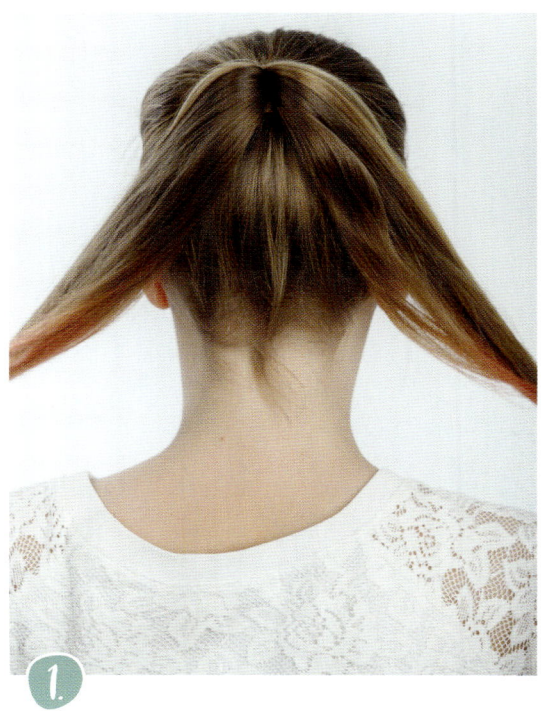

1.

Bindet einen hohen Pferdeschwanz und teilt ihn in zwei Hälften.

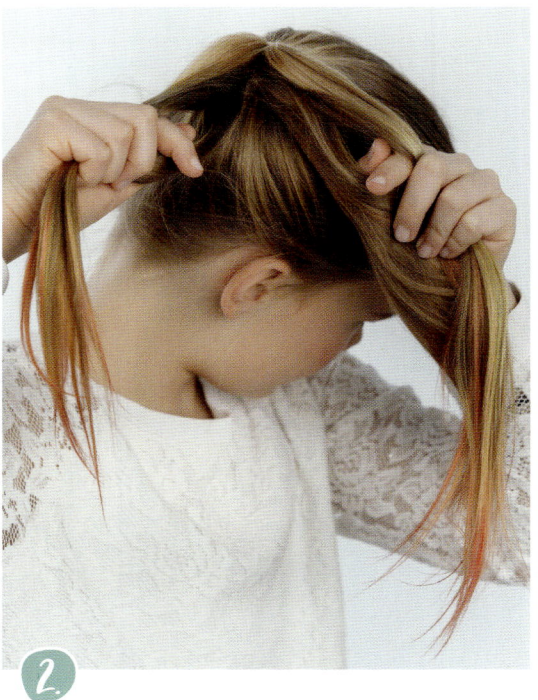

2.

Unterteilt diese beiden Hälften noch einmal, sodass ihr vier Strähnen habt.

77

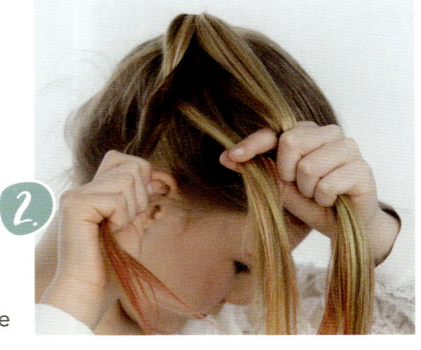

2.

Als Erstes geht die linke äußere Strähne unter die davorliegende Strähne, dann über die nächste Strähne. Dann geht die rechte äußere Strähne über die davor-liegende Strähne und wieder drunter her.

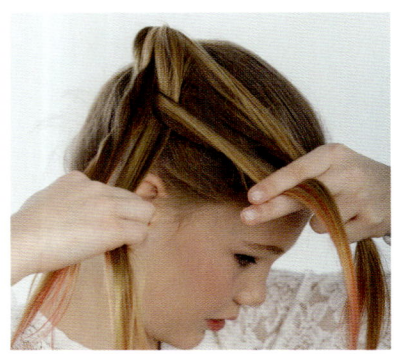

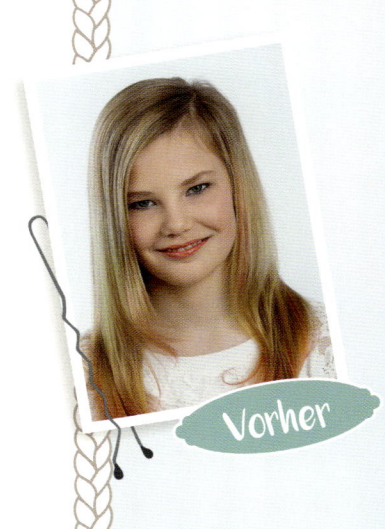

Vorher

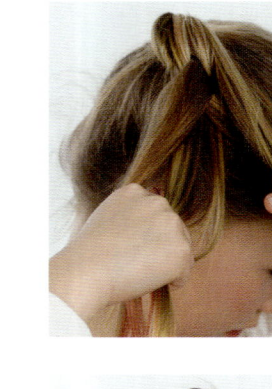

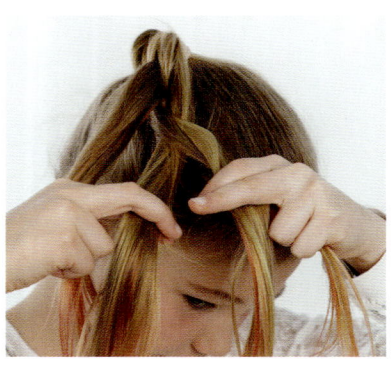

3.

Diesen Vorgang wiederholt ihr bis zum Ende des Zopfes. Das heißt: Die äußere Strähne webt sich durch die anderen drei Strähnen, dann folgt die andere äußere Strähne und immer so weiter.

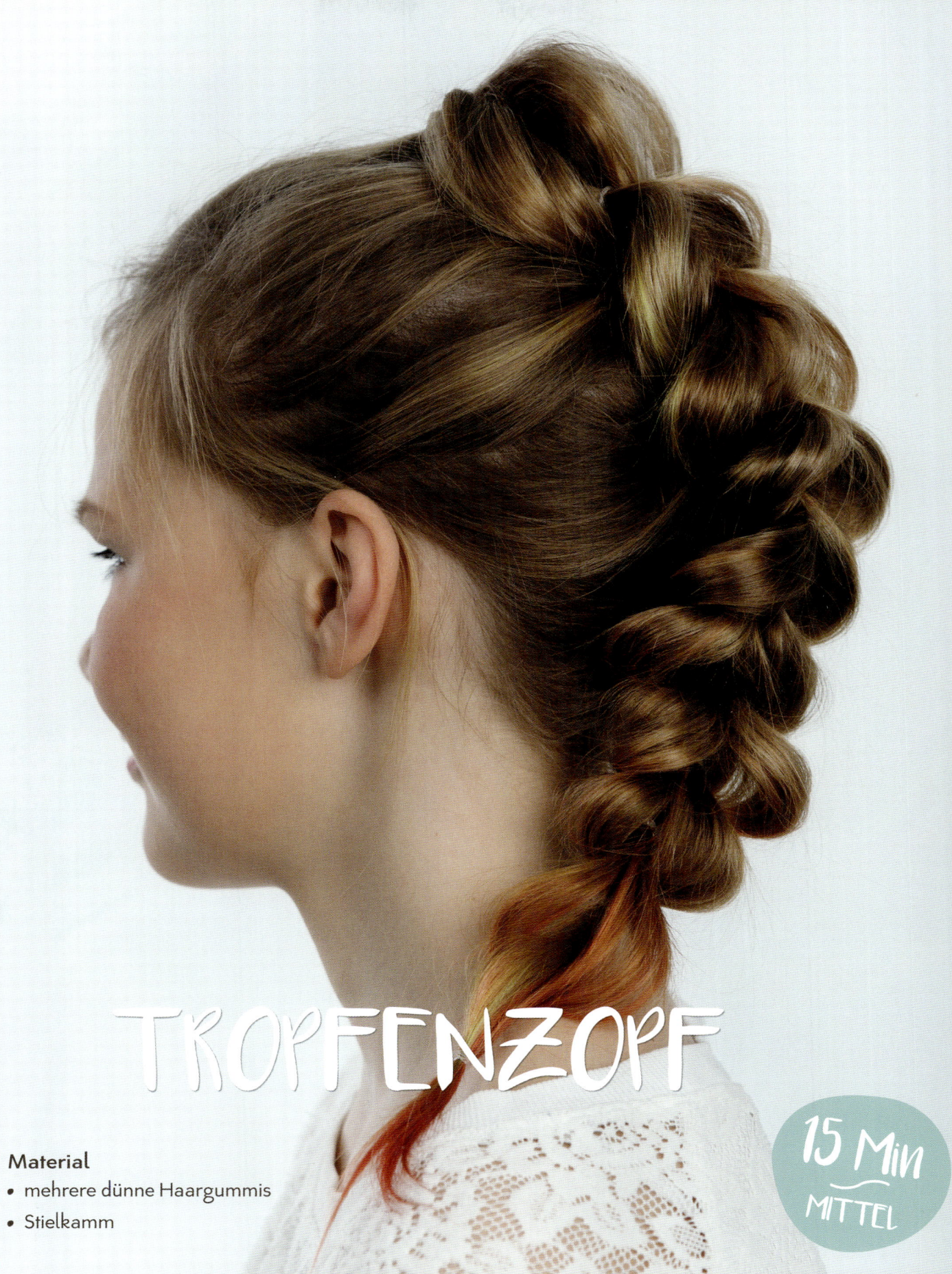

TROPFENZOPF

Material
- mehrere dünne Haargummis
- Stielkamm

15 Min
MITTEL

Teilt den Oberkopf mit Hilfe eines Stielkamms ab und bindet ein dünnes Haargummi darum.

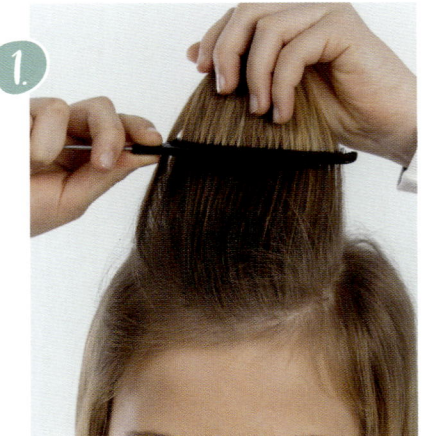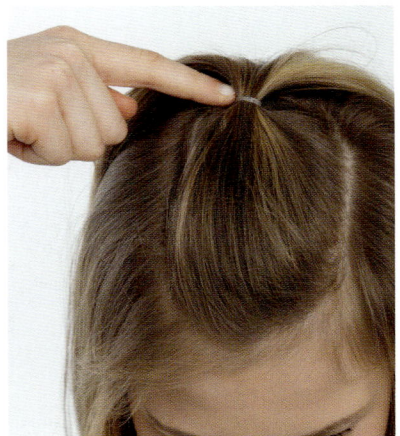

Teilt nun etwas darunter den nächsten Zopf ab und bindet ein dünnes Haargummi darum.

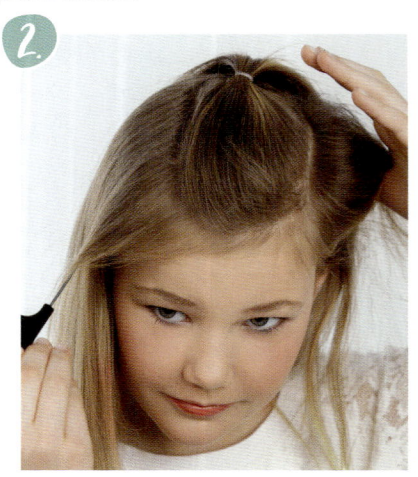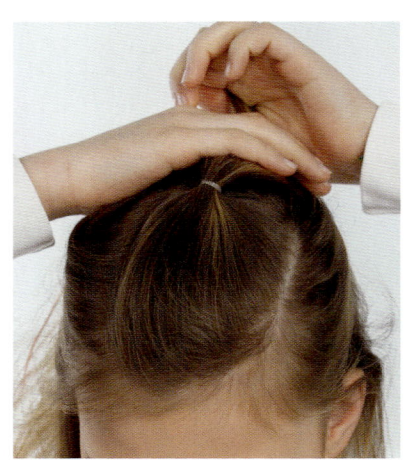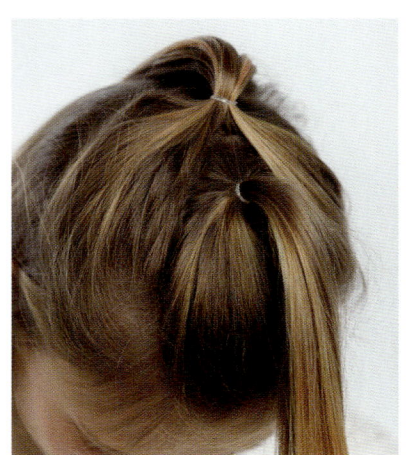

Klemmt die oberen beiden Zöpfe mit einer Klammer fest, damit sie euch nicht stören. Teilt nun den nächsten Zopf ab und bindet ein Haargummi darum.

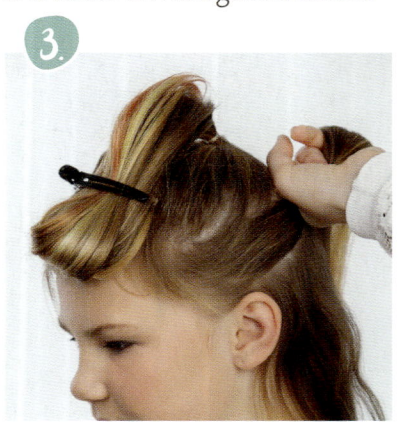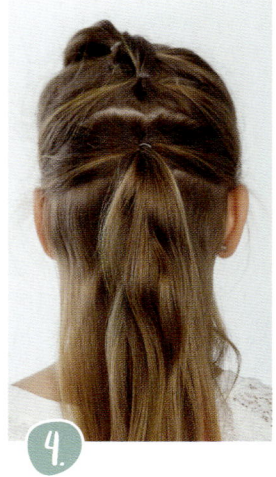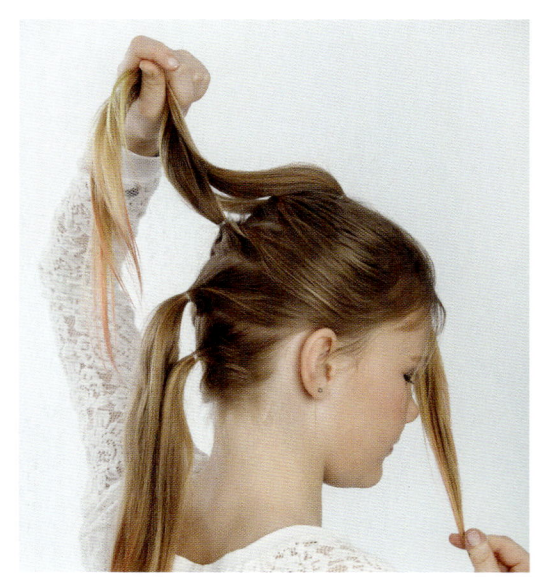

Bindet noch zwei weitere Zöpfe.

Teilt nun den oberen Zopf in zwei gleich starke Hälften und legt den zweiten Zopf durch die Mitte nach oben. Dann nehmt ihr die beiden Hälften wieder zu einem Zopf zusammen und bindet ein dünnes Haargummi drum.

5.

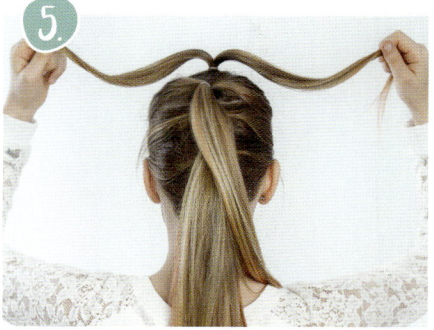 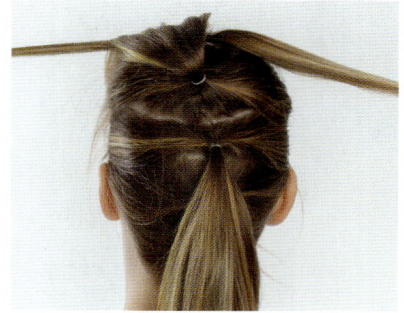 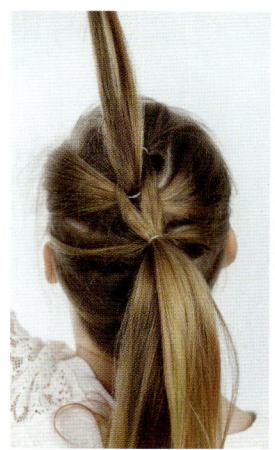

Jetzt teilt ihr den zweiten Zopf in zwei gleich starke Hälften, legt den dritten Zopf durch die Mitte der beiden Hälften. Haltet den Kopf nach unten, dann geht es am besten. Bindet nun ein dünnes Zopfgummi um die beiden Hälften, die ihr wieder zusammengeführt habt, zusammen mit dem vierten Zopf.

6.

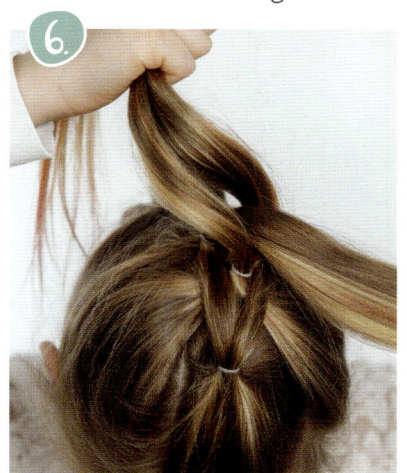 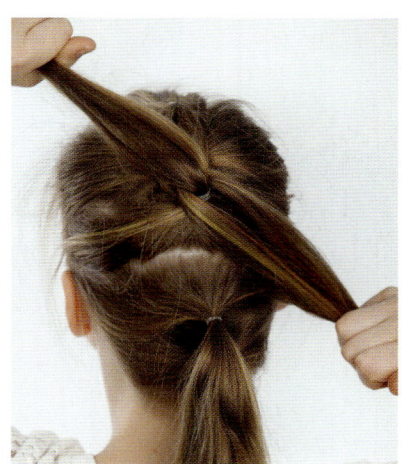

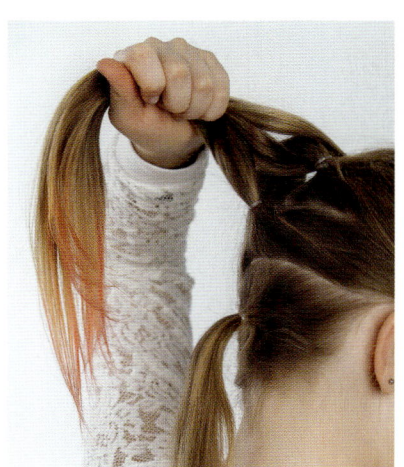 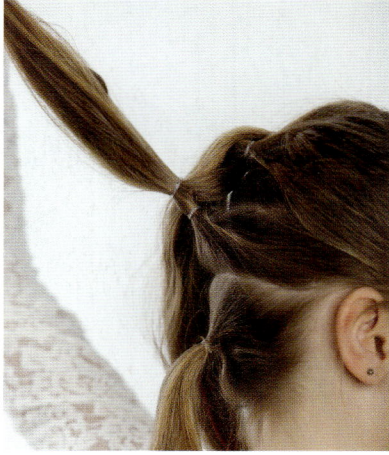

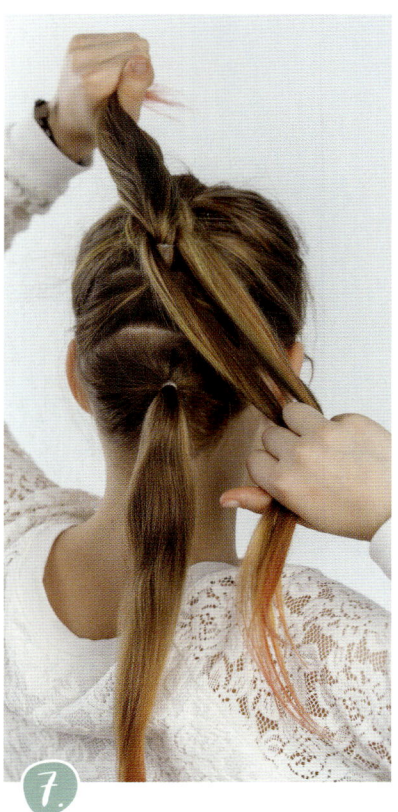

7.

Dann teilt ihr wieder den oberen neuen Zopf in zwei Hälften, der untere Zopf geht wieder durch die Mitte nach oben.

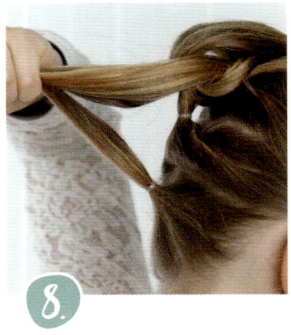

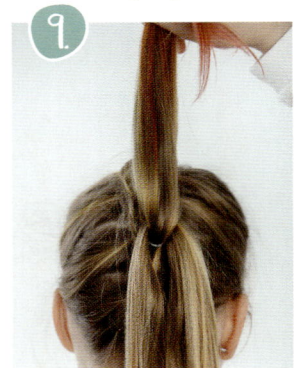

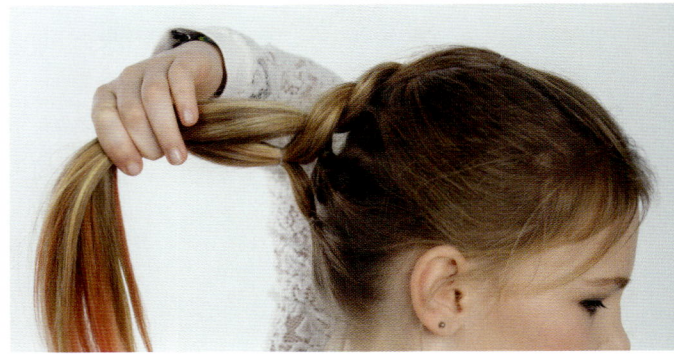

8. Fasst nun die beiden oberen Hälften unten wieder mit dem unteren Zopf zusammen.

Lockert nun die oberen Zöpfe stark.

Teilt nun erneut den oberen Zopf in zwei gleich starke Hälften und führt sie unter dem oberen Zopf wieder zusammen. Bindet ein Haargummi darum.

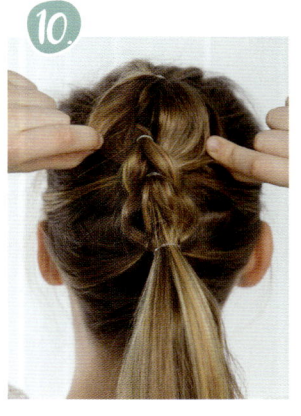
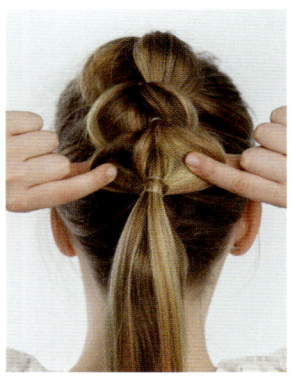

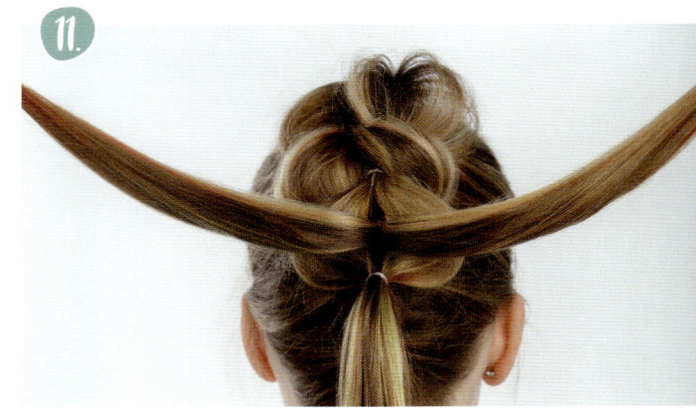

10.

11.

12. Wiederholt diesen Vorgang bis zum Ende des Zopfes.

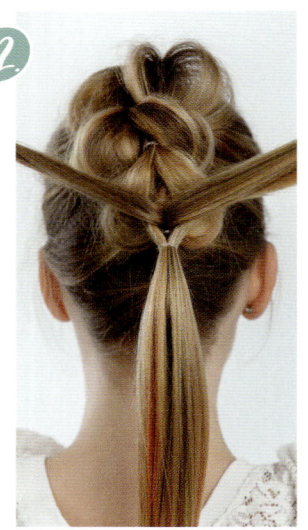
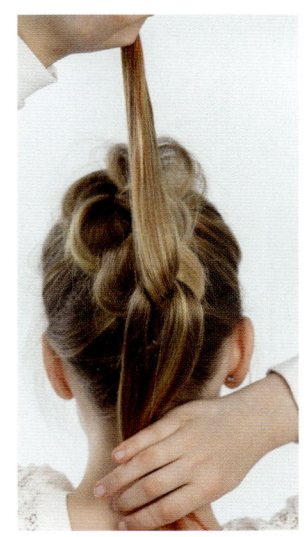
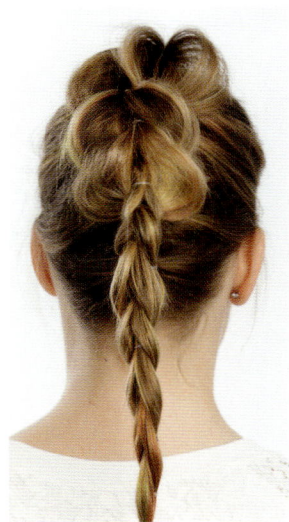

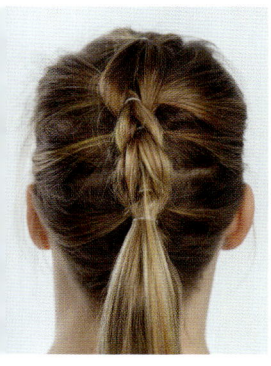

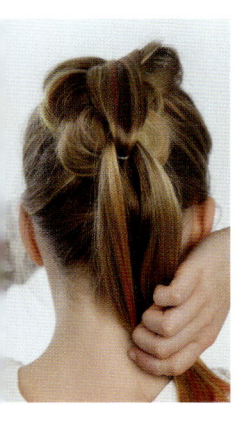
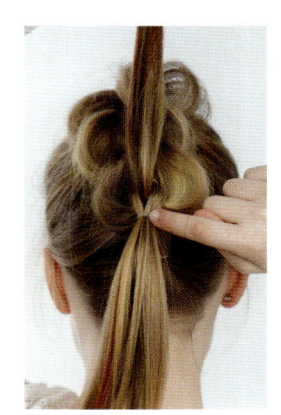

Anschließend lockert ihr
den Zopf wieder kräftig,
damit er dicker aussieht.

13.

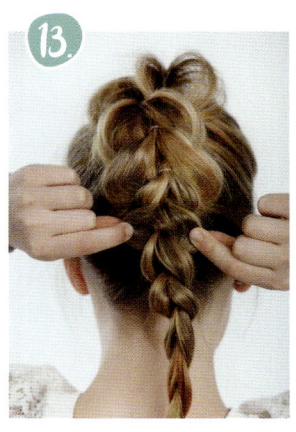

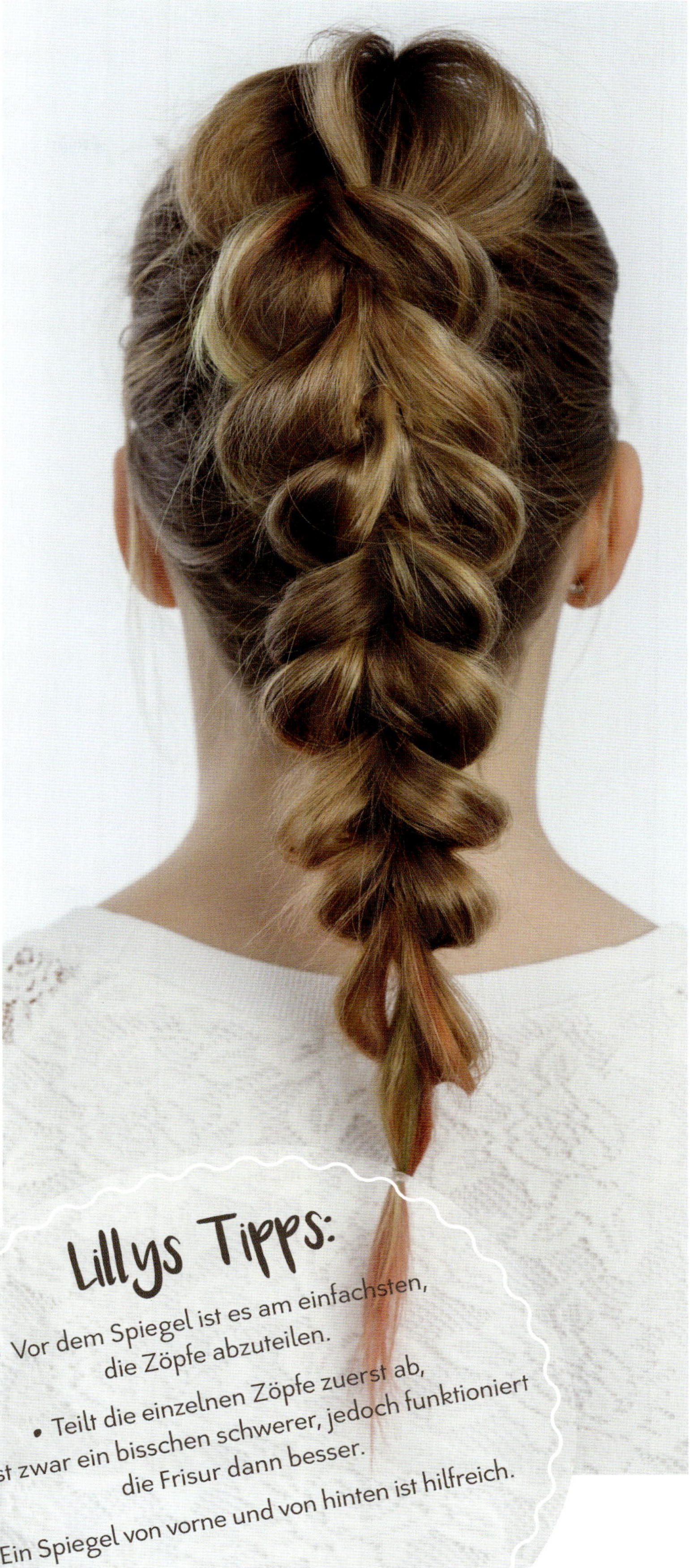

Lillys Tipps:

• Vor dem Spiegel ist es am einfachsten,
die Zöpfe abzuteilen.

• Teilt die einzelnen Zöpfe zuerst ab,
das ist zwar ein bisschen schwerer, jedoch funktioniert
die Frisur dann besser.

• Ein Spiegel von vorne und von hinten ist hilfreich.

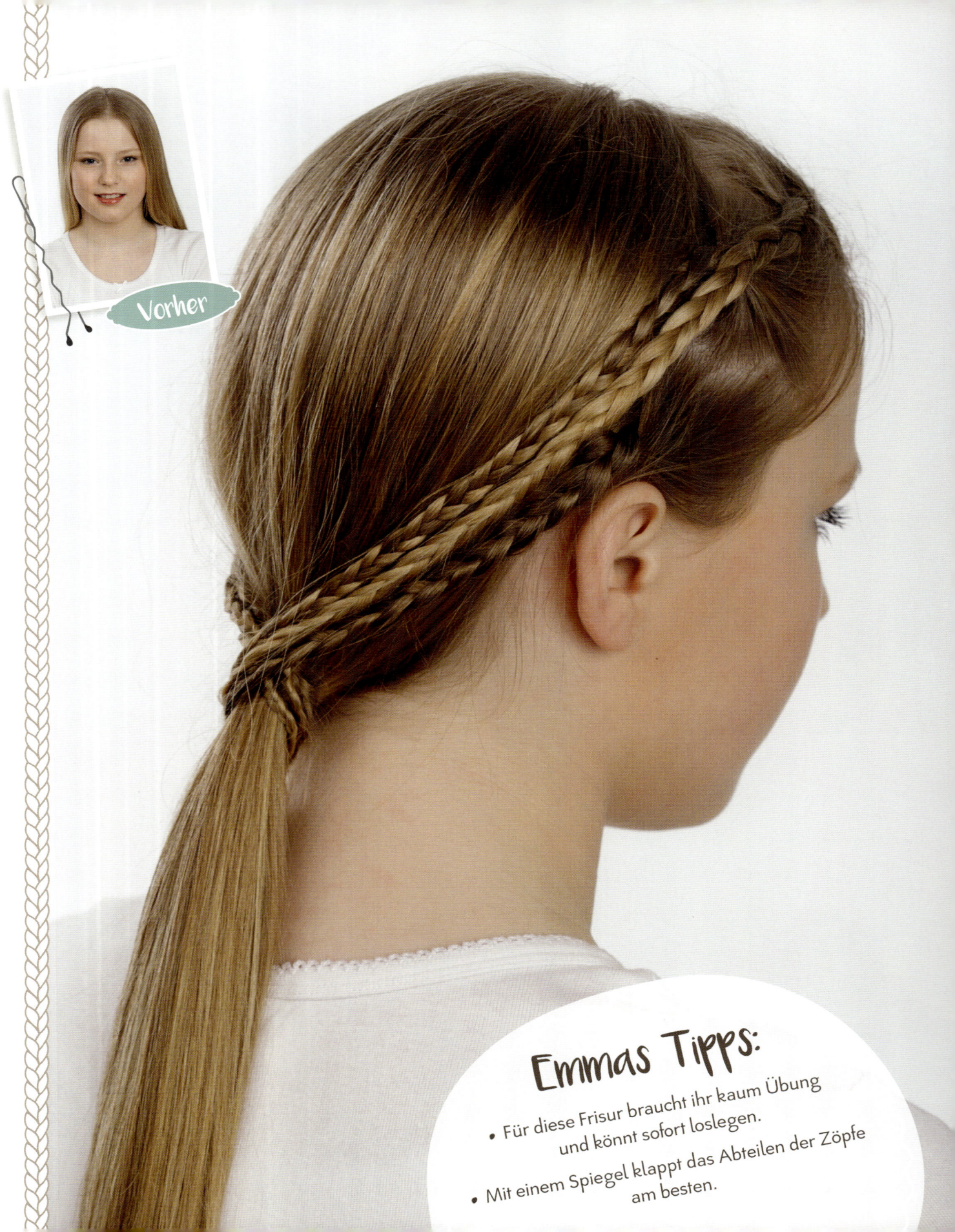

Vorher

Emmas Tipps:

• Für diese Frisur braucht ihr kaum Übung und könnt sofort loslegen.

• Mit einem Spiegel klappt das Abteilen der Zöpfe am besten.

KLEINE ZÖPFE

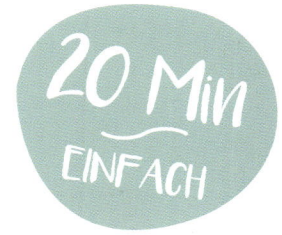

20 Min
EINFACH

Material
- 7 Zopfgummis
- Bürste

Zieht einen Mittelscheitel und teilt unterhalb ein dickes Passé ab.

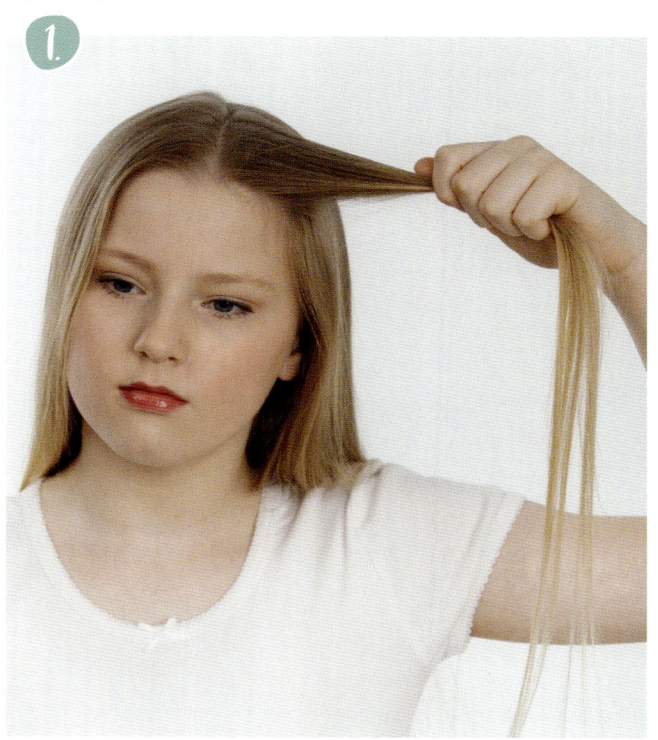

Flechtet diese Strähne als einem einfachen Zopf und bindet am Ende ein Haargummi darum.

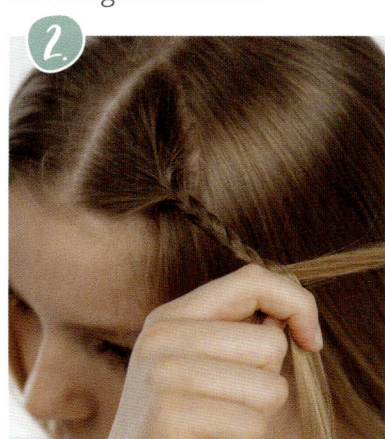

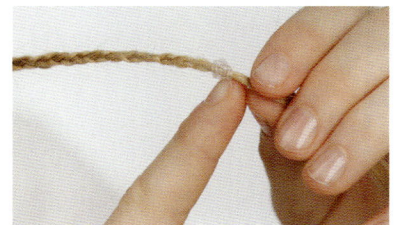

Nun teilt ihr noch zweimal ein dickes Passé an der Kontur ab
und flechtet auch hier die Strähnen zu einem einfachen Zopf.
Bindet zum Schluss ein Haargummi darum.

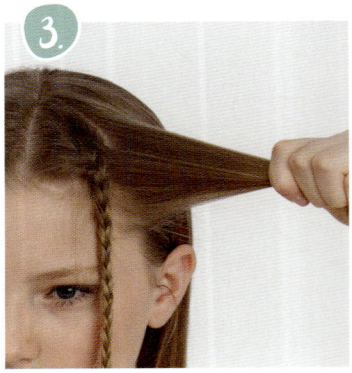
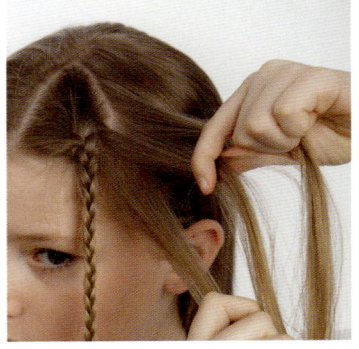
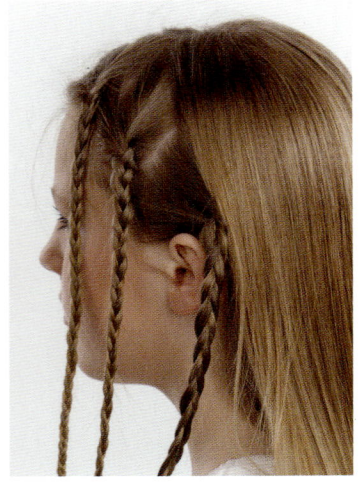

Das Gleiche macht ihr auch
auf der anderen Seite, sodass
ihr sechs Zöpfe habt.

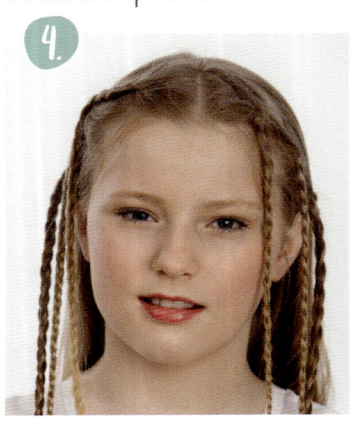
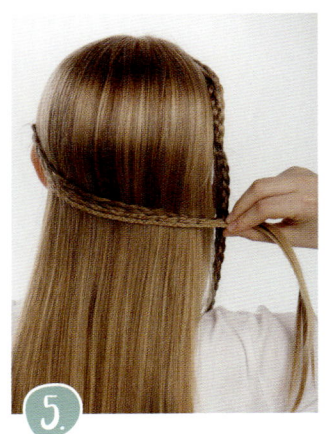
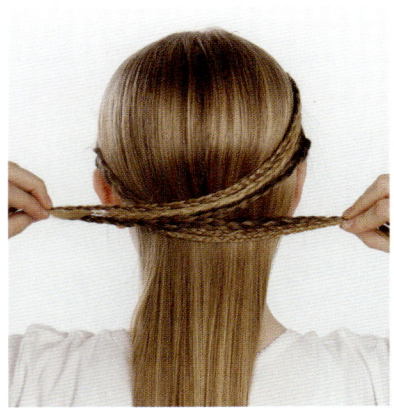

Nun legt ihr die drei Zöpfe von der rechten Seite nach links
und die von der linken Seite nach rechts.

Klemmt die langen offenen Haare mit einer Klammer nach oben fest. Führt die
geflochtenen Zöpfe über Kreuz nach unten und bindet um die geflochtenen Zöpfe
ein dünnes Haargummi. Danach löst ihr die Klammer vom Oberkopf.

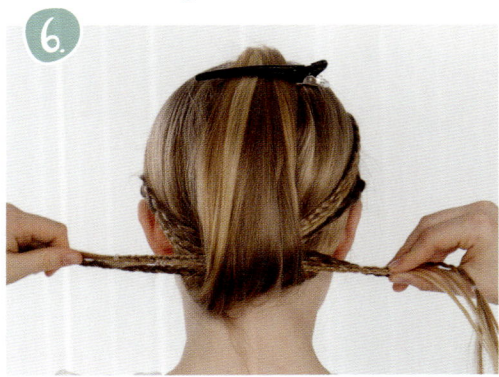
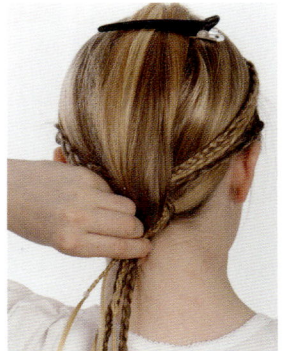
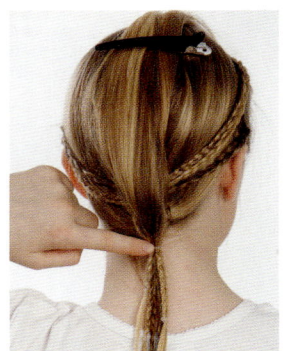

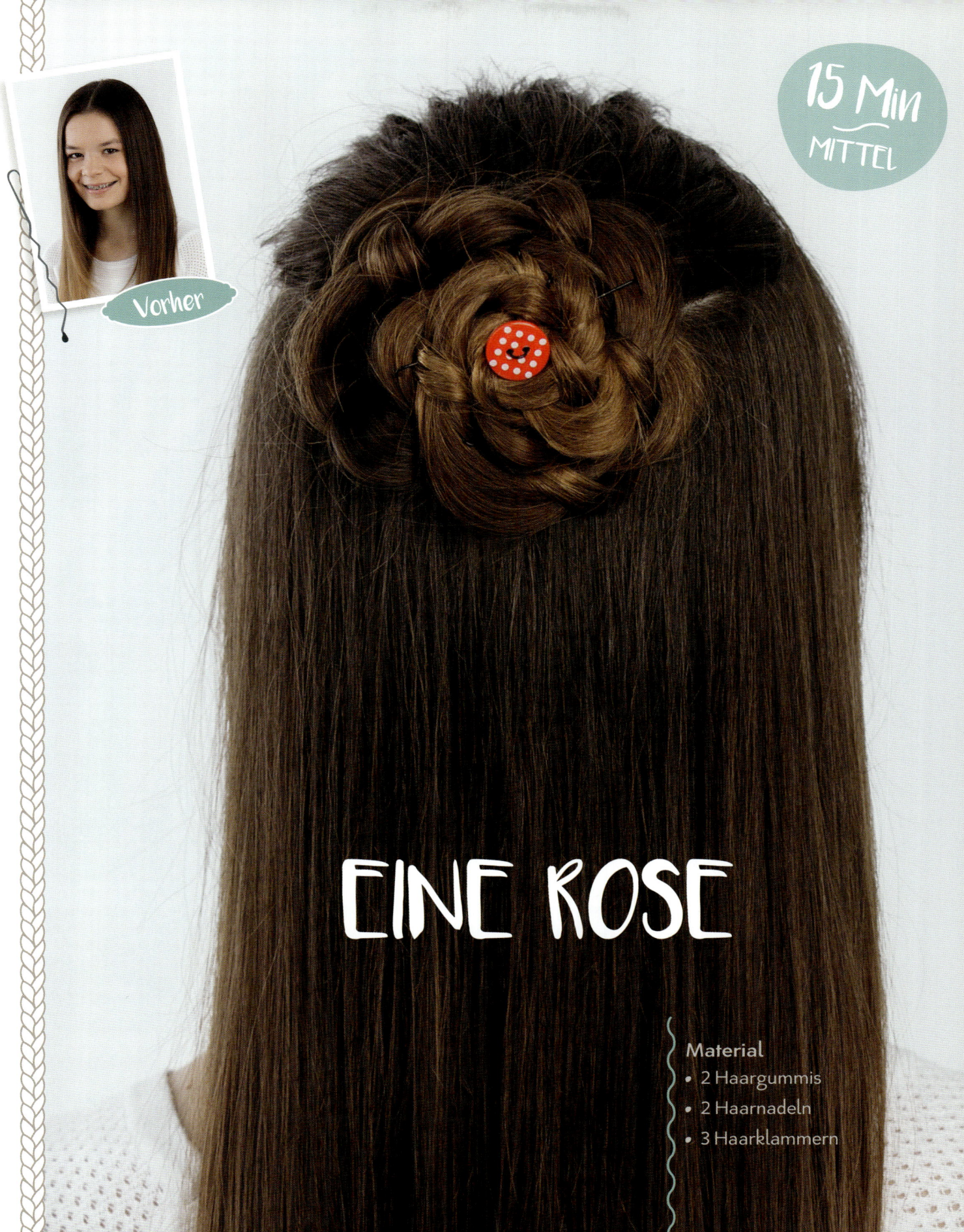

Vorher

15 Min
MITTEL

EINE ROSE

Material
- 2 Haargummis
- 2 Haarnadeln
- 3 Haarklammern

Teilt den Oberkopf ab und
nehmt ihn zu einem Zopf
zusammen.

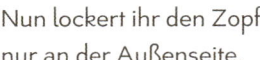

Nun lockert ihr den Zopf
nur an der Außenseite.

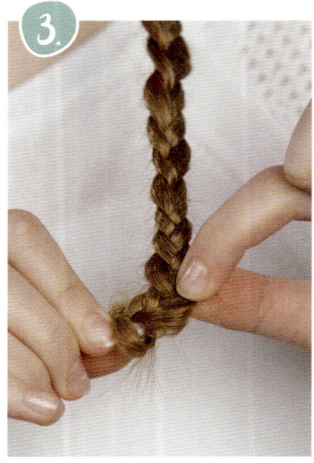

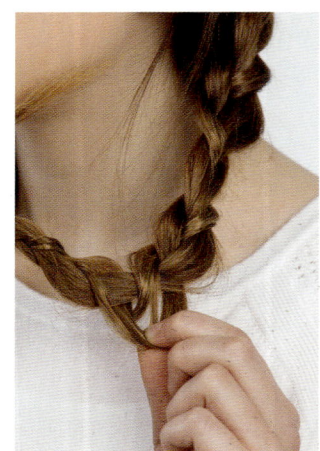

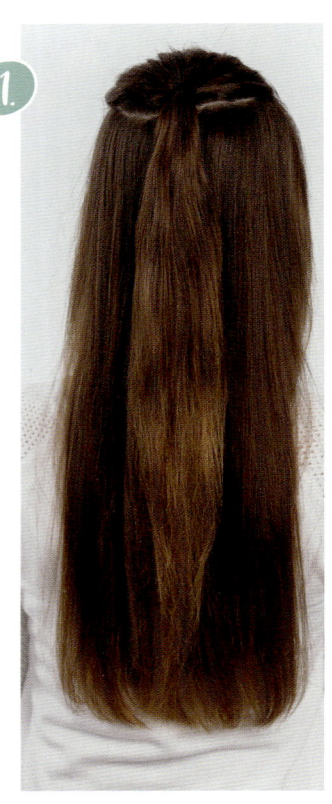

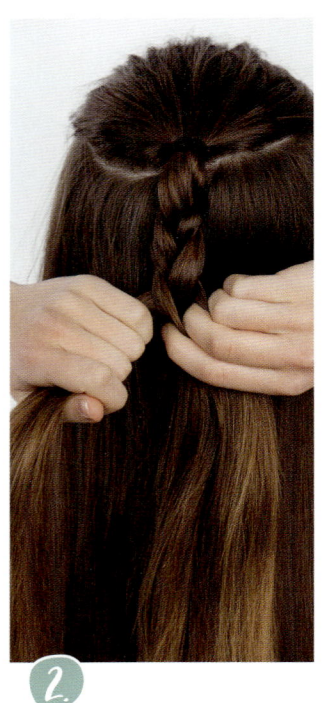

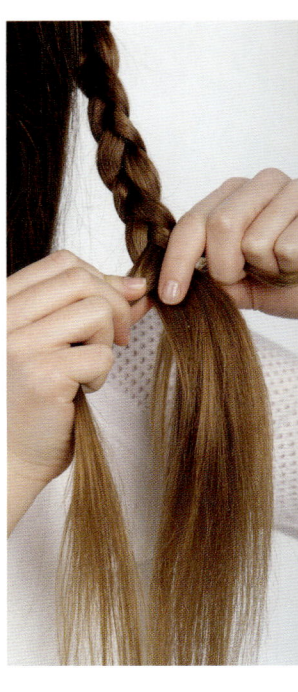

Flechtet diesen Zopf und bindet ans Ende
ein Haargummi.

Dreht nun den Zopf zu einer
Schnecke auf und steckt
ihn am Schluss mit Haar-
klammern und Haarnadeln
fest.

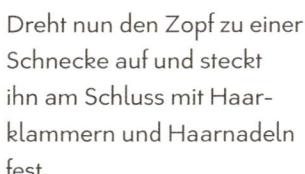

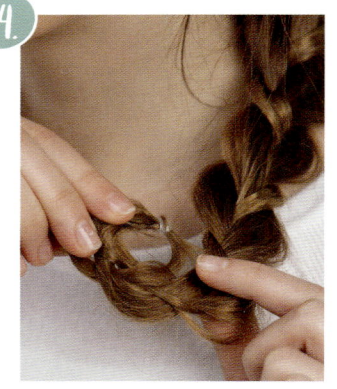

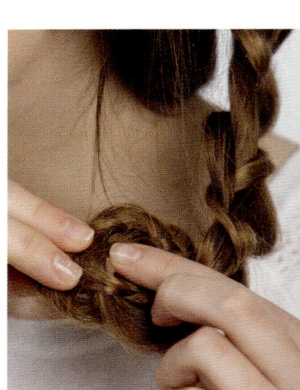

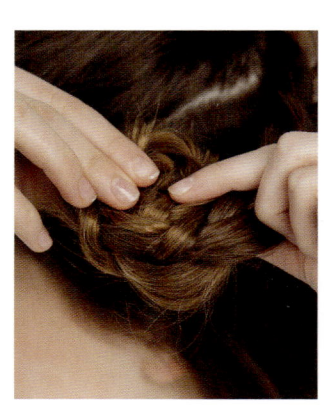

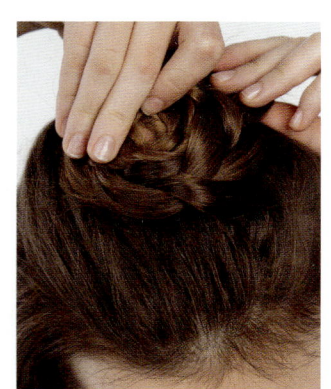

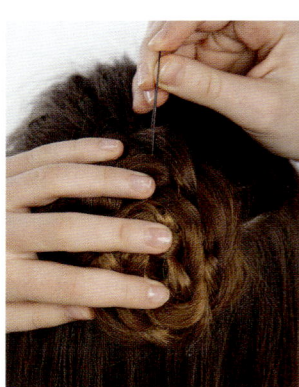

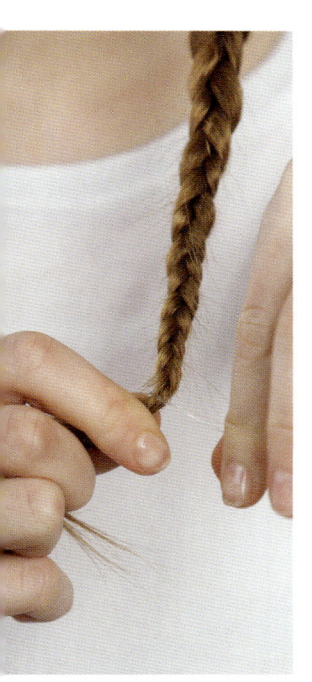

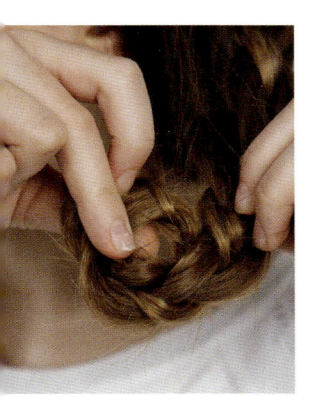

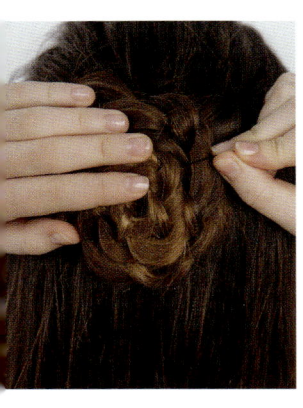

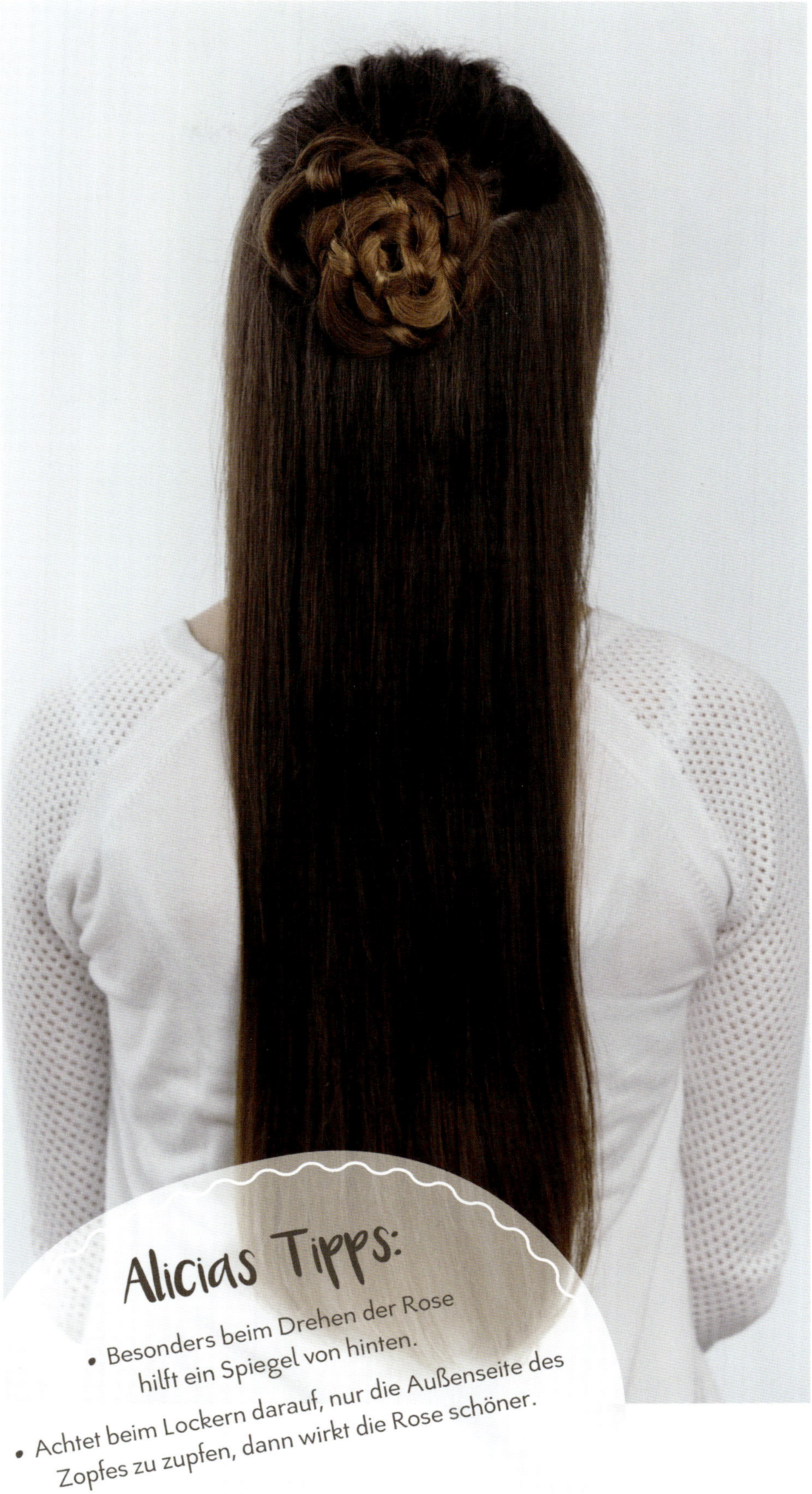

Alicias Tipps:

- Besonders beim Drehen der Rose hilft ein Spiegel von hinten.

- Achtet beim Lockern darauf, nur die Außenseite des Zopfes zu zupfen, dann wirkt die Rose schöner.

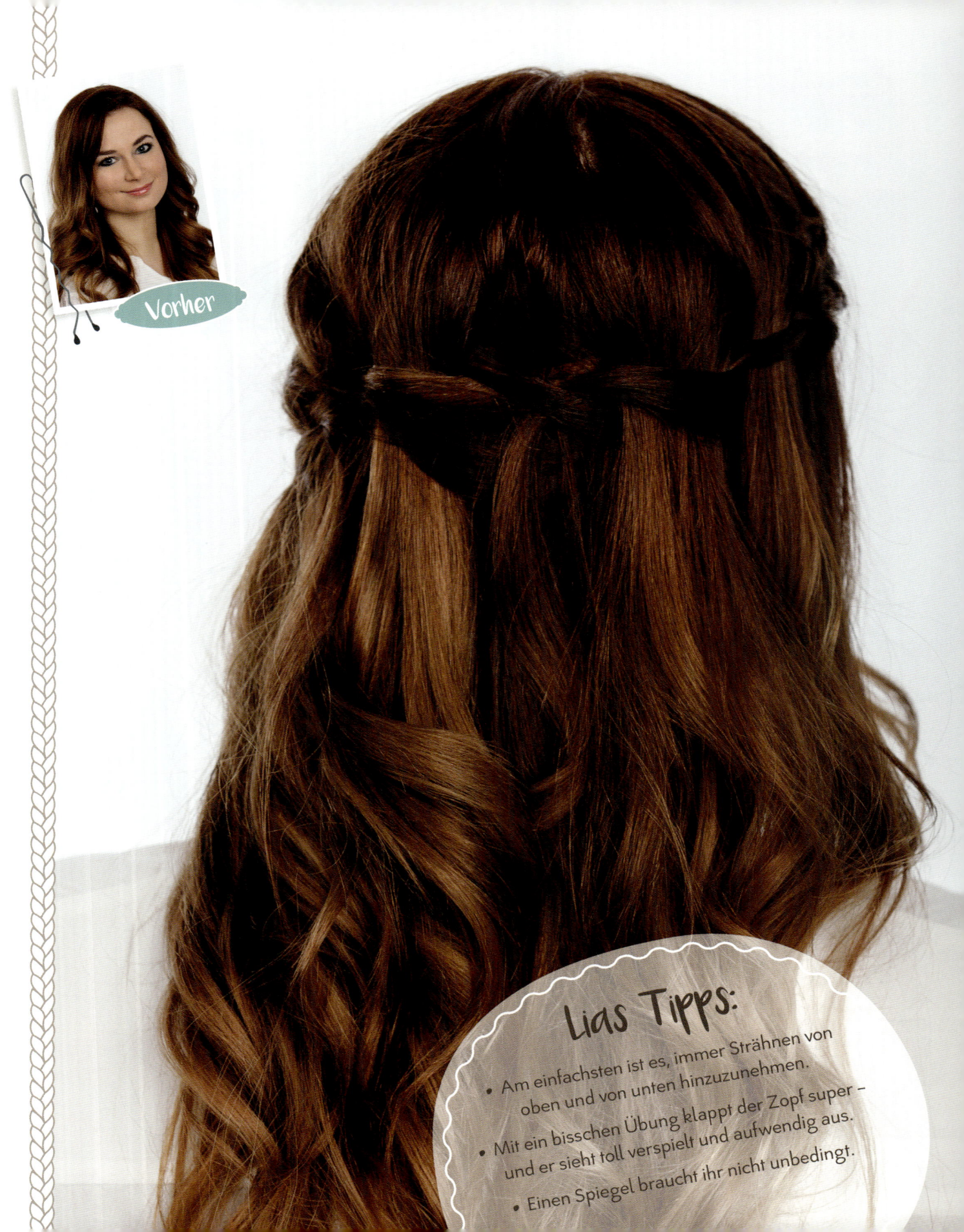

Vorher

Lias Tipps:

- Am einfachsten ist es, immer Strähnen von oben und von unten hinzuzunehmen.
- Mit ein bisschen Übung klappt der Zopf super – und er sieht toll verspielt und aufwendig aus.
- Einen Spiegel braucht ihr nicht unbedingt.

WASSERFALL–ZOPF

15 Min
MITTEL

Material
- 1 Zopfgummi

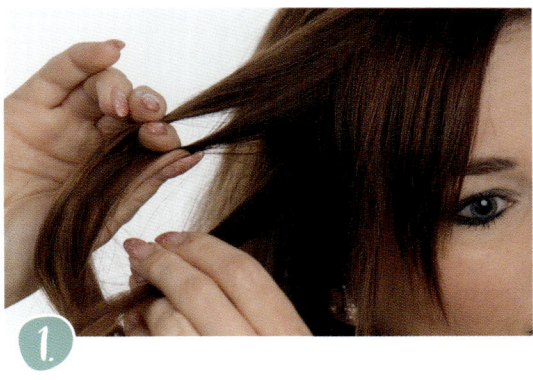

1. Teilt ein senkrechtes Passé am Oberkopf ab und unterteilt es in drei Strähnen. Den Pony lasst ihr aus.

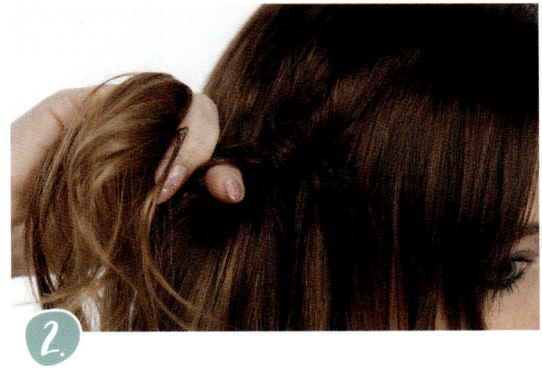

2. Flechtet diese Strähnen einmal miteinander.

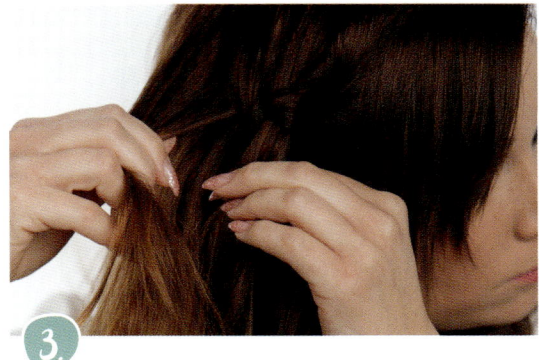

3.

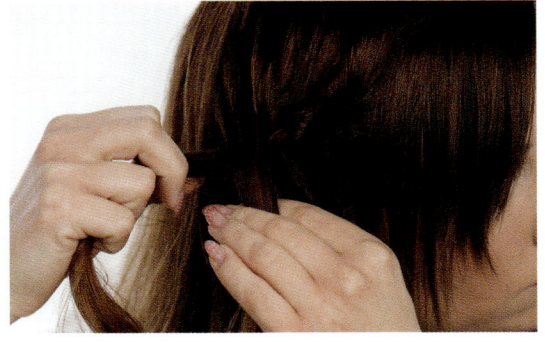

Nehmt nun eine Strähne von oben hinzu und flechtet diese mit.

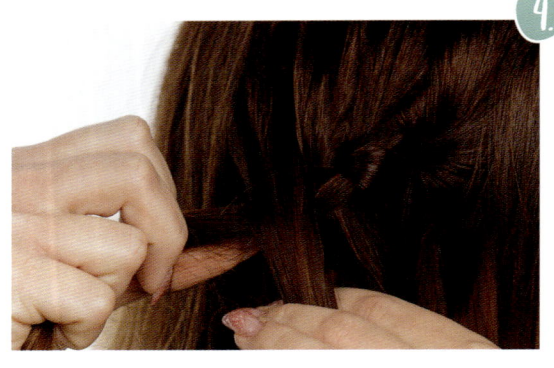

4. Anstatt die vorhandene untere Strähne zu nehmen, nehmt ihr eine neue von unten und flechtet diese mit. Die obere Strähne könnt ihr dann fallen lassen.

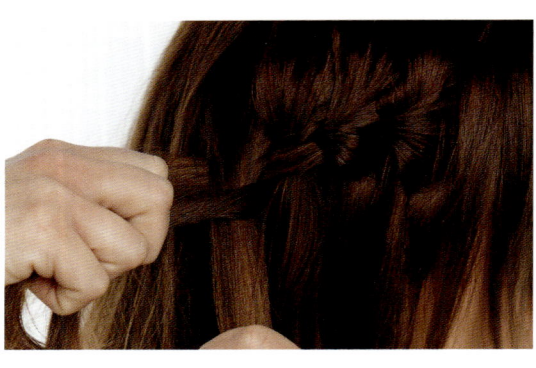

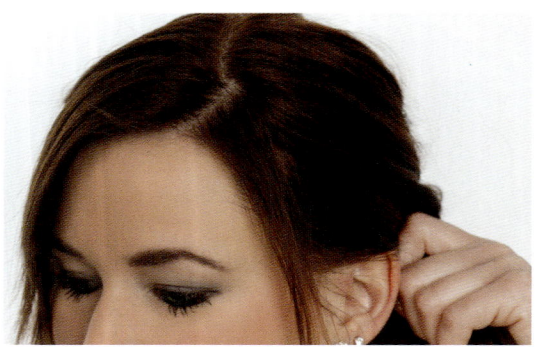

5. Diesen Vorgang wiederholt ihr, bis ihr an der anderen Seite des Kopfes angelangt seid. D. h., ihr nehmt immer eine neue Strähne von oben und von unten hinzu, und lasst dann die obere Strähne herausfallen.

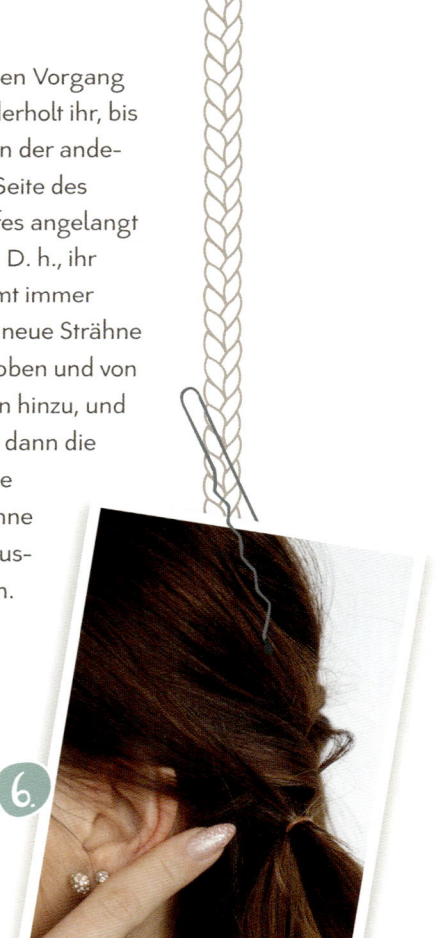

Vorher

6. Zum Schluss fixiert ihr den Zopf mit einem dünnen Haargummi.

Material
- 2 Haargummis
- 1 Haarband

ZWEI FRANZÖSISCHE ZÖPFE mit eingeschlagenem Dutt

Lias Tipps:

- Die hinteren Haare erst mal wegklemmen – so kann man in Ruhe die Französischen Zöpfe flechten.
- Nicht zu stramm flechten, dann gelingt das Auflockern leichter.
- Beim Auflockern am besten von unten anfangen!
- Das Haarband sollte nicht zu breit sein – dann ist das Einschlagen easy.

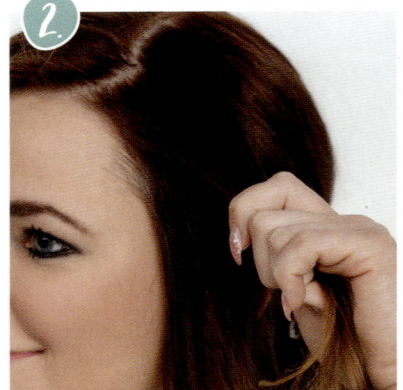

Teilt ein Passé unterhalb des Scheitels ab, unterteilt es in drei Strähnen. Flechtet einen Französischen Zopf. Am Ende bindet ihr ein Haargummi darum.

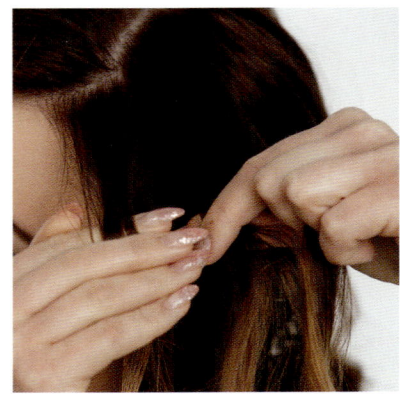

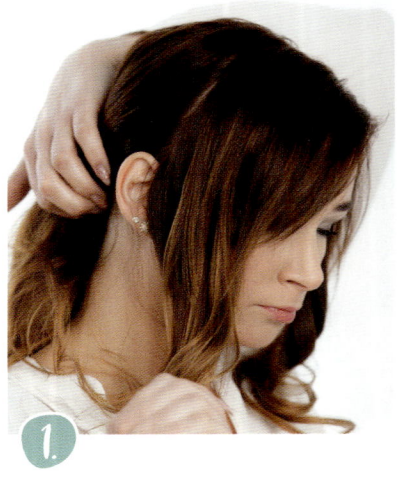

1. Zieht einen Seitenscheitel und teilt senkrecht über dem Ohr die Haare. Steckt die hinteren Haare mit einer Haarklammer fest.

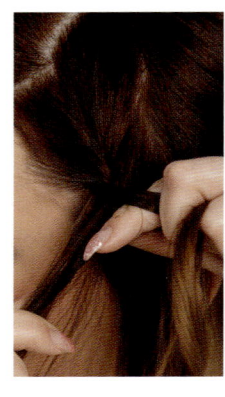

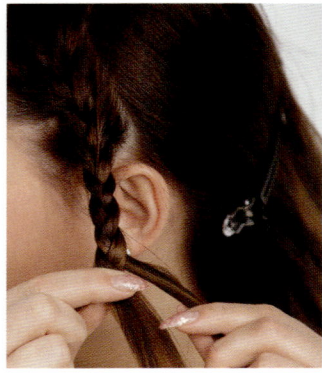

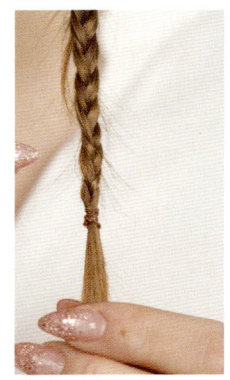

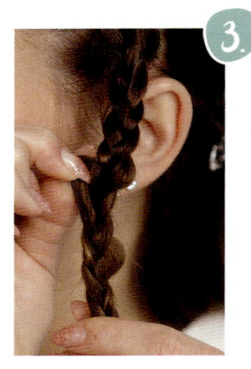

3. Lockert den Zopf, damit er dicker aussieht.

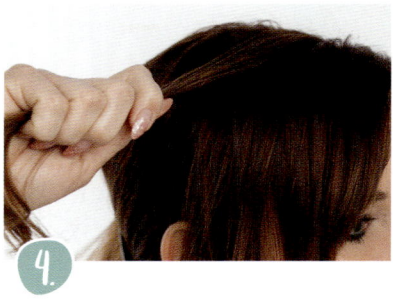

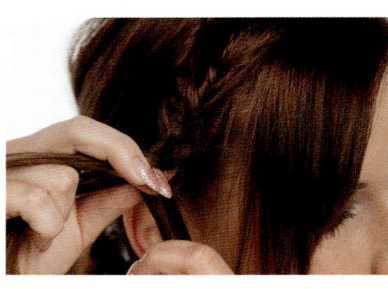

4. Geht zur anderen Seite, teilt ebenfalls ein Passé unterhalb des Scheitels ab, und flechtet einen Französischen Zopf. Am Ende bindet ihr auch hier ein Zopfgummi darum und lockert den Zopf. Den Pony lasst ihr aus.

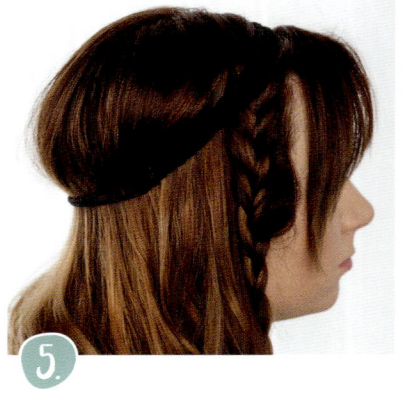

5. Setzt nun das Haarband auf. Den Pony lasst ihr weiterhin aus.

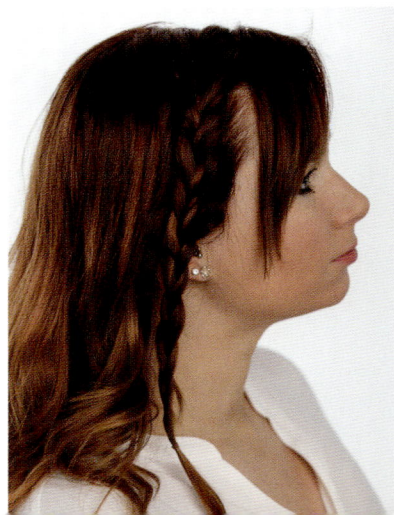

Schlagt nun die Haare von der rechten Seite, Strähne für Strähne über das Haarband, bis zur hinteren Mitte. Die beiden Französischen Zöpfe lasst ihr noch raus.

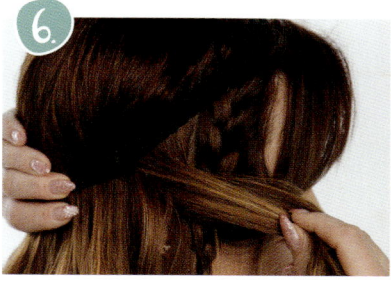

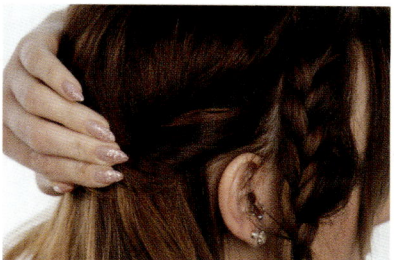

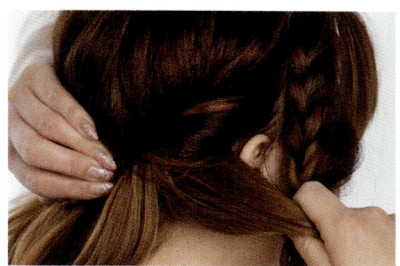

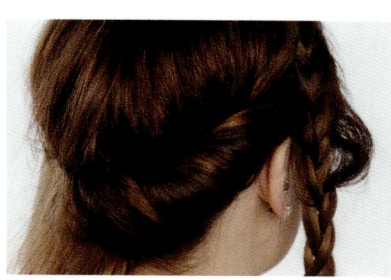

Geht nun zur linken Seite und schlagt auch hier die Haare von oben um das Haarband, bis alle Haare eingeschlagen sind.

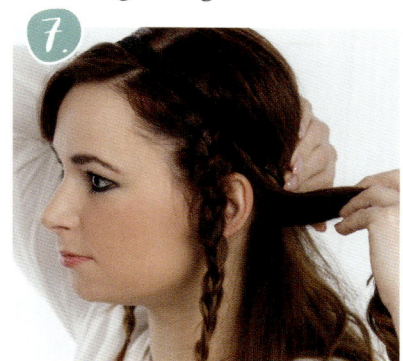

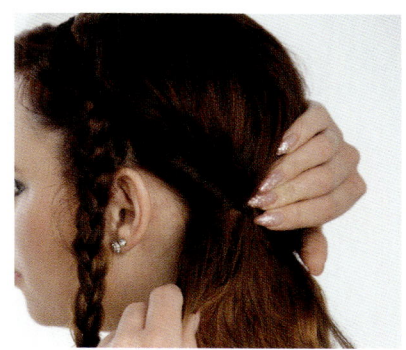

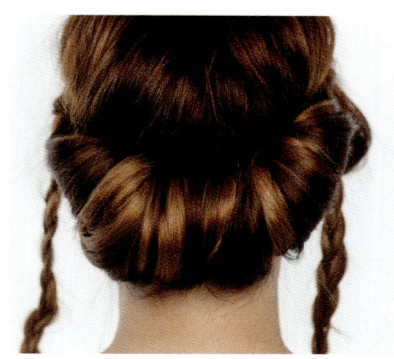

Nimmt nun den linken Französischen Zopf, legt ihn hinten über das Haarband und steckt ihn mit Haarnadeln fest.

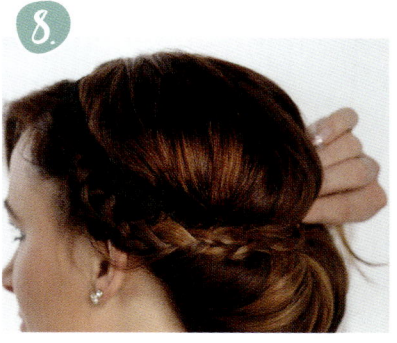

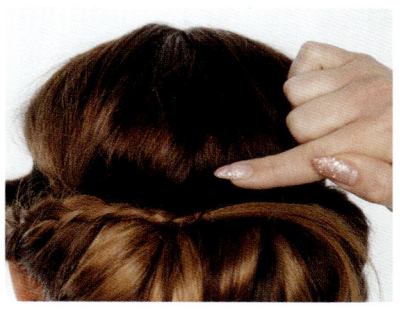

Danach nehmt ihr den rechten Zopf, legt ihn ebenfalls hinten über das Haarband und steckt ihn mit Haarnadeln fest. Das Ende des Zopfes versteckt ihr hinter dem Haarband.

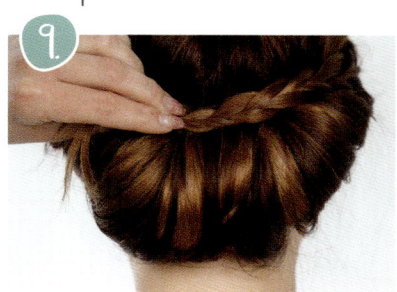

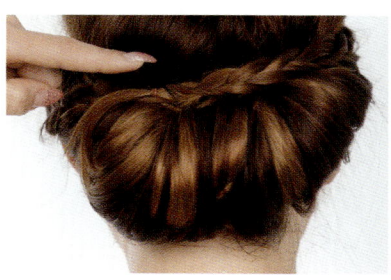

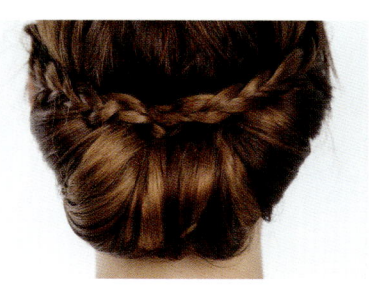

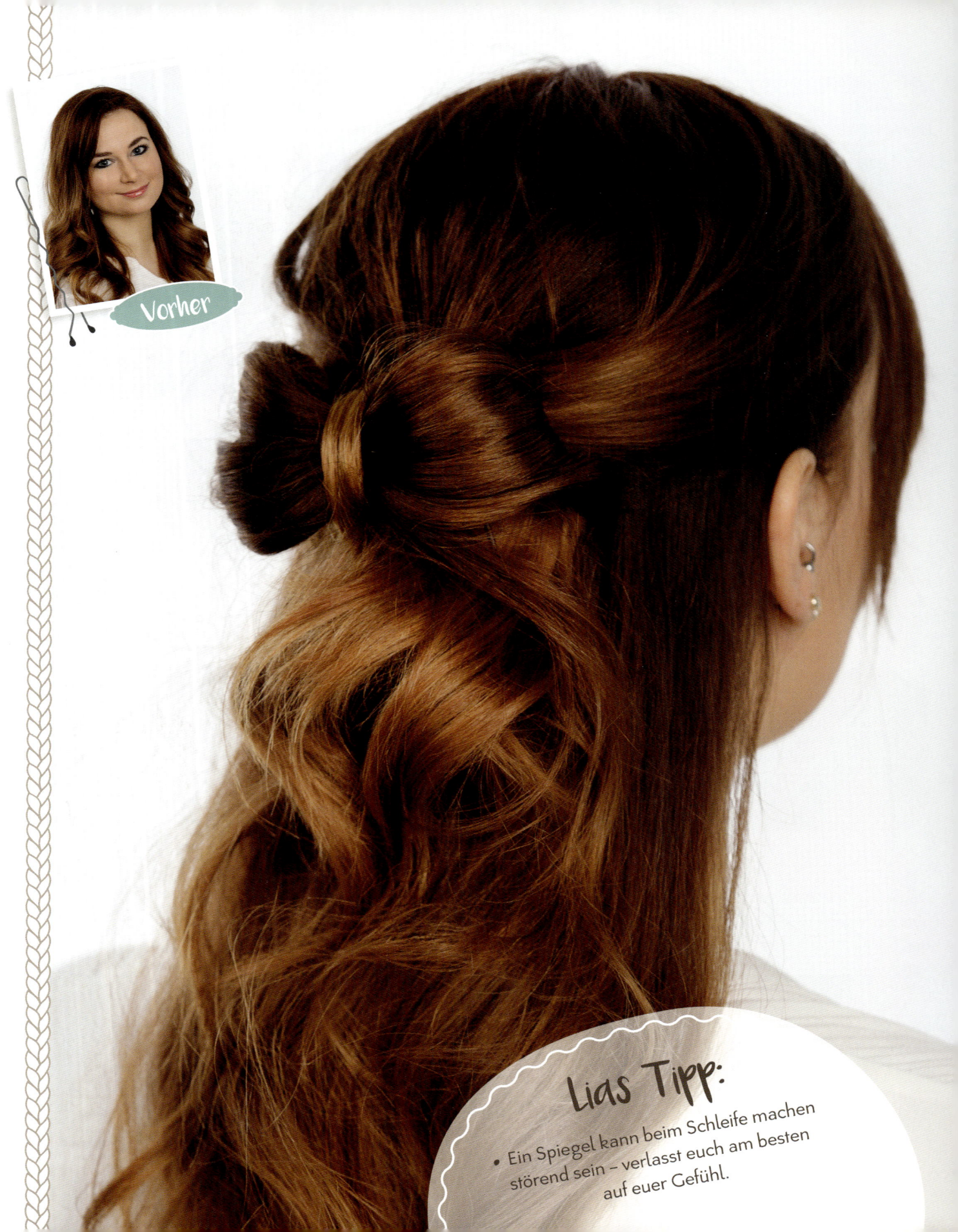

Vorher

Lias Tipp:

• Ein Spiegel kann beim Schleife machen
störend sein – verlasst euch am besten
auf euer Gefühl.

SCHLEIFE

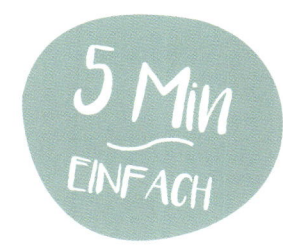

5 Min
EINFACH

Material
- 8 Haarklammern
- 2 Haarnadeln
- 1 Haargummi

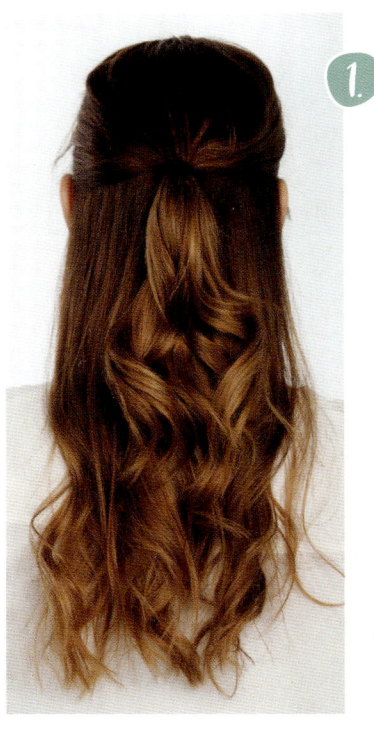

1. Nehmt die Haare vom Oberkopf zu einem Zopf zusammen und bindet ein Haargummi darum.

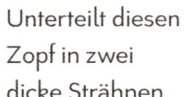

Unterteilt diesen Zopf in zwei dicke Strähnen.

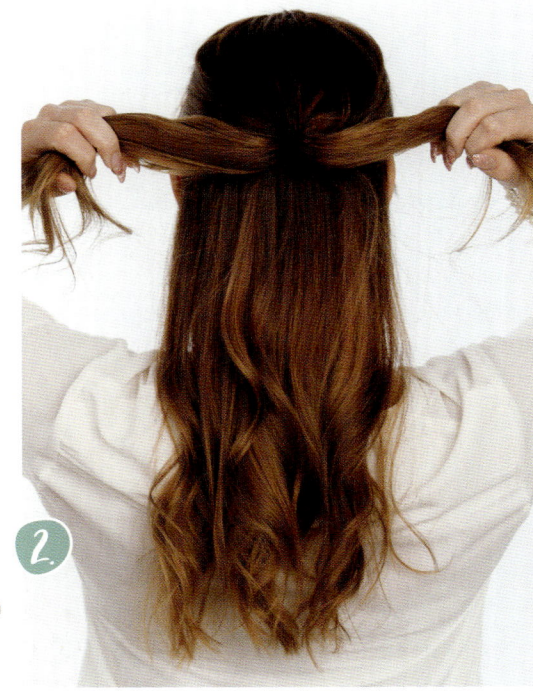

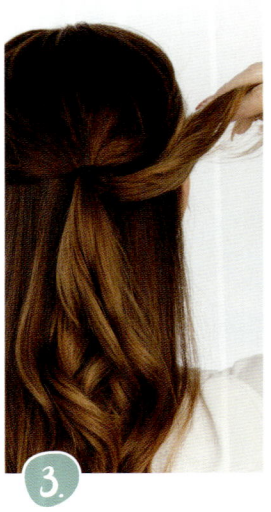 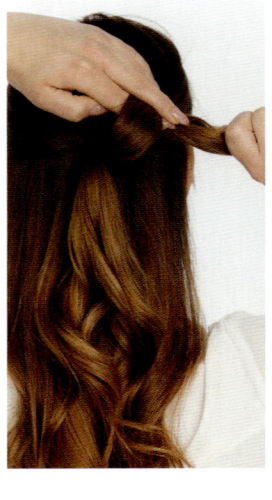 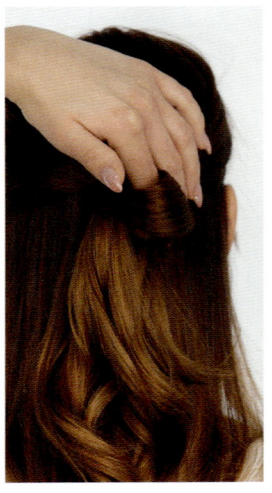 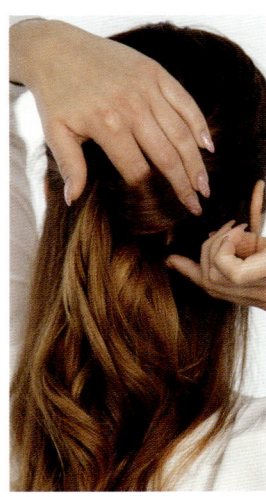

3.

Nehmt die rechte Strähne in die Hand, schlagt sie so um euren Zeigefinger, dass eine Schlaufe entsteht und steckt die Schlaufe mit zwei Haarnadeln fest.

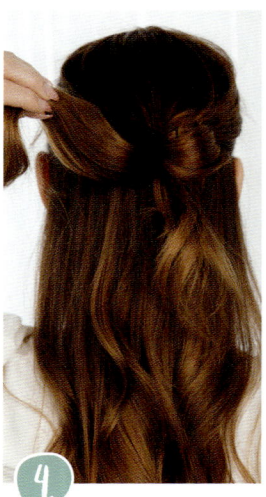 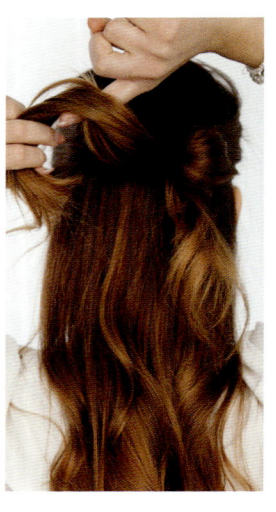 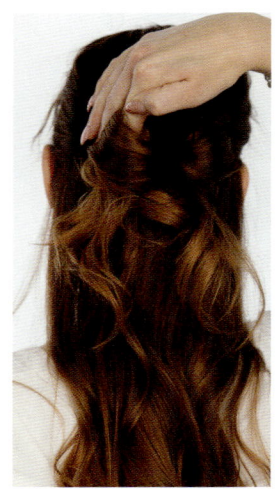 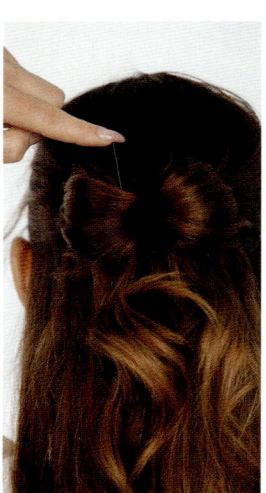

4.

Nehmt nun die andere Strähne in die Hand, schlagt sie ebenfalls um den Zeigefinger und steckt sie mit Haarnadeln fest.

5.

Nehmt nun eine dünne Strähne unterhalb der Schleife und legt sie über die Mitte nach oben. Steckt sie mit Haarnadeln fest.

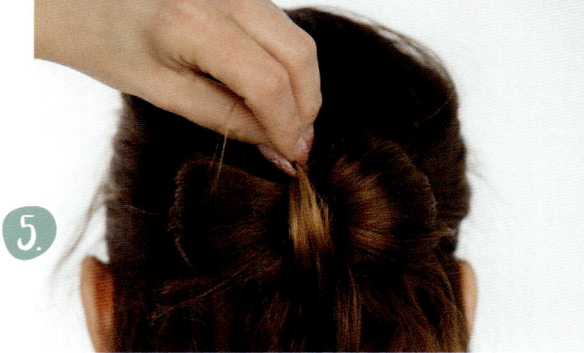

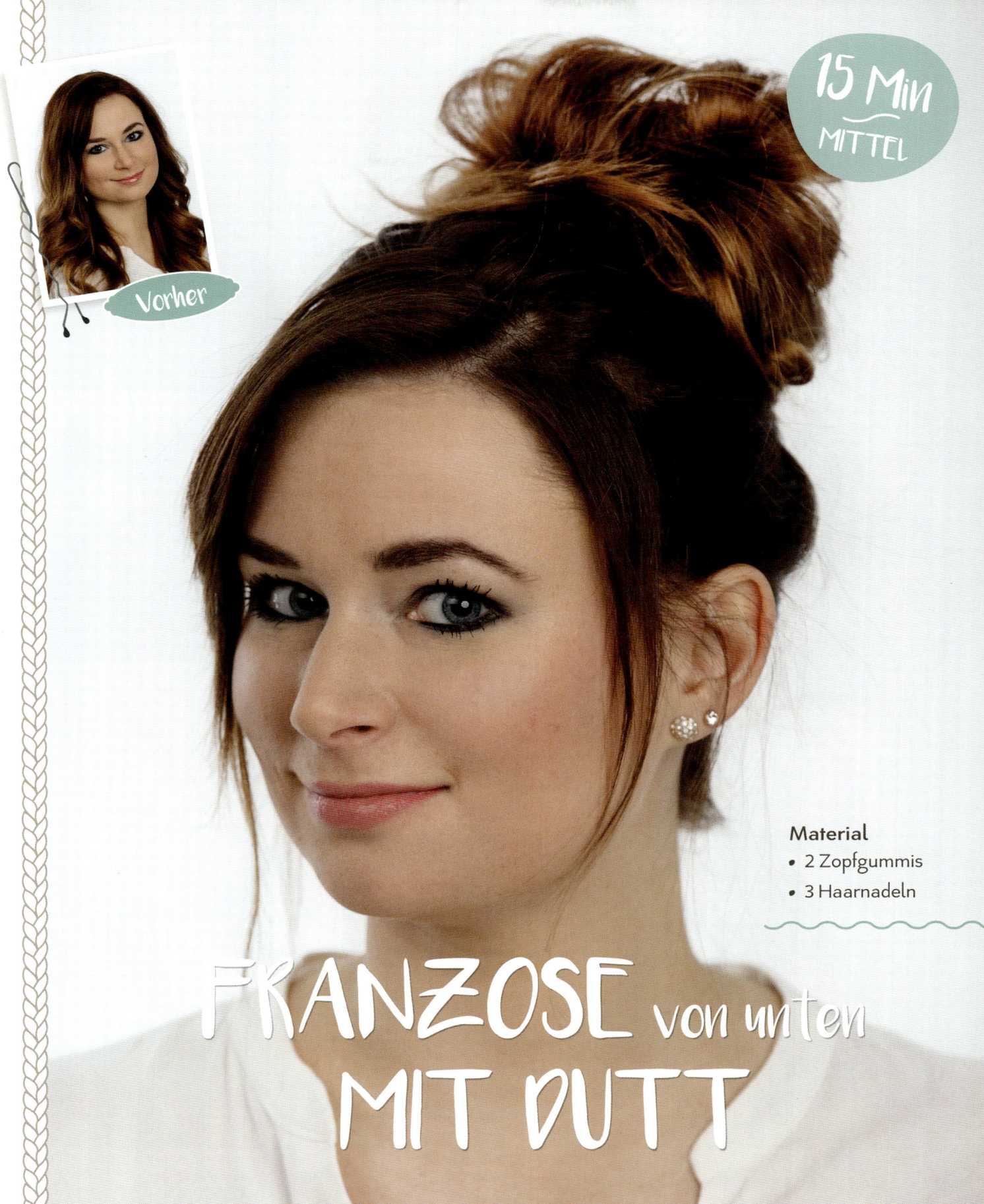

Vorher

Material
- 2 Zopfgummis
- 3 Haarnadeln

FRANZOSE von unten
MIT DUTT

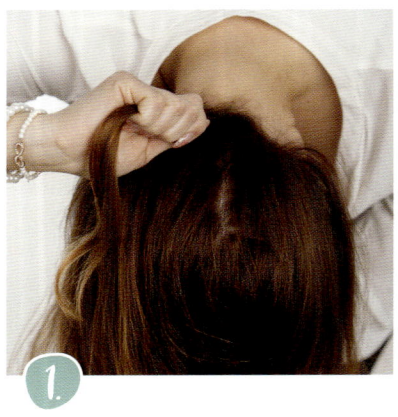

Schaut nach unten und teilt im Nacken ein dünnes Passé ab.

Unterteilt dieses Passé in drei Strähnen und beginnt, einen Französischen Zopf zu flechten.

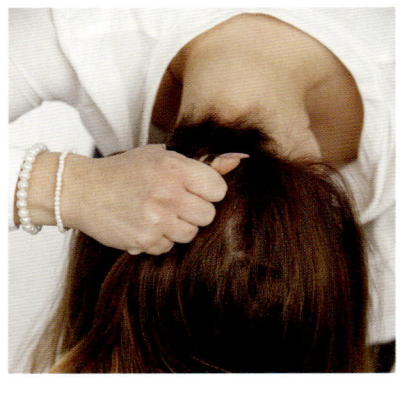

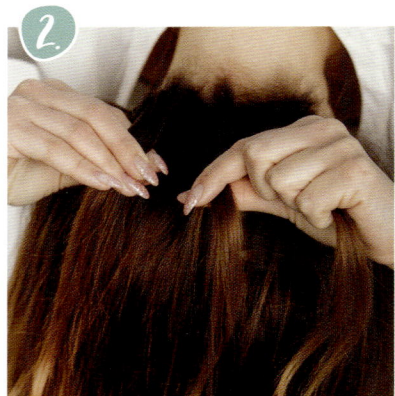

Flechtet den Französischen Zopf bis zum Wirbel hoch.

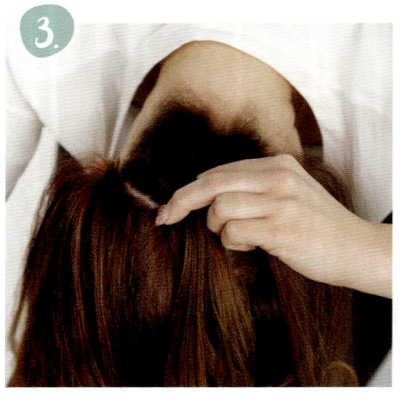

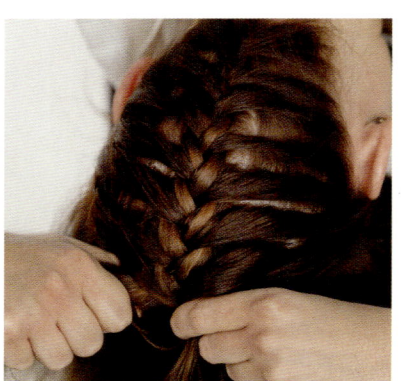

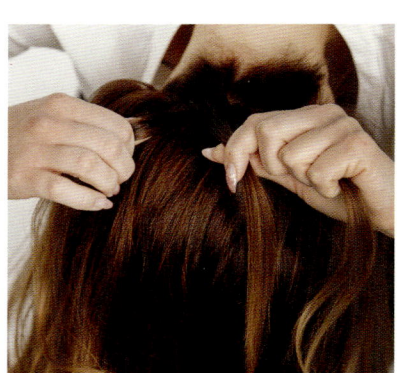

Ihr dürft nun den Kopf wieder aufrichten. Nehmt nun die oberen Haare mit dem Ende des geflochtenen Zopfes zu einem hohen Zopf zusammen.

Bindet nun ein Haargummi um den Französischen Zopf.

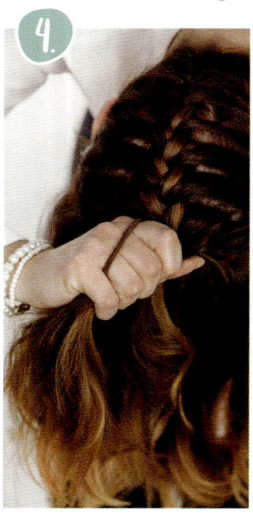

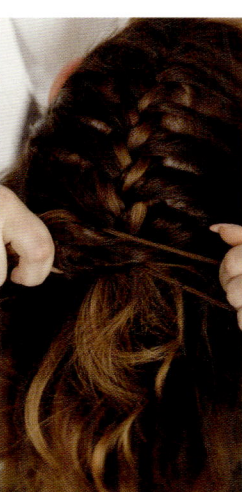

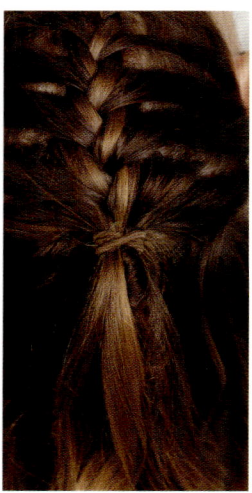

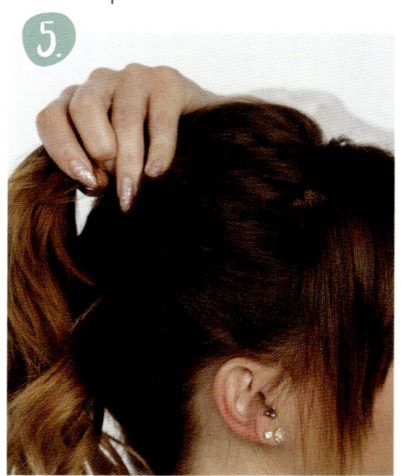

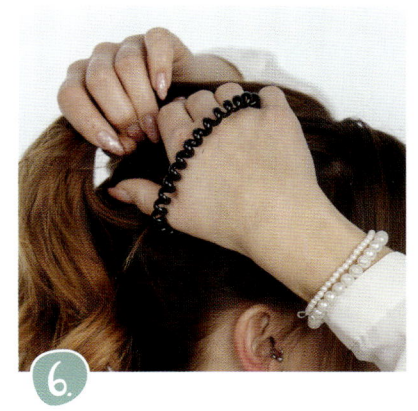

6.

Benutzt ein Invisibobble Haargummi. Das ist sehr flexibel und dehnbar.

Zieht die Haare nicht ganz durch das Haargummi, sondern so, dass sich eine dicke Schlaufe bildet. Lasst die Spitzen heraushängen.

7.

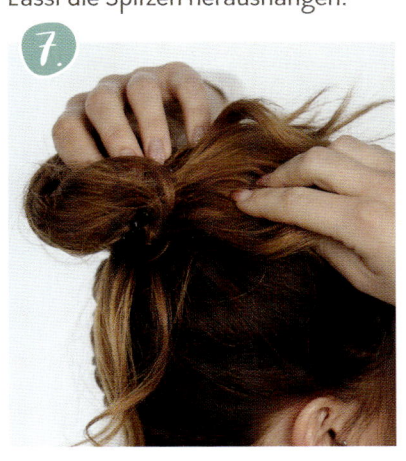

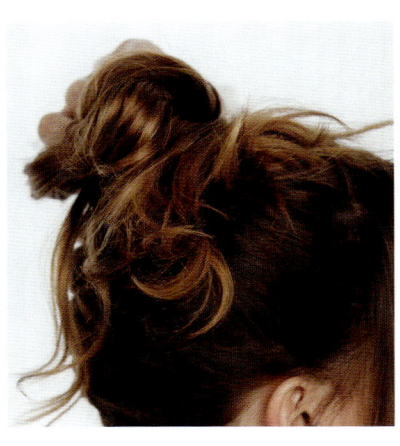

Hier und da dürft ihr auch eine Haarnadel zum Befestigen des Dutts benutzen. Der Dutt braucht nicht ordentlich zu sein.

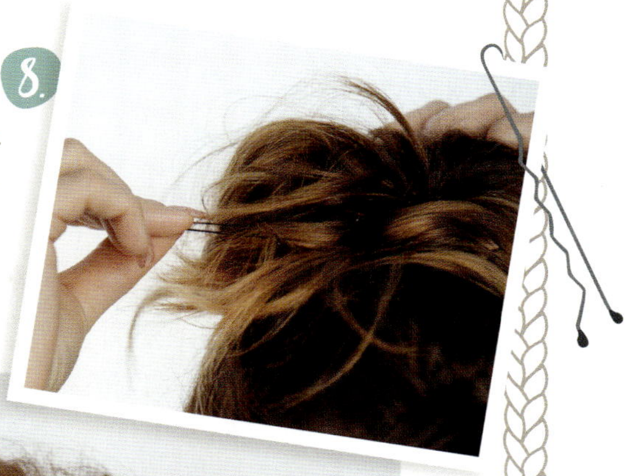

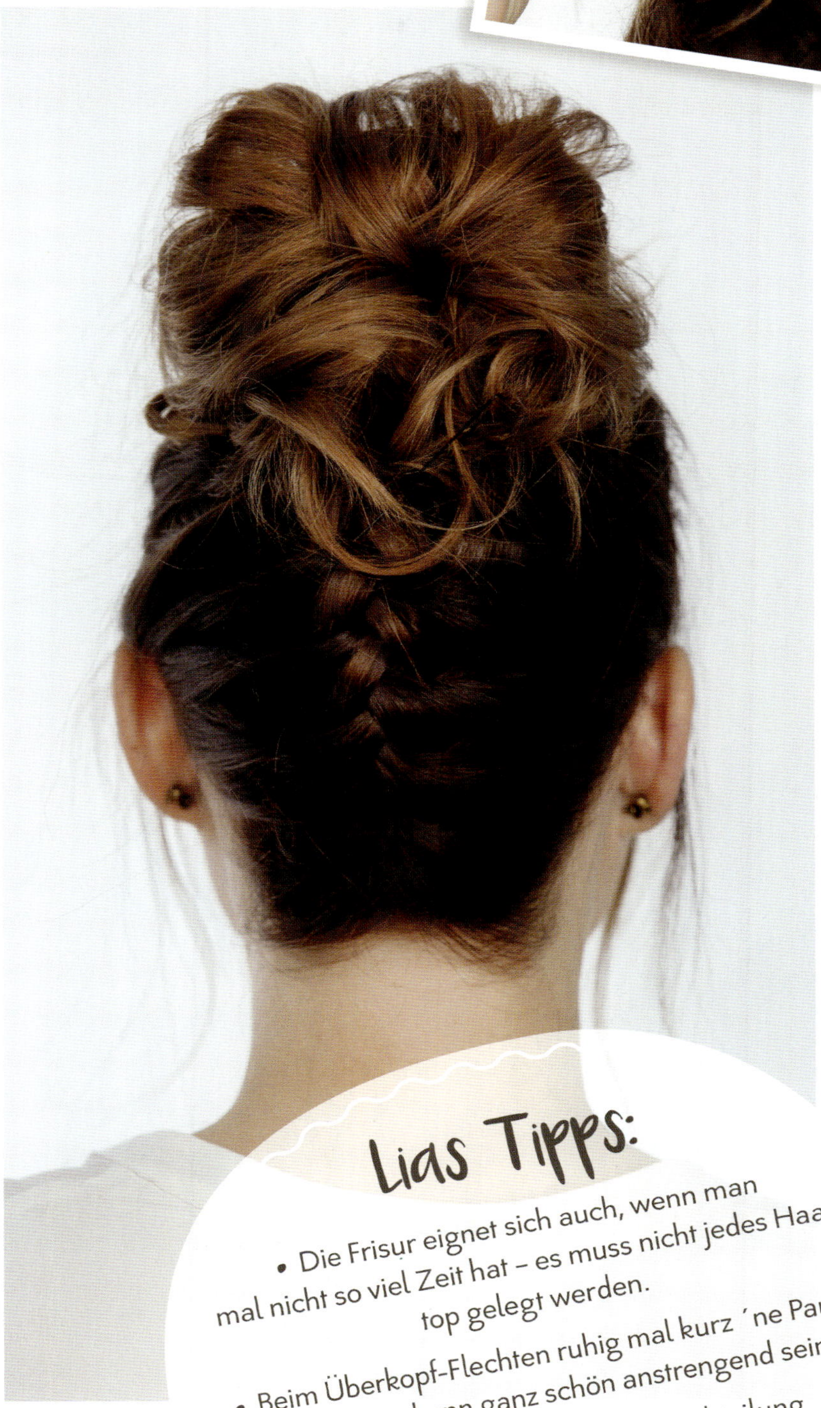

8.

Lias Tipps:

• Die Frisur eignet sich auch, wenn man mal nicht so viel Zeit hat – es muss nicht jedes Haar top gelegt werden.

• Beim Überkopf-Flechten ruhig mal kurz ´ne Pause machen, es kann ganz schön anstrengend sein.

• Achtet darauf, dass die erste Abteilung wirklich dünn ist!

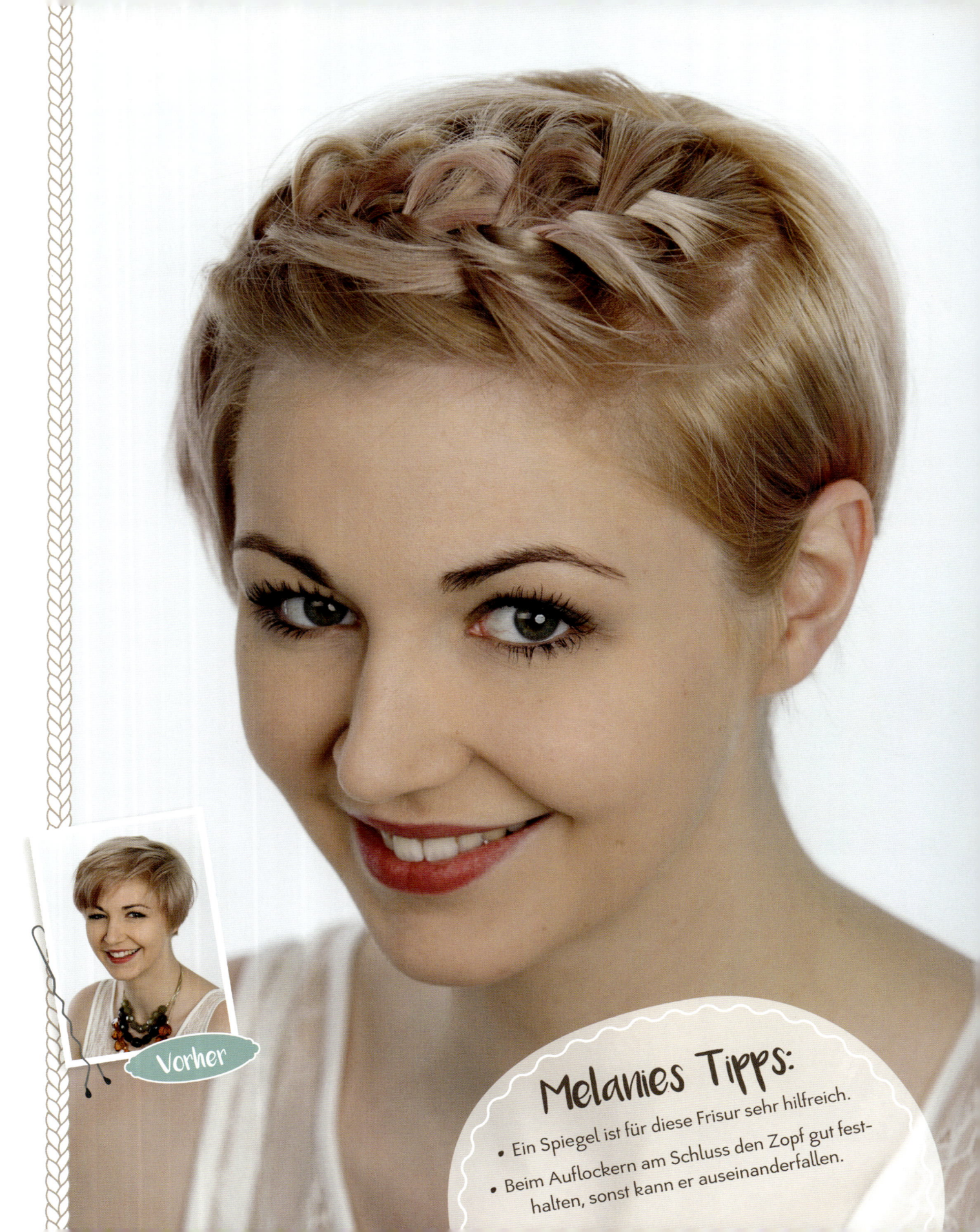

Vorher

Melanies Tipps:

• Ein Spiegel ist für diese Frisur sehr hilfreich.

• Beim Auflockern am Schluss den Zopf gut fest-
halten, sonst kann er auseinanderfallen.

Französischer
ZOPF IM PONY

Material
- 1 dünnes Haar-gummi

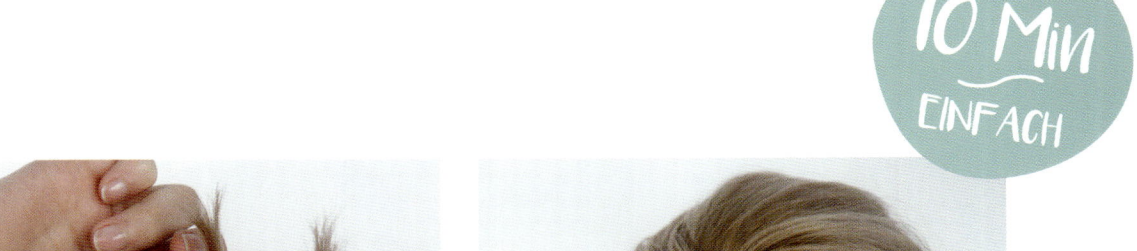

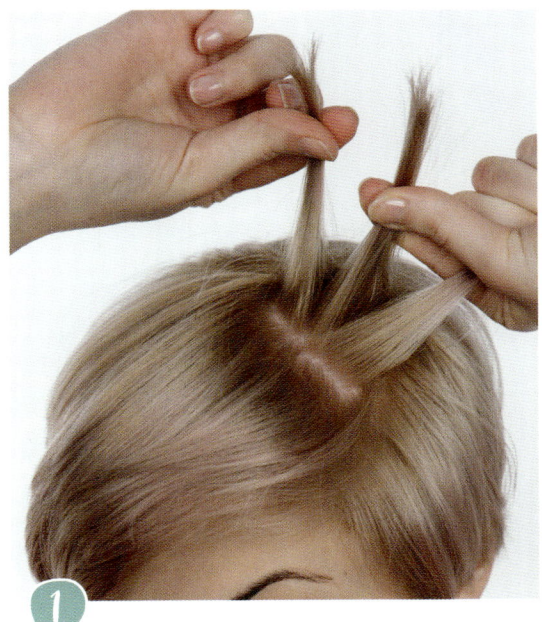

1. Beginnt seitlich mit einem Passé und unter-teilt dieses in drei gleich starke Strähnen.

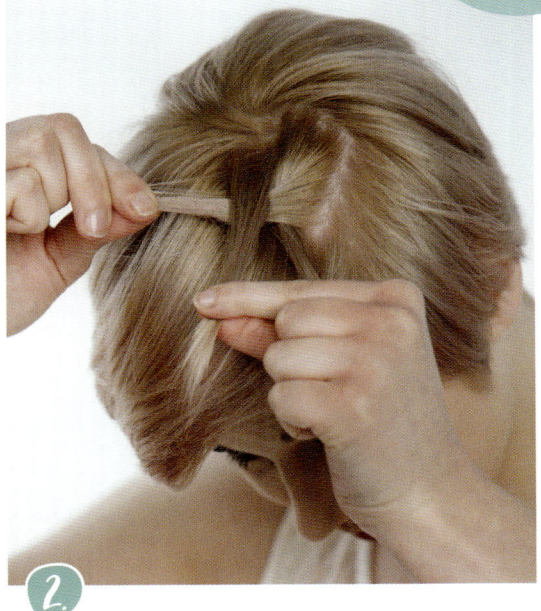

2. Flechtet diese einmal miteinander.

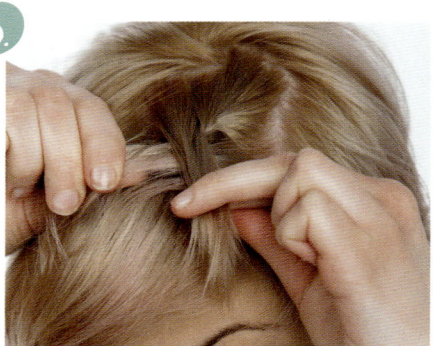

3.

Flechtet nun diagonal einen Französischen Zopf.

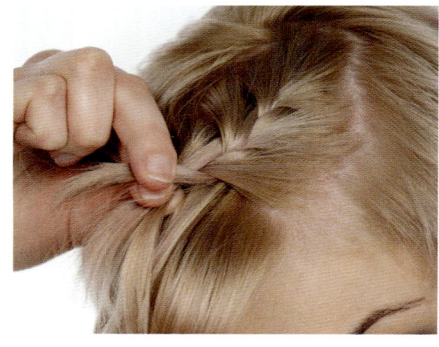

Am Ende fixiert ihr den Zopf mit einem dünnen Haargummi.

4.

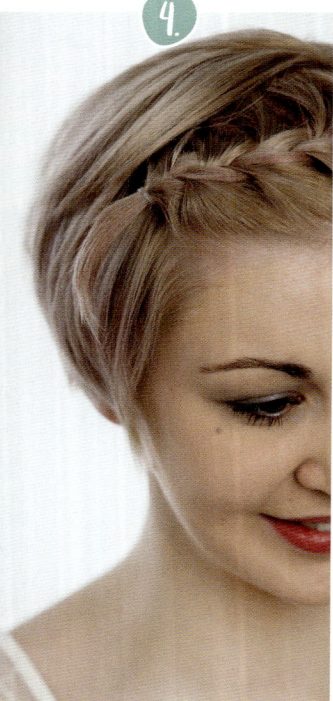

Lockert den Zopf, haltet aber dabei das Zopfende fest, damit er sich nicht löst.

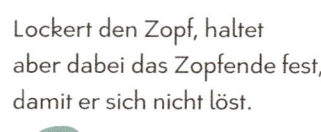

5.

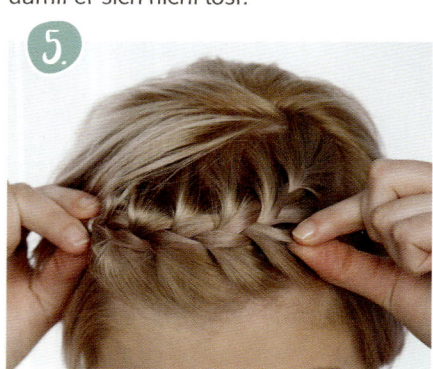

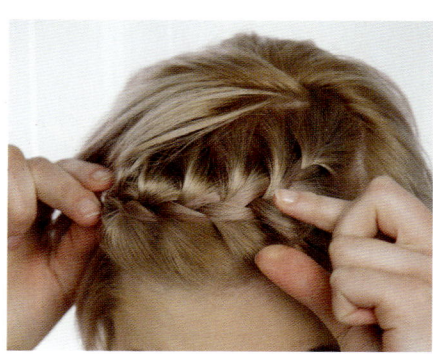

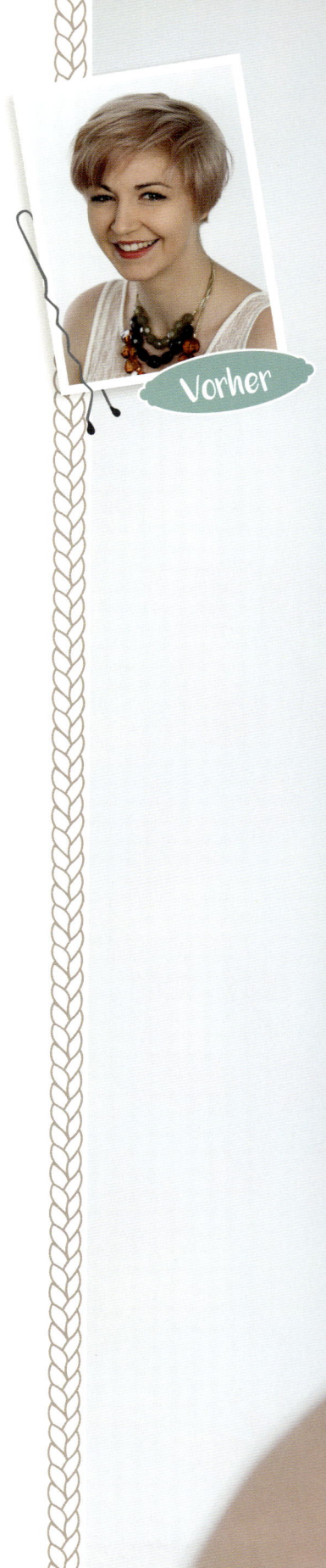

Vorher

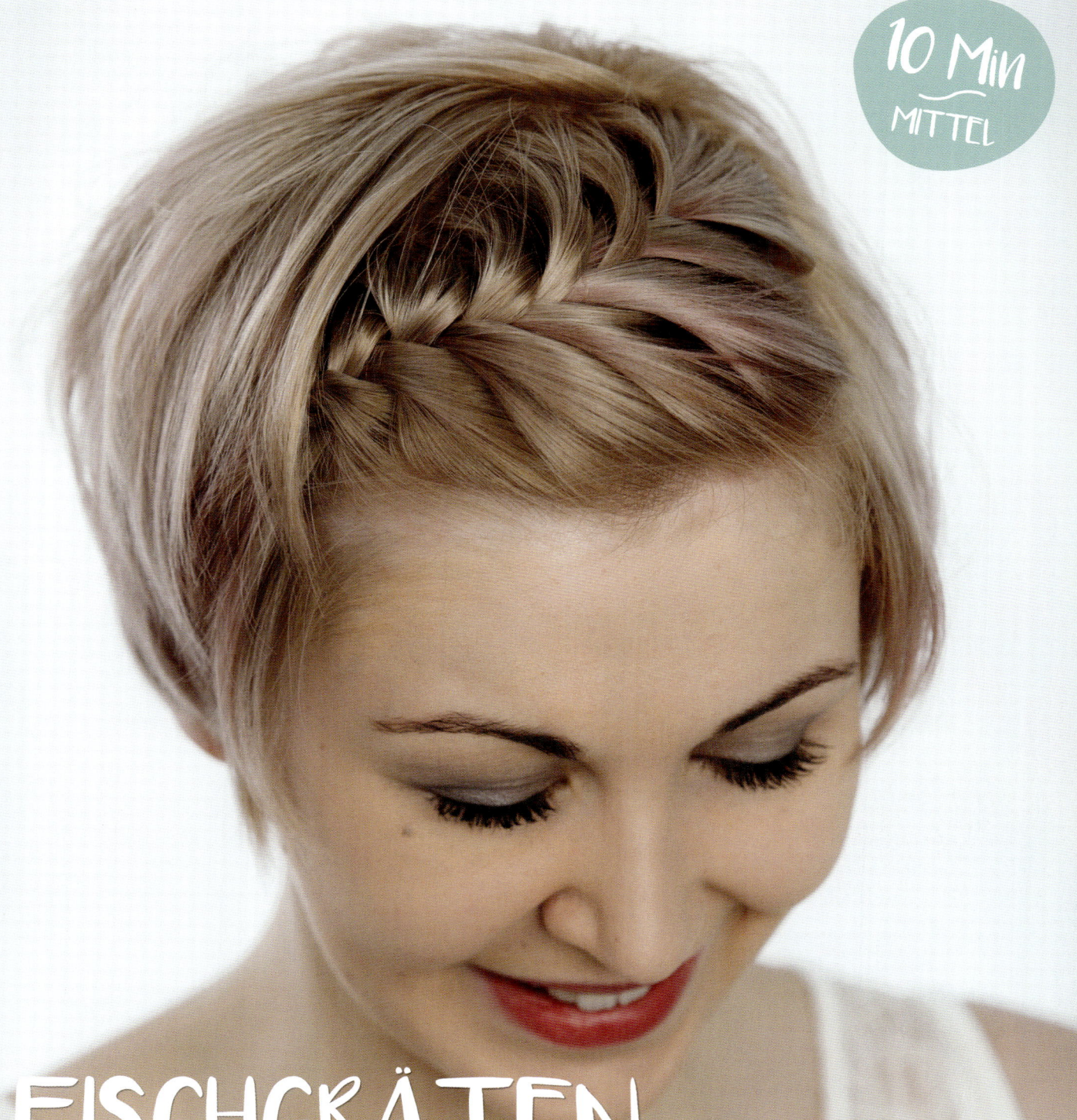

10 Min
MITTEL

FISCHGRÄTEN-
ZOPF im Pony

Material
• 1 dünnes Haargummi

Teilt ein dünnes Passé seitlich, kurz vorm Wirbel, ab.
Unterteilt dieses Passé in zwei Strähnen.

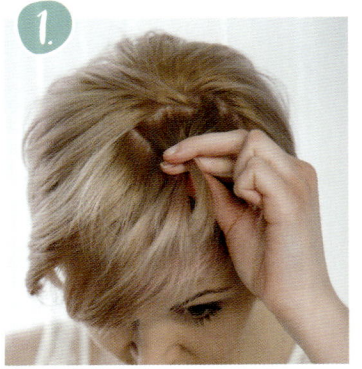

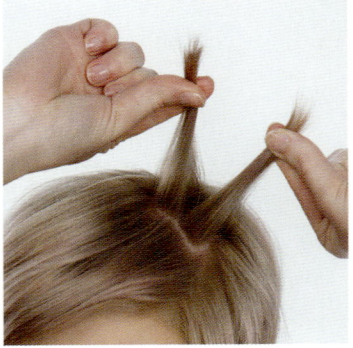

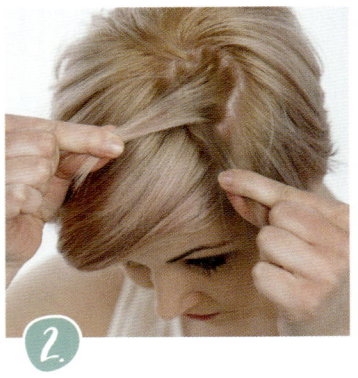

Überkreuzt die Strähnen
einmal miteinander.

Nehmt nun eine neue dünne Strähne von links auf und legt sie zum rechten Strang herüber.

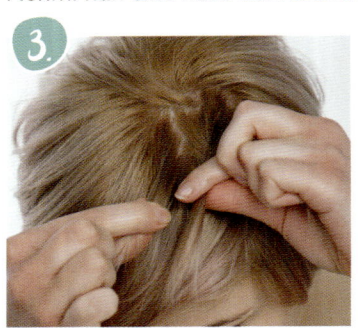

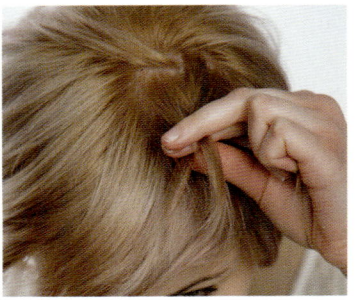

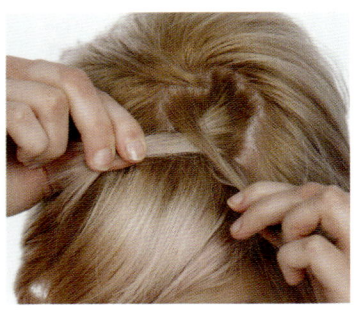

Dann nehmt ihr eine neue
Strähne von rechts auf und legt
sie zum linken Strang.

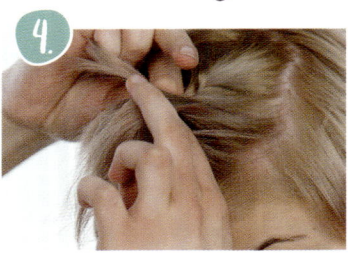

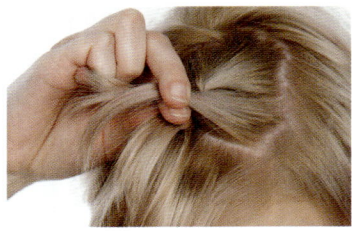

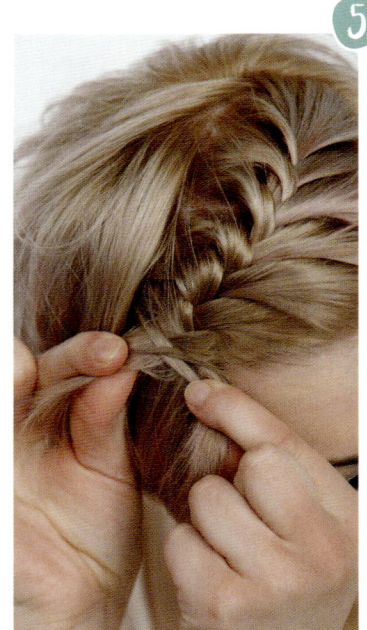

Diesen Vorgang wiederholt
ihr mehrmals, geht dabei
diagonal zur rechten Seite.

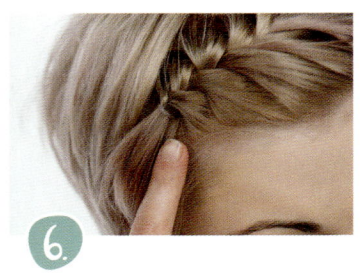

Am Ende fixiert ihr den Fisch-
grätenzopf mit einem dünnen
Haargummi. Legt die restlichen
Haare über das Haargummi.

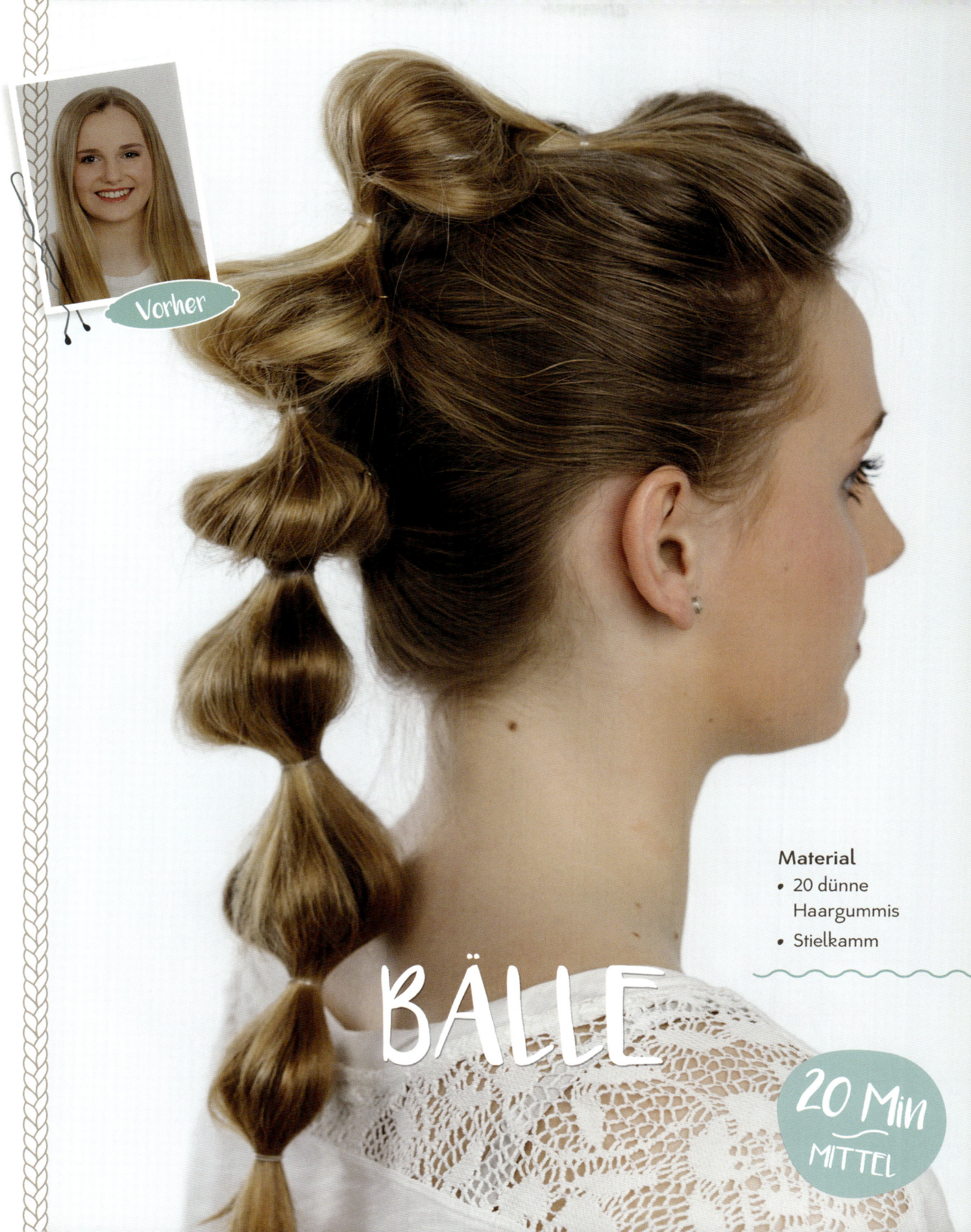

Vorher

Material
- 20 dünne Haargummis
- Stielkamm

BÄLLE

20 Min
MITTEL

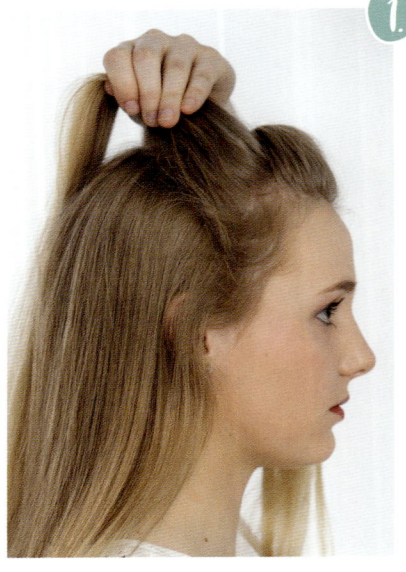

1. Teilt das Pony-Dreieck ab und bindet ein dünnes Haargummi darum.

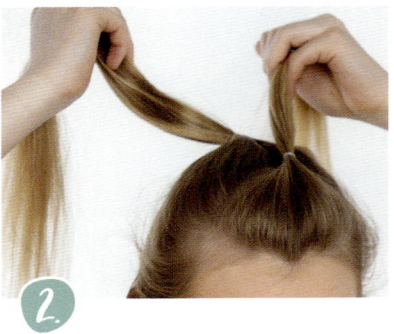

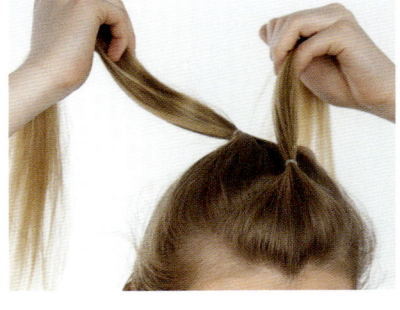

2. Als Nächstes teilt ihr ein etwas dickeres Passé hinter dem Pony-Dreieck ab und bindet ebenfalls ein dünnes Haargummi darum.

Nehmt beide Zöpfe in die Hand und bindet nun um beide Zöpfe ein dünnes Haargummi.

3.

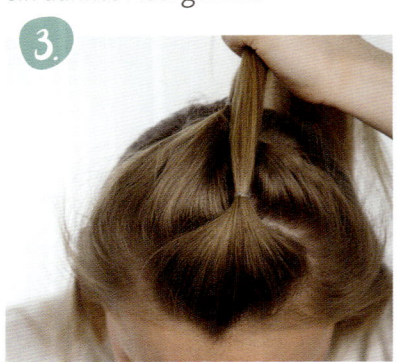

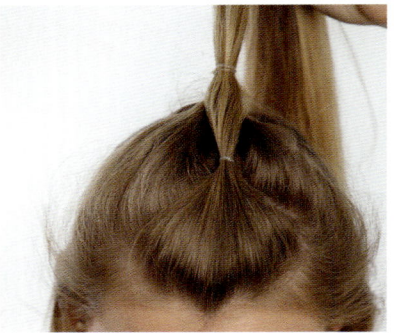

Nehmt die Seiten nach hinten zu einem Zopf zusammen und bindet wieder ein dünnes Haargummi darum.

4.

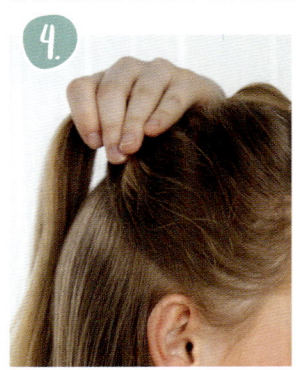

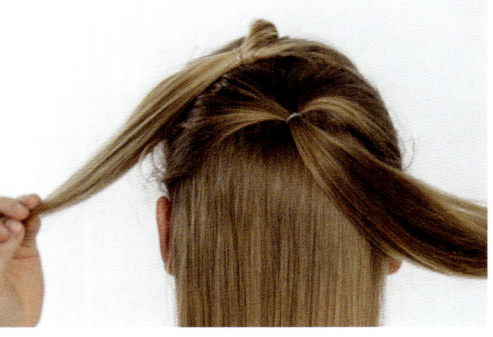

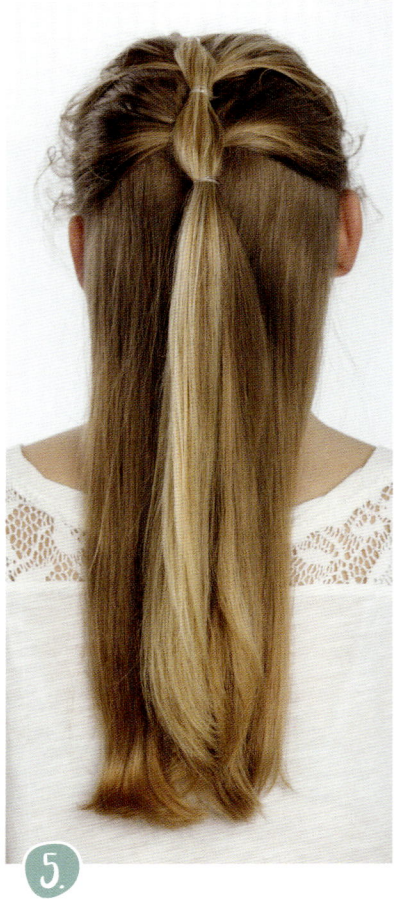

5. Und wieder werden beide Zöpfe in einem Zopf fixiert.

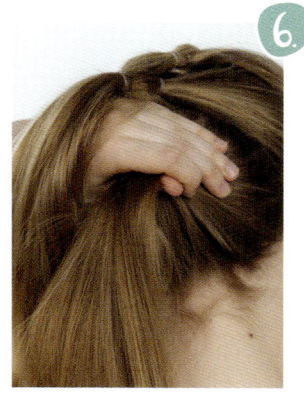

6. Nun werden die restlichen unteren Haare zu einem Zopf gebunden.

Der obere und der untere Zopf werden mit einem dünnen Haargummi zu einem Zopf fixiert.

7.

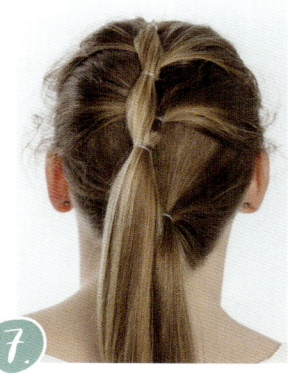

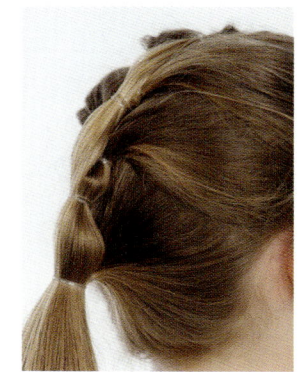

Zunächst werden die Zwischenräume von den Haargummis stark gelockert, sodass optisch Halbkugeln entstehen.

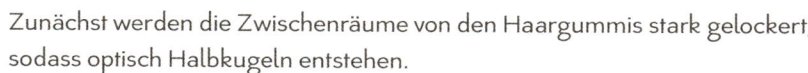

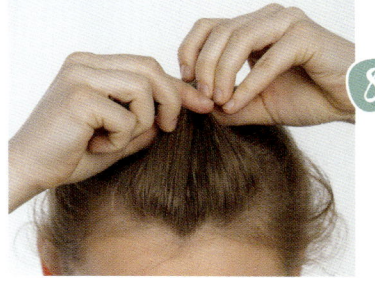

8.

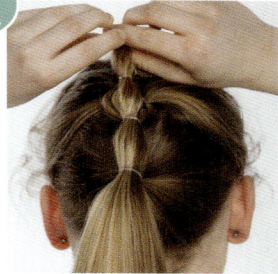

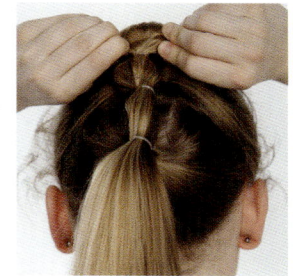

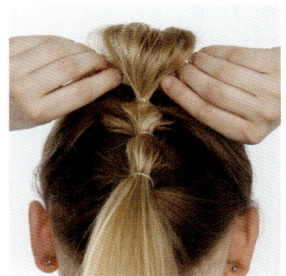

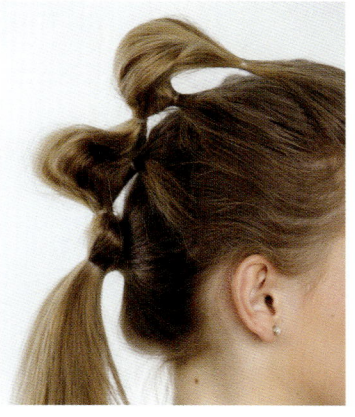

Danach bindet ihr ca. alle 4 cm ein neues dünnes Haargummi darum und lockert das Haar zu dicken Bällen.

9.

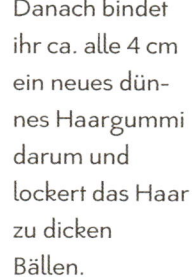

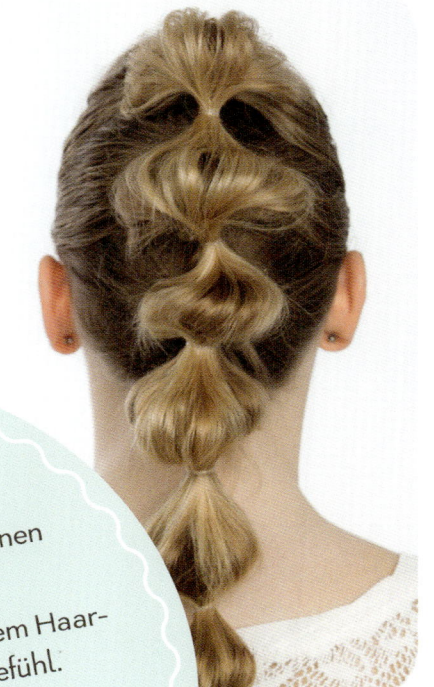

Jules Tipps:

- Fixiert zuerst die Seiten mit einem dünnen Haargummi.
- Wenn ihr die beiden Zöpfe auch mit einem Haargummi fixiert, habt ihr ein festeres Gefühl.

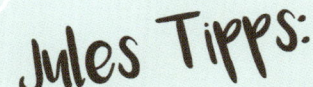

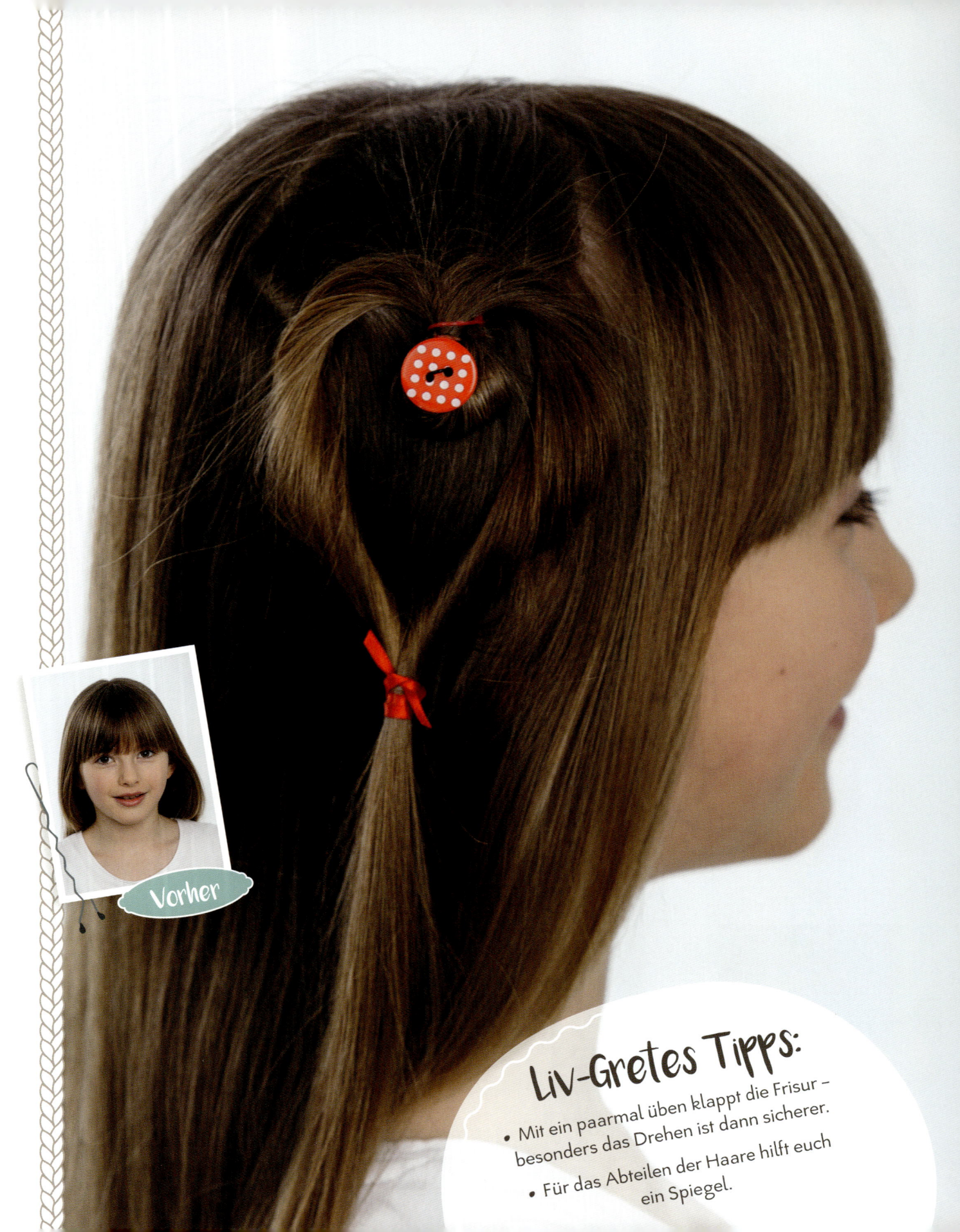

Vorher

Liv-Gretes Tipps:

• Mit ein paarmal üben klappt die Frisur – besonders das Drehen ist dann sicherer.

• Für das Abteilen der Haare hilft euch ein Spiegel.

HERZCHEN

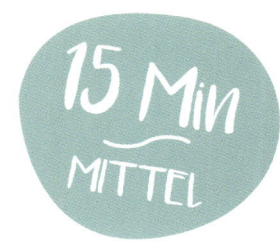

Material

- 2 Haargummis
- Bürste
- 1 kleiner Knopf und Band zum Verzieren

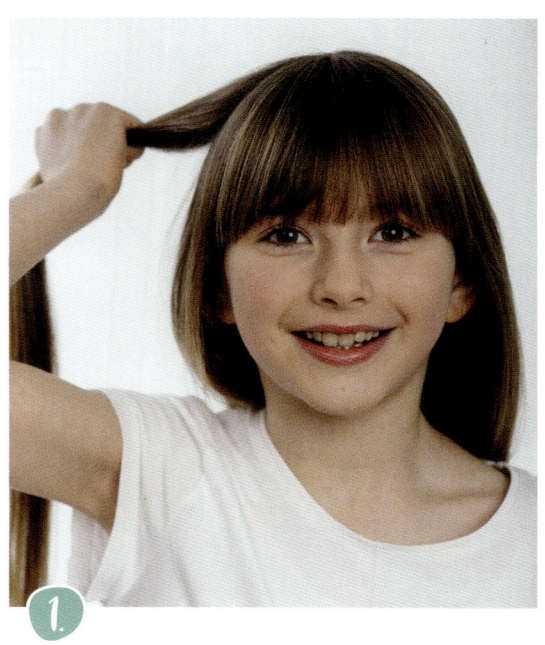

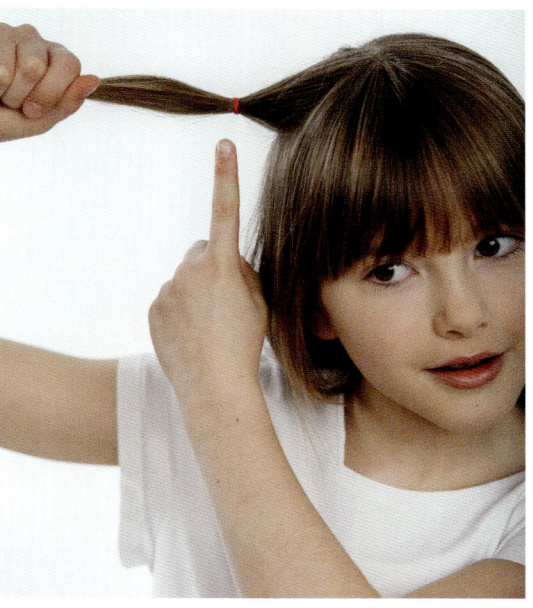

1.

Teilt seitlich, direkt unter dem Mittelscheitel, ein dickes Passé ab und bindet ein Haargummi darum. Den Pony lasst ihr aus.

Nehmt ein neues Haargummi und zieht den gleichen Zopf noch einmal durch.
Jetzt, beim zweiten Mal, bildet ihr nur eine kurze Schlaufe. Bindet das Haargummi noch einmal
um die Schlaufe, damit sie schön fest ist. Haltet den Zopf nach oben.

2.

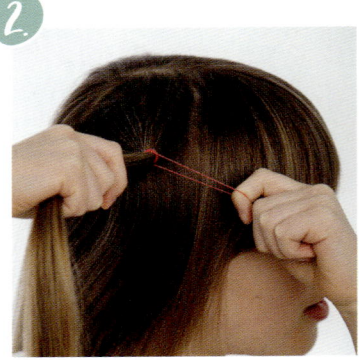

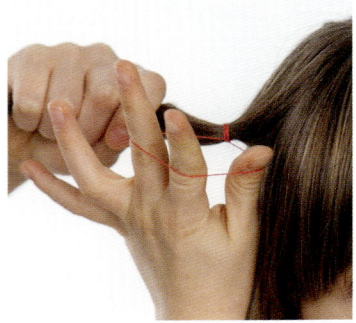

Teilt den Zopf in zwei
gleich starke Strähnen.

3.

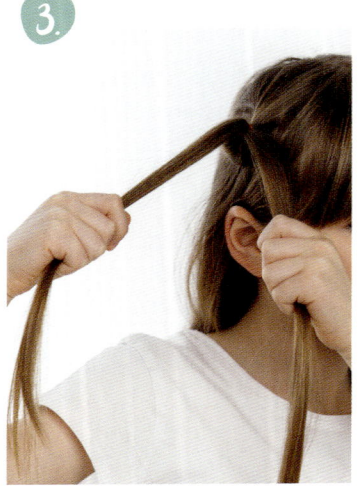

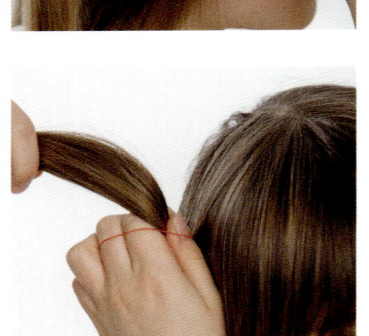

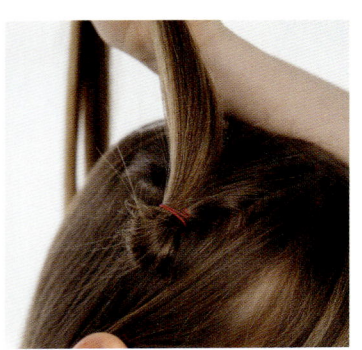

Dreht die Strähnen mehrmals um eure Finger.

4.

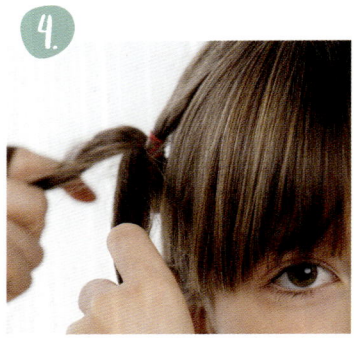

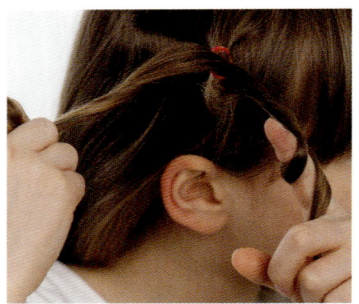

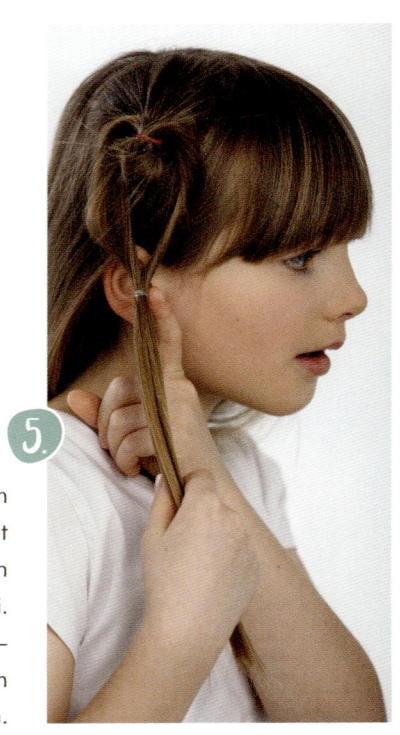

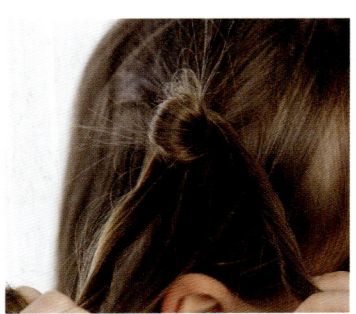

Bindet beide Strähnen mit einem
Haargummi zusammen, so entsteht
ein Herzchen. Fixiert das Herzchen
mit einem dünnen Haargummi.
Anschließend könnt ihr das Herzchen mit einem Knopf und einem
Band verzieren.

5.

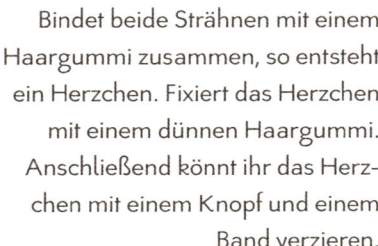

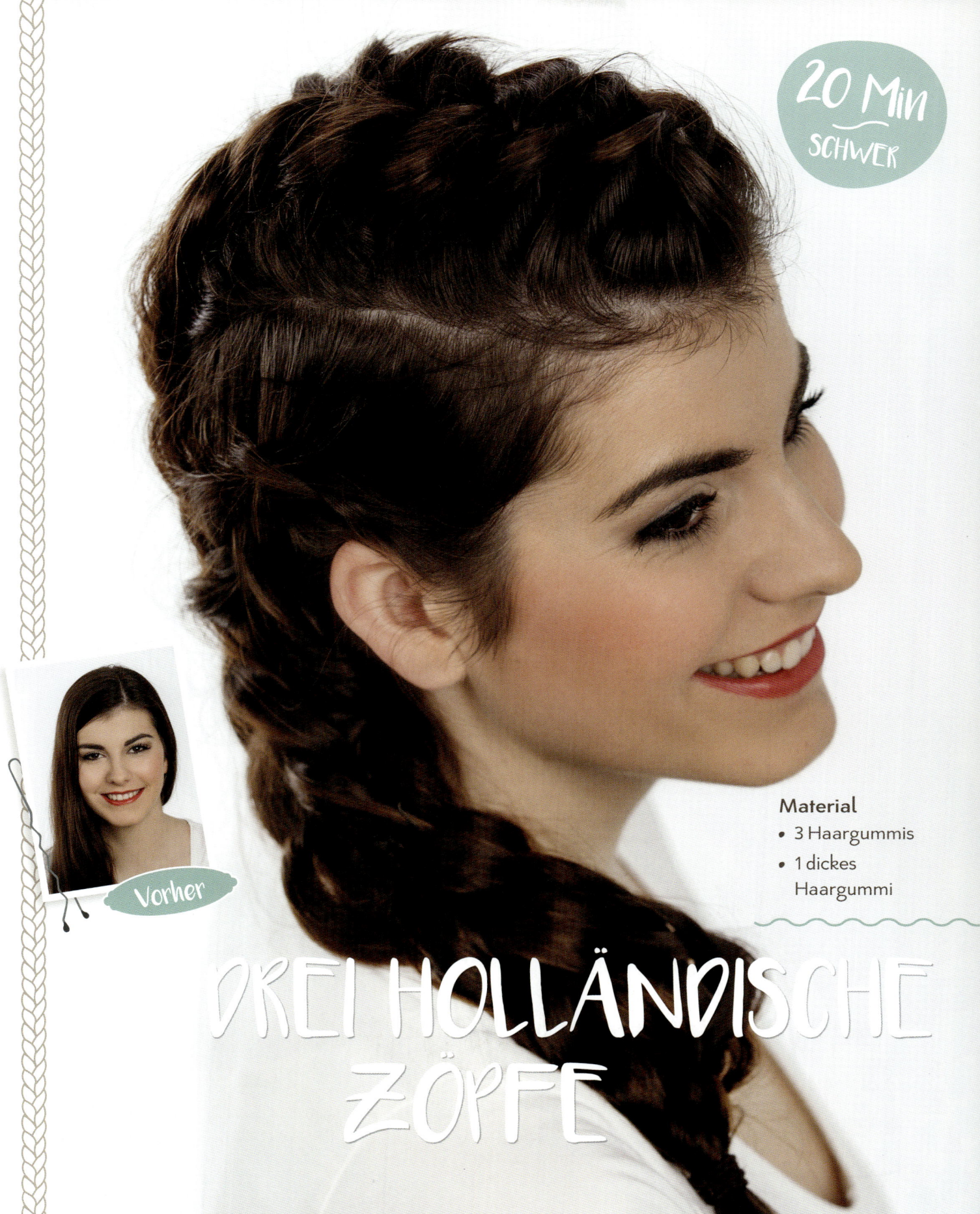

Vorher

Material
- 3 Haargummis
- 1 dickes Haargummi

DREI HOLLÄNDISCHE ZÖPFE

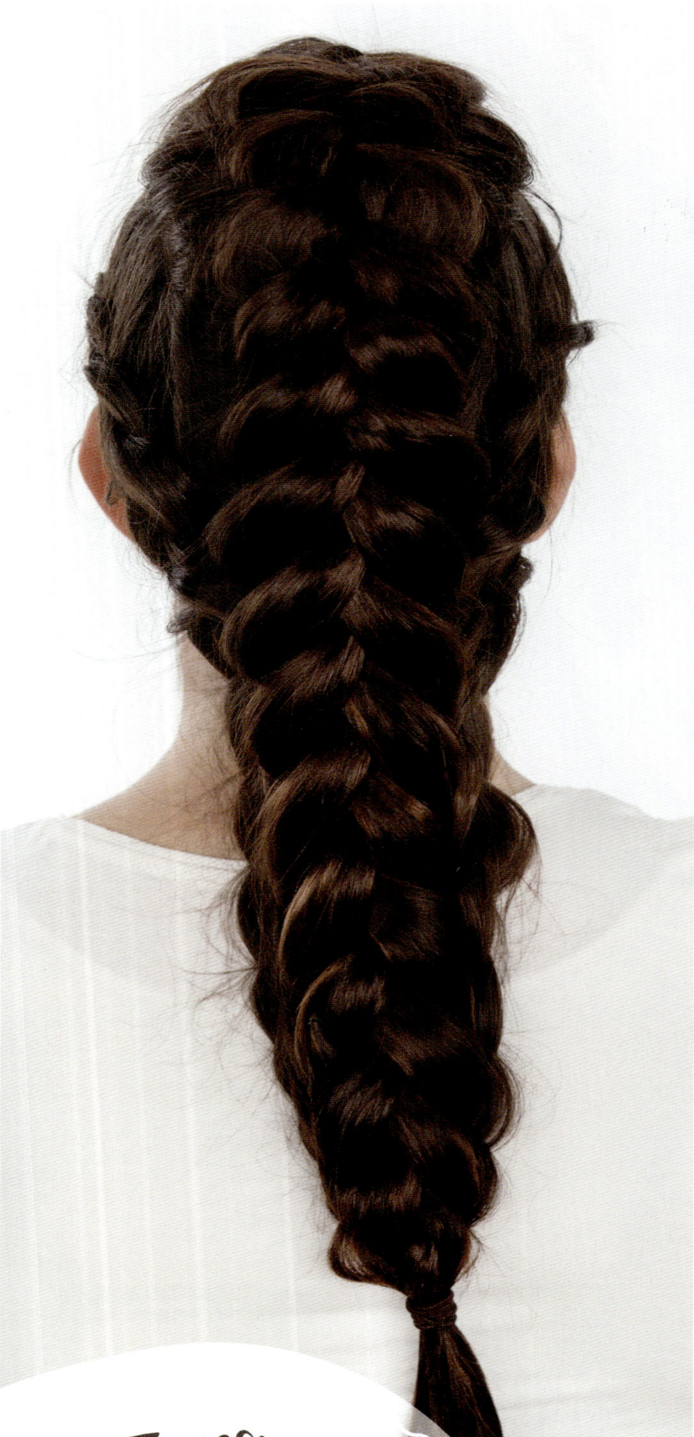

Als Erstes teilt ihr den Oberkopf ab und steckt die Haare mit zwei dicken Haarklammern ab. Dann fangt ihr mit der linken Seite an. Teilt euch senkrecht ein dünnes Passé ab.

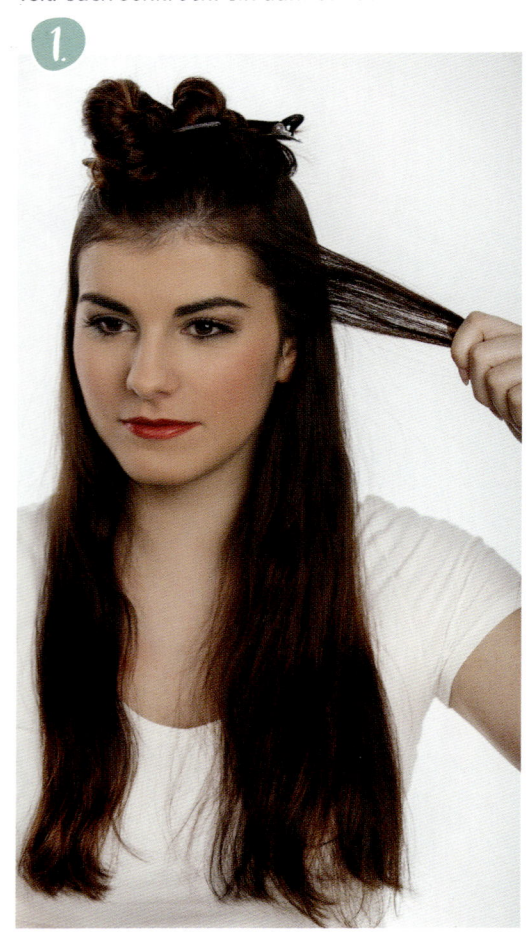

1.

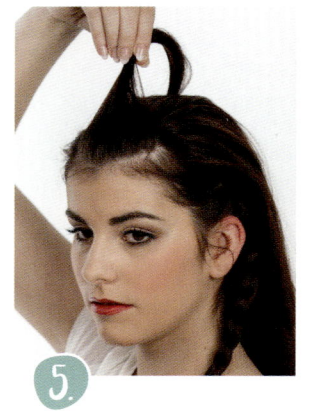

5.

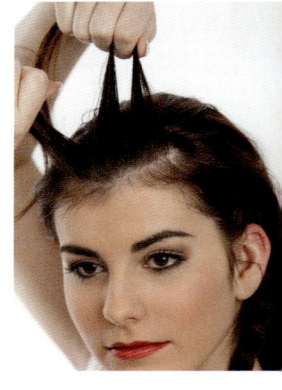

Löst nun die Klammern am Oberkopf, teilt am Pony ein dünnes Passé ab, unterteilt es in drei Strähnen.

Jojos Tipps:

- Ein Spiegel macht es einfacher, denn…
- …am besten solltest du mit den Seiten anfangen und dann…
- …das obere Abteil flechten – dabei „verdreht" man sich ein bisschen!

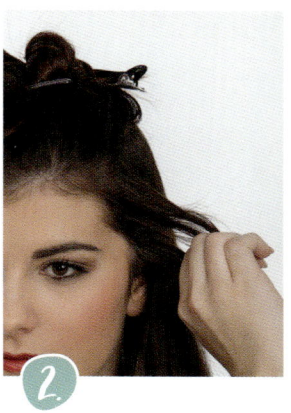 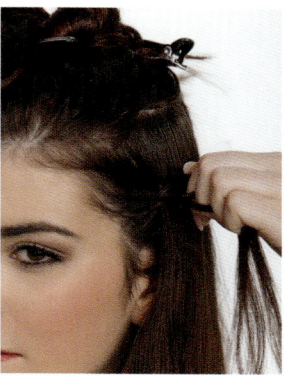 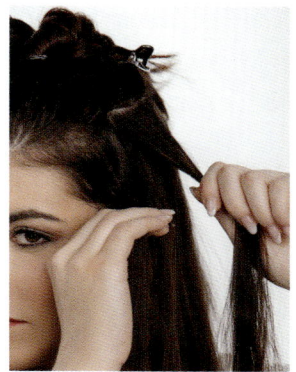 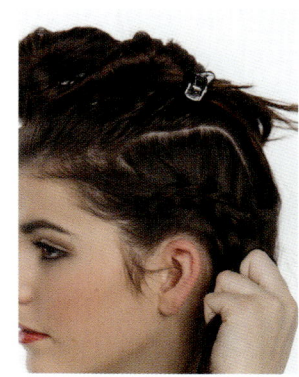

②

Unterteilt dieses Passé in drei Strähnen, flechtet diese einmal und nehmt immer wieder eine neue Strähne von oben und von unten hinzu.

Flechtet den Holländischen Zopf bis zum Nacken. Kommen keine Haare mehr hinzu, geht ihr in den einfachen Zopf über und fixiert den Zopf mit einem Haargummi.

③

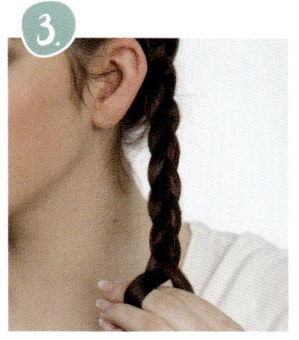 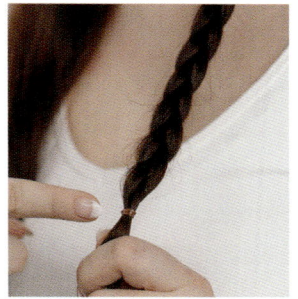

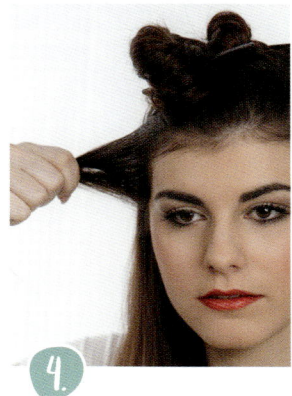 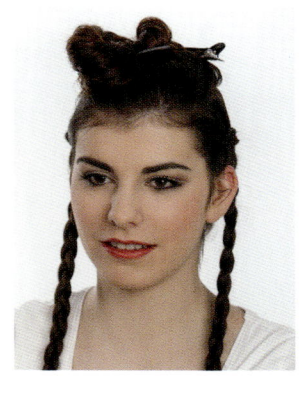

④

Nun geht ihr zur rechten Seite und flechtet auch hier den Holländischen Zopf.

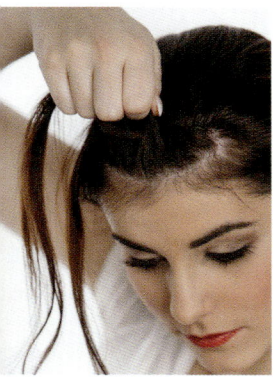 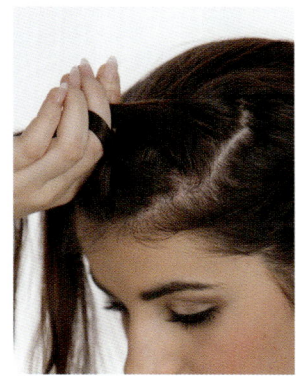 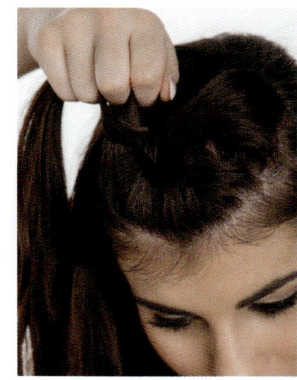

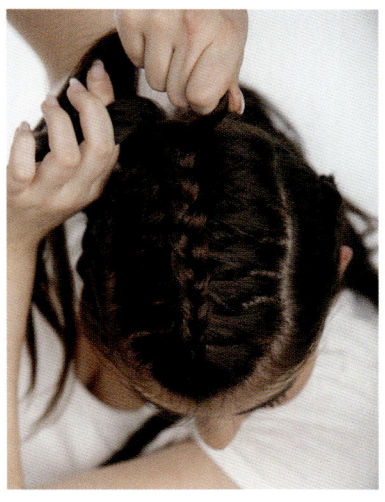

Beginnt auch hier, einen Holländischen Zopf zu flechten.

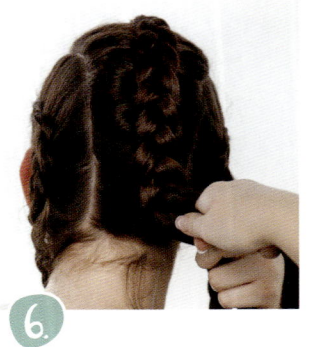
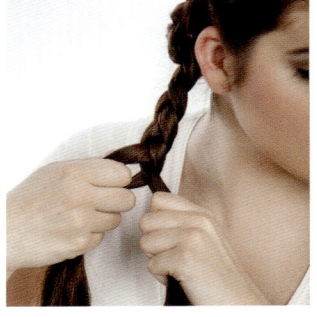

6.

Flechtet bis in den Nacken herunter und geht auch hier in den einfachen Zopf über. Am Ende fixiert ihr den Zopf mit einem Haargummi.

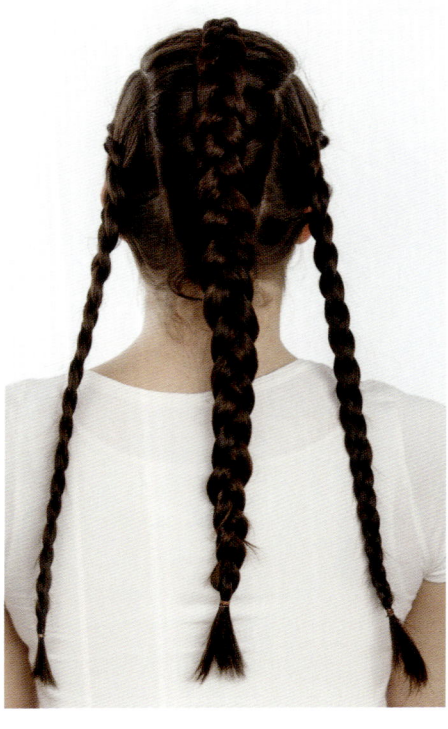

Lockert den mittleren Zopf kräftig auf.

7.

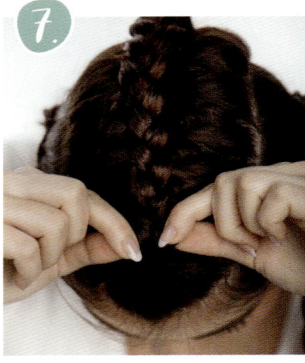
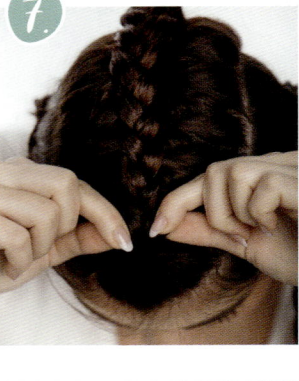
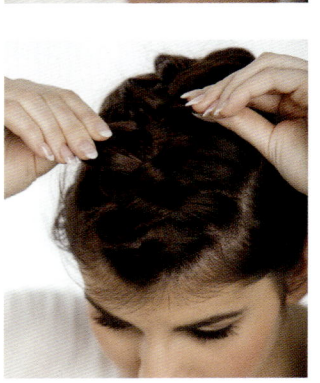
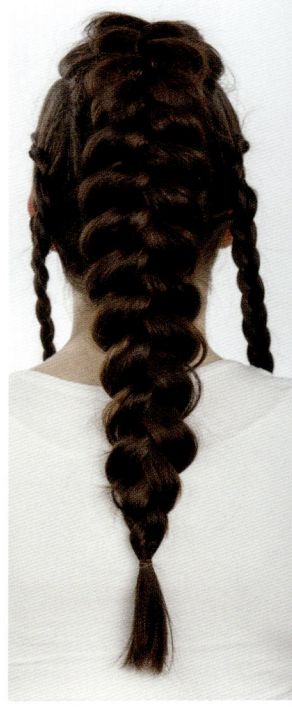

Lockert nun auch die seitlichen Zöpfe, damit sie schön dick aussehen.

8.

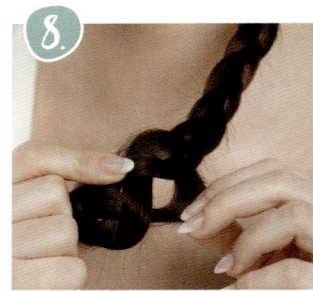
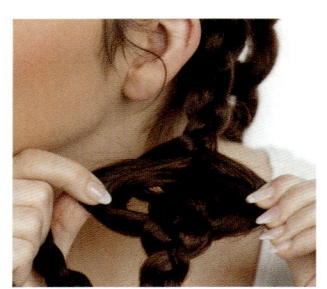
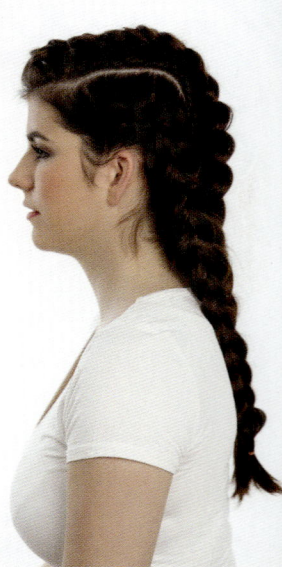

Bindet jetzt um alle drei Zöpfe ein Haargummi.

9.

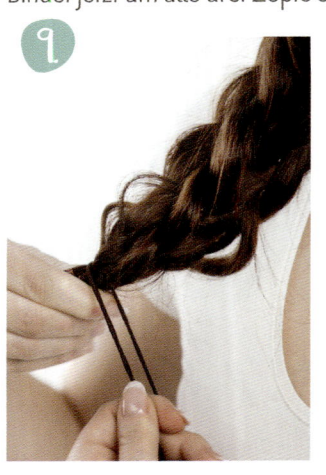
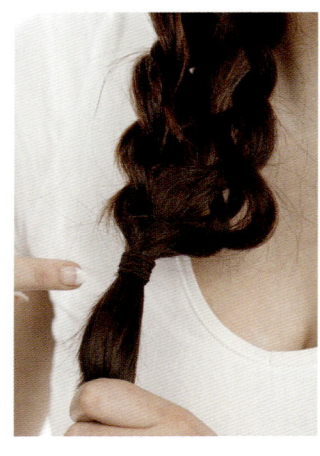

DREI HOLLÄNDISCHE ZÖPFE

Variante

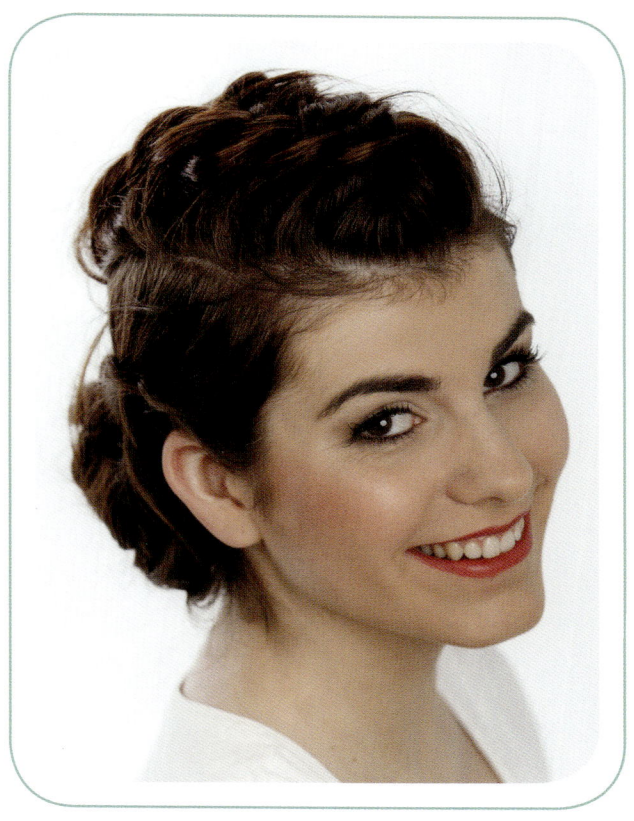

Zum Befestigen der Zöpfe und damit sie euch nicht wegrutschen, schiebt ihr Haarklemmen rechts und links in den Nackenbereich.

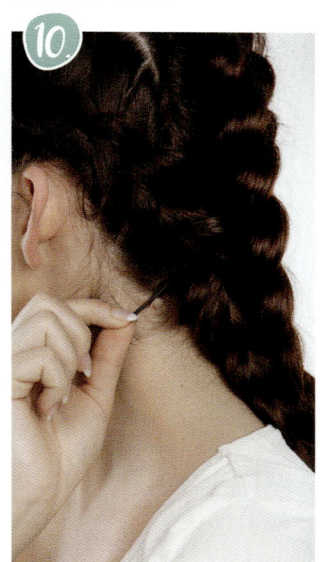

Dreht die hinteren Haare wie eine Schnecke auf und steckt sie mit mehreren Haarnadeln fest.

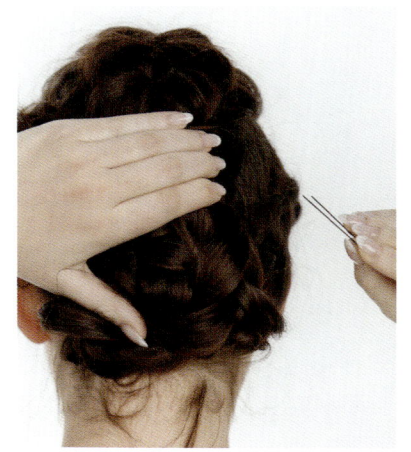

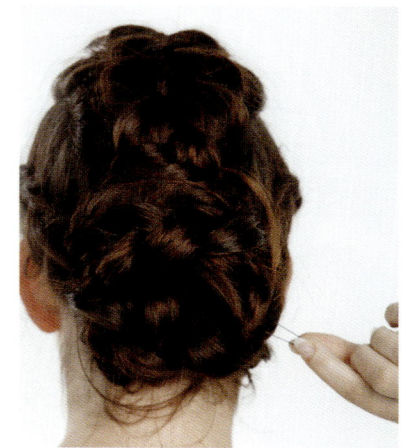

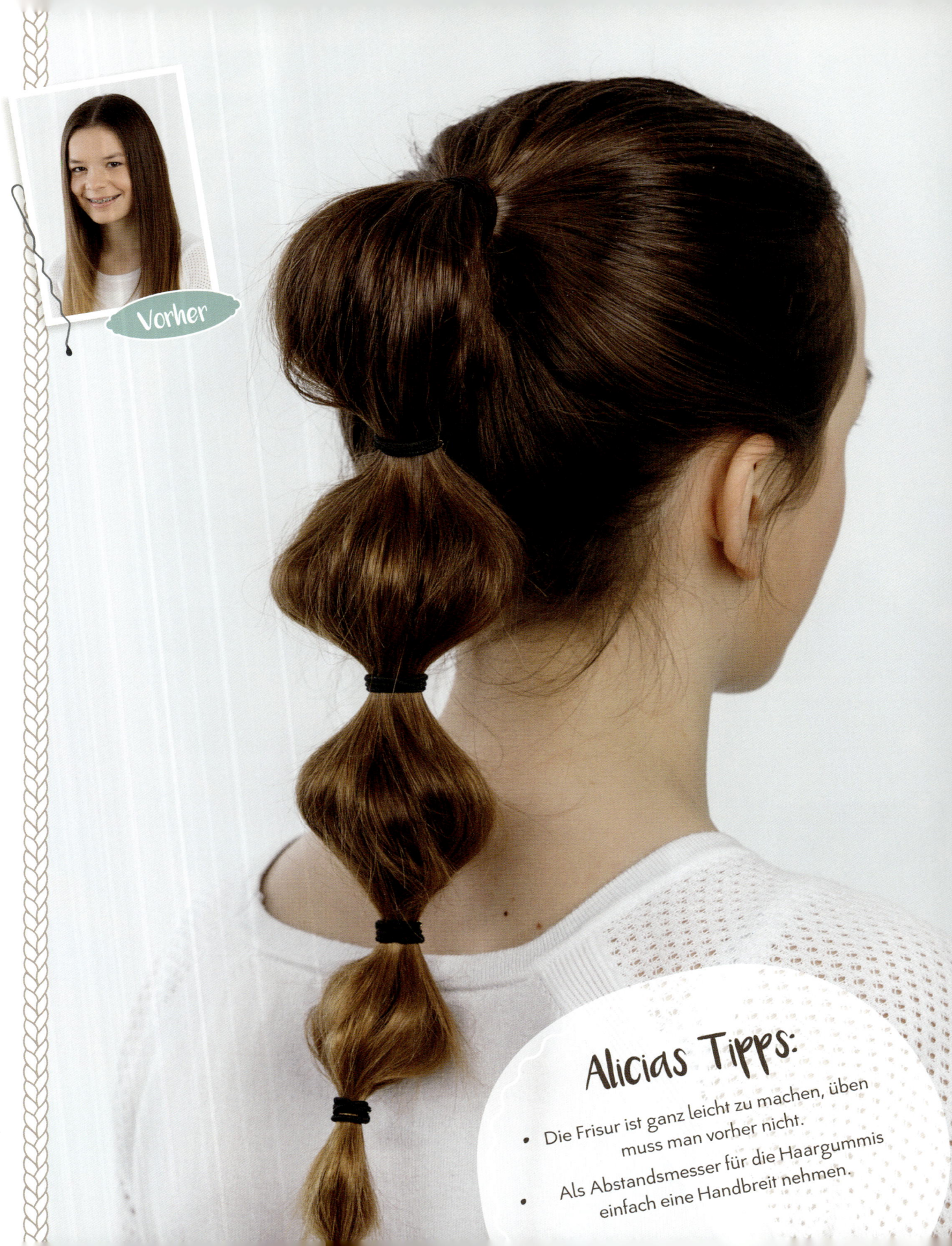

Vorher

Alicias Tipps:

- Die Frisur ist ganz leicht zu machen, üben muss man vorher nicht.
- Als Abstandsmesser für die Haargummis einfach eine Handbreit nehmen.

POMPOM

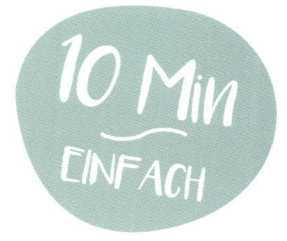

10 Min
EINFACH

Material
- 7 dicke Haargummis

Bindet einen hohen
Pferdeschwanz.

1.

Bindet nach ca. 5 cm erneut ein
Haargummi darum.

2.

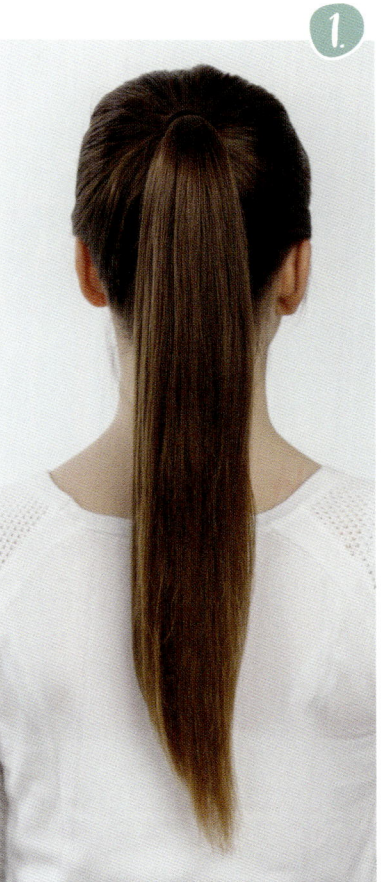

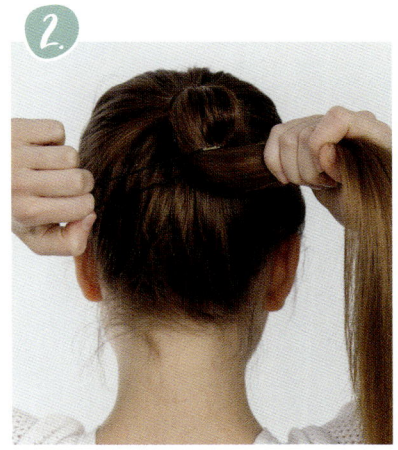

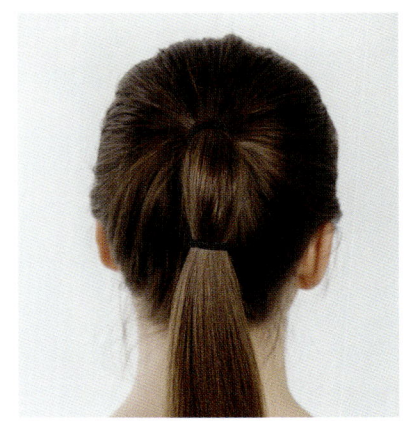

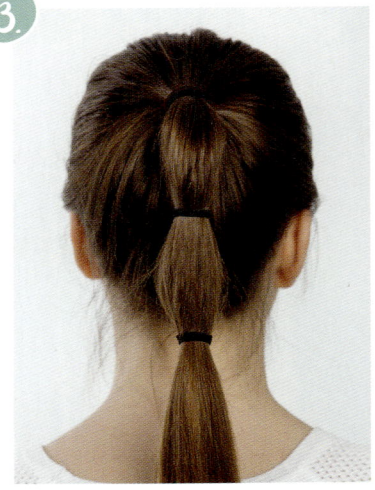

3.

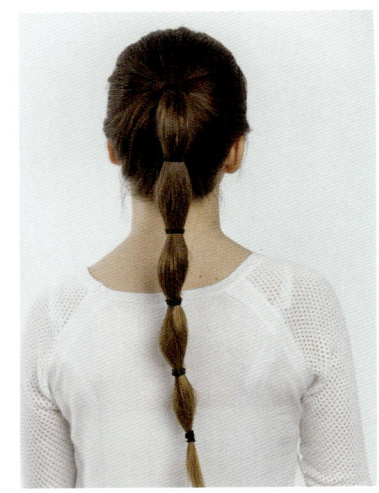

Wiederholt diesen Vorgang,
bis ihr am Ende des Zopfes
angekommen seid.

Lockert nun die Zwischen-
räume so, dass sie wie dicke
Kugeln aussehen.

4.

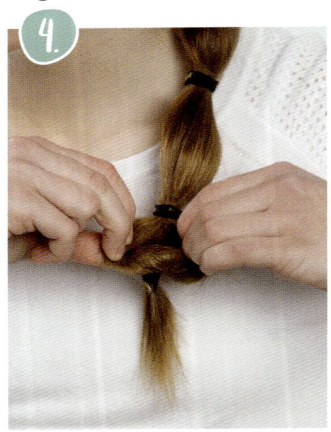

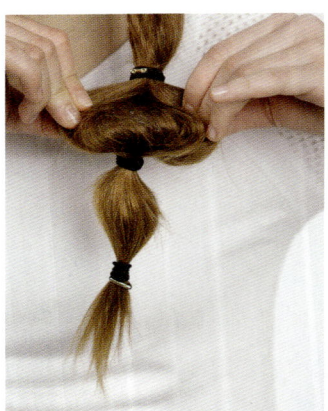

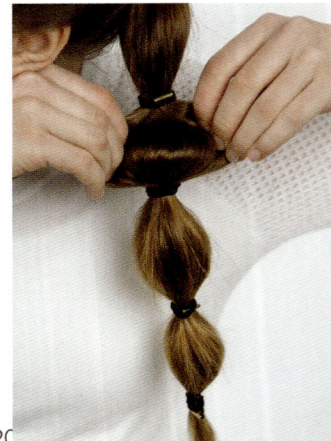

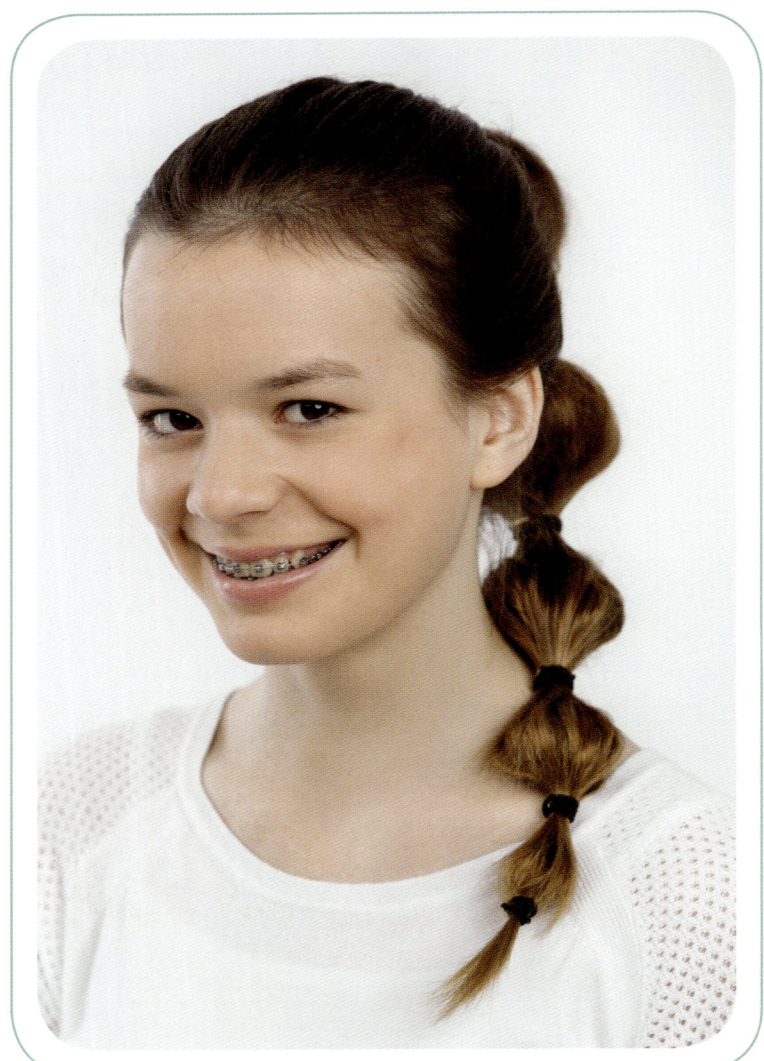

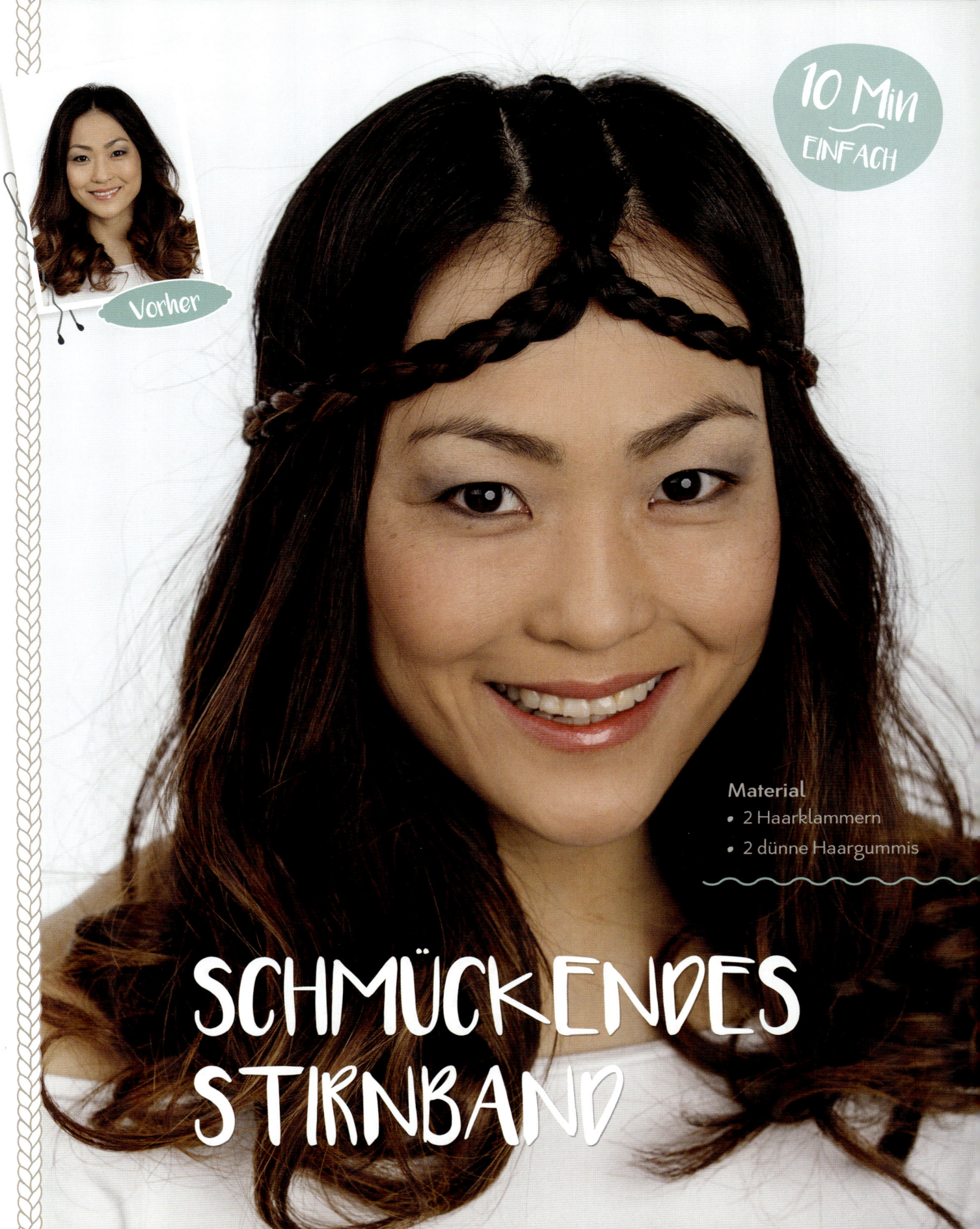

Vorher

Material
- 2 Haarklammern
- 2 dünne Haargummis

SCHMÜCKENDES STIRNBAND

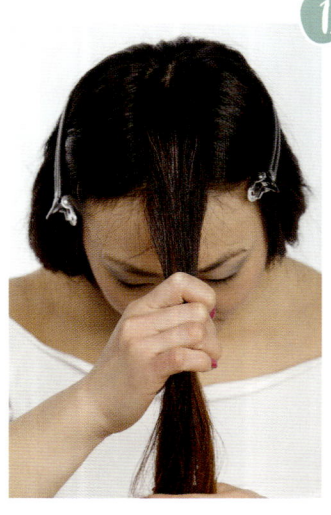

1. Teilt über dem Mittelscheitel ein dickes Passé ab. Klemmt die Haare seitlich mit Klammern fest, damit sie nicht stören.

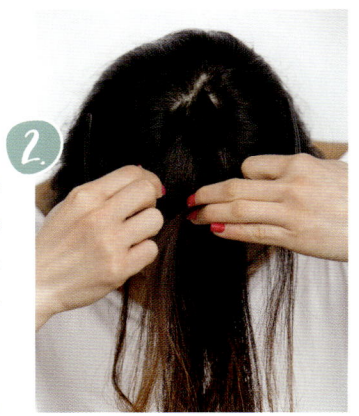

2. Teilt nun ein sehr dünnes Passé hinten beim Wirbel ab und unterteilt es in drei Strähnen. Beginnt, einen Holländischen Zopf zu flechten.

Die andere Hälfte unterteilt ihr erneut in drei Strähnen und flechtet diese miteinander bis zum Zopfende. Am Ende fixiert ihr den Zopf mit einem Haargummi.

An der Stirn angekommen, teilt ihr den Zopf. Um die eine Hälfte bindet ihr ein dünnes Haargummi.

3.

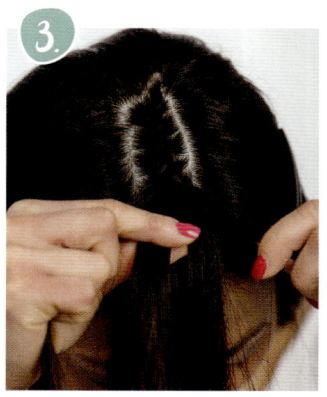
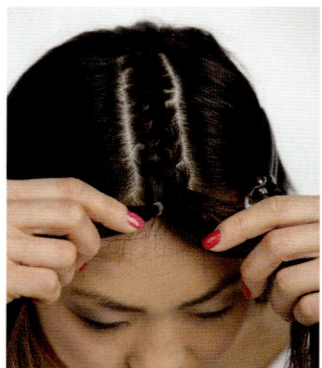

4.

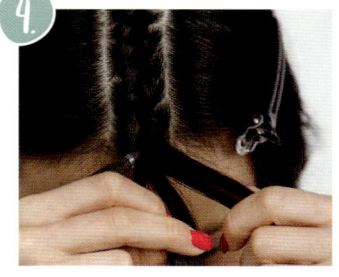
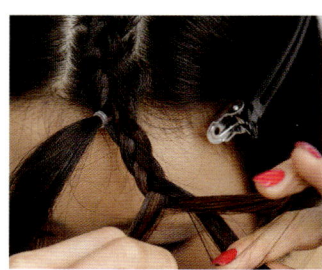
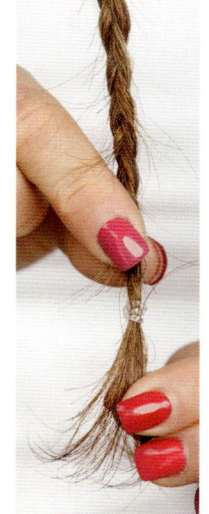

Löst nun das Haargummi vom anderen Zopf, unterteilt ihn ebenfalls in drei Strähnen und flechtet auch diesen Zopf bis zum Ende.

5.

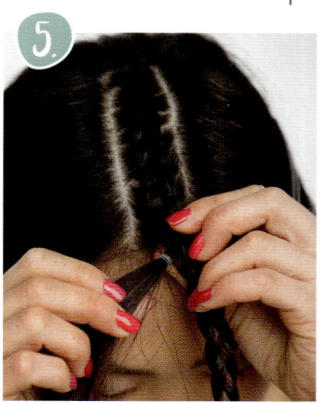
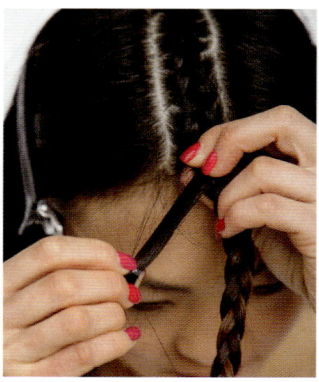
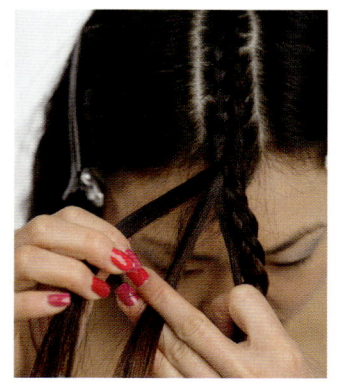
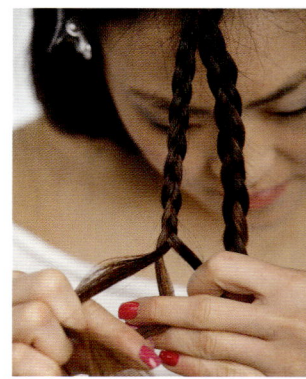

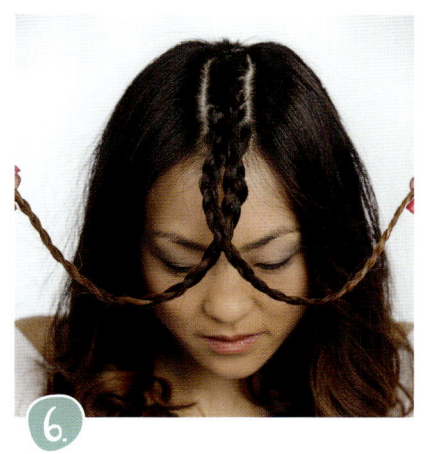
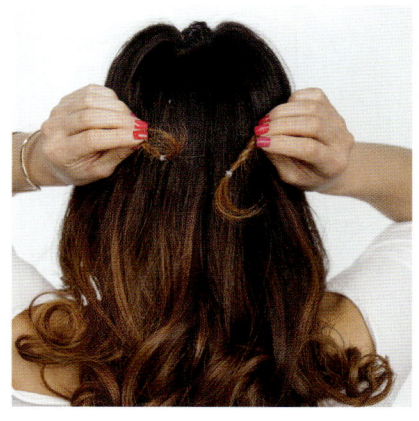
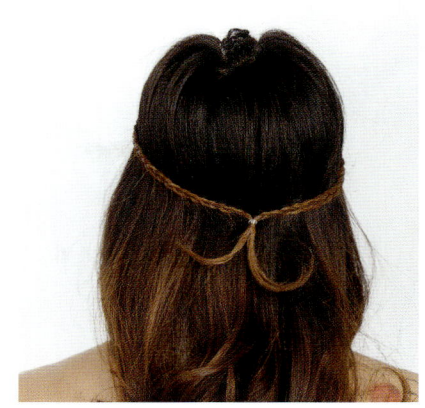

6.

Löst die Haarklammern und überkreuzt die Zöpfe, nehmt sie mit nach hinten und bindet ein Haargummi um beide Zöpfe.

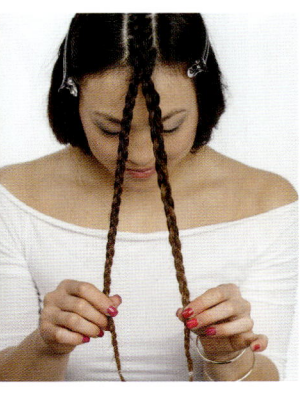

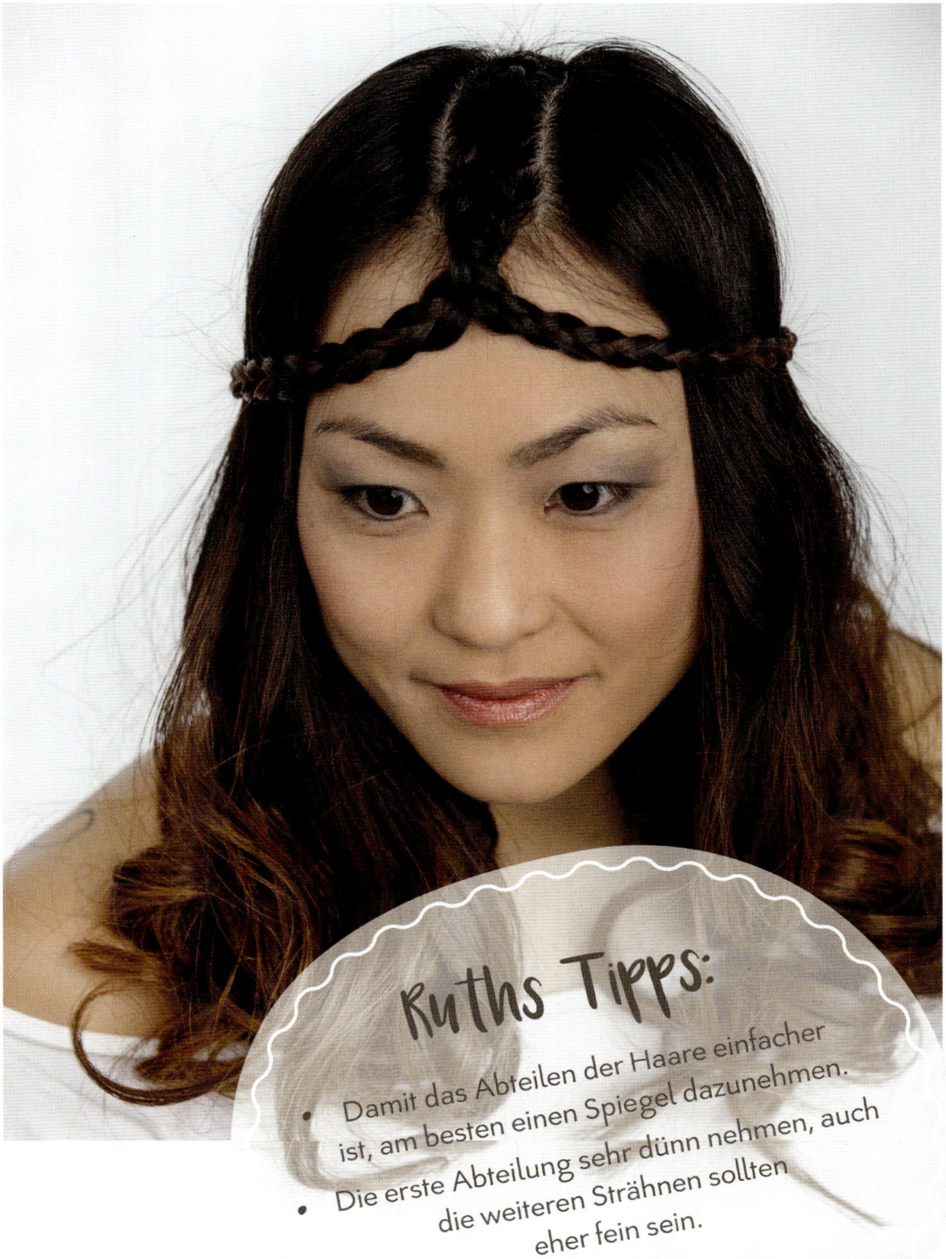

Ruths Tipps:

- Damit das Abteilen der Haare einfacher ist, am besten einen Spiegel dazunehmen.
- Die erste Abteilung sehr dünn nehmen, auch die weiteren Strähnen sollten eher fein sein.

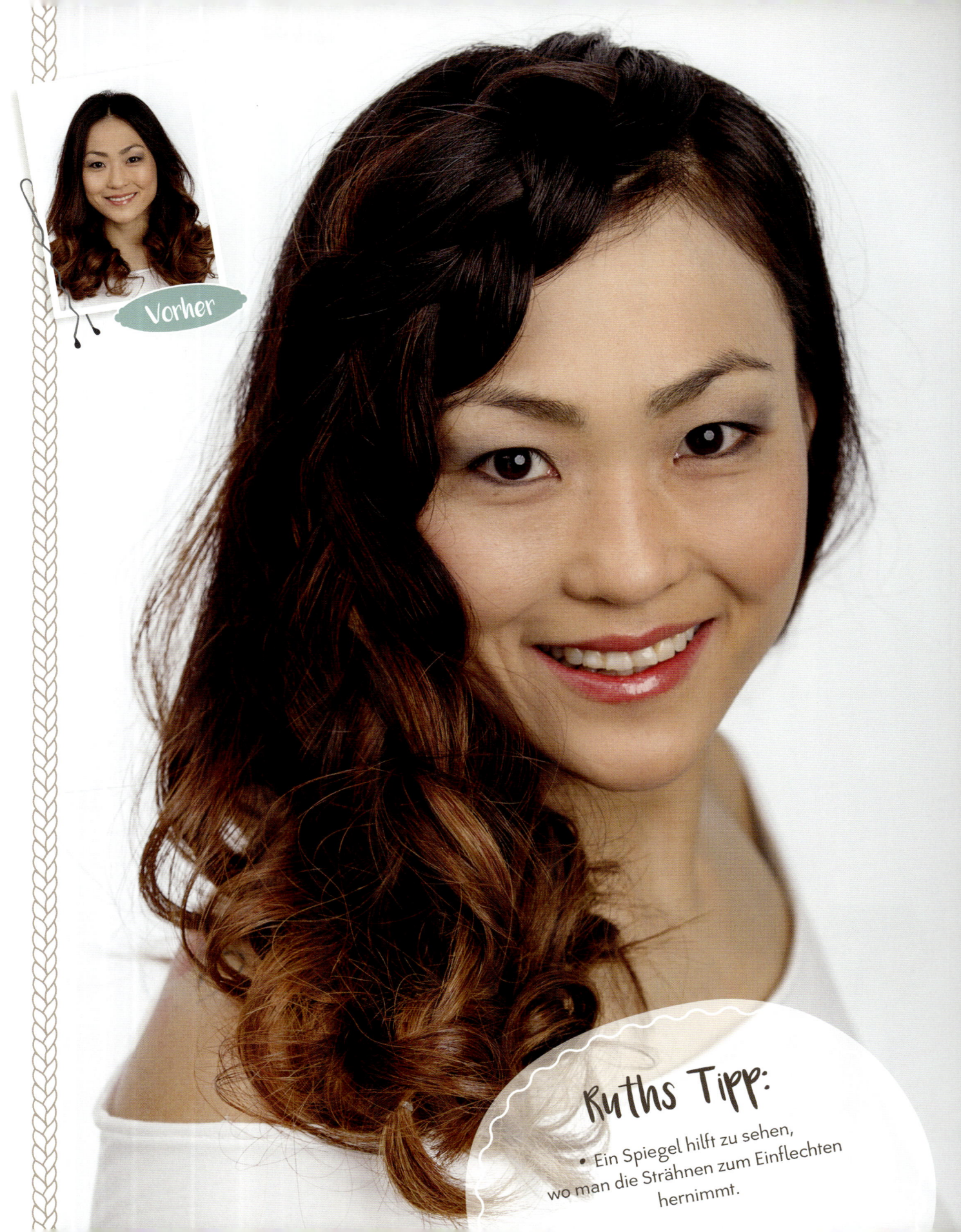

Vorher

Ruths Tipp:

• Ein Spiegel hilft zu sehen, wo man die Strähnen zum Einflechten hernimmt.

Ein halber
FRANZÖSISCHER ZOPF

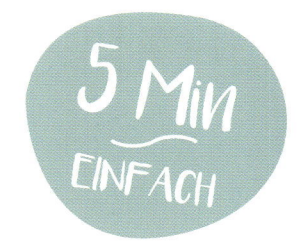

5 Min
EINFACH

Material
- 1 dünnes Haargummi

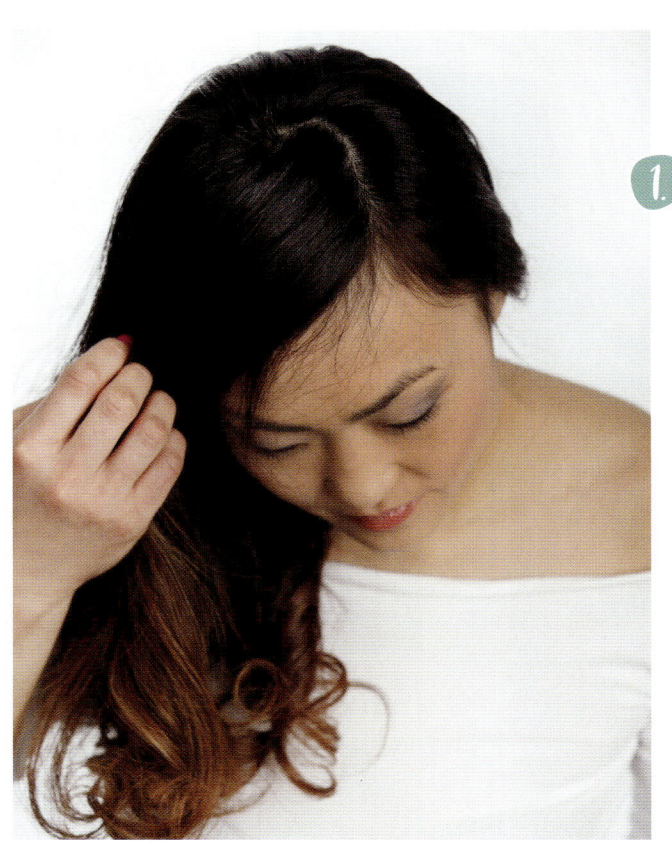

1.

Zieht einen Seitenscheitel.

Nun beginnt ihr, einen halben Französischen Zopf zu flechten. Nehmt nun
nur Haare von hinten und flechtet an der Kontur entlang. Zum Schluss fixiert ihr den Zopf
mit einem dünnem Haargummi und flechtet auch diesen Zopf bis zum Ende.

2.

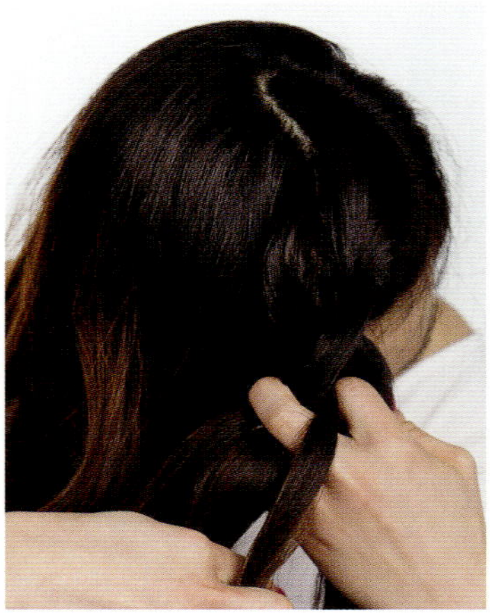

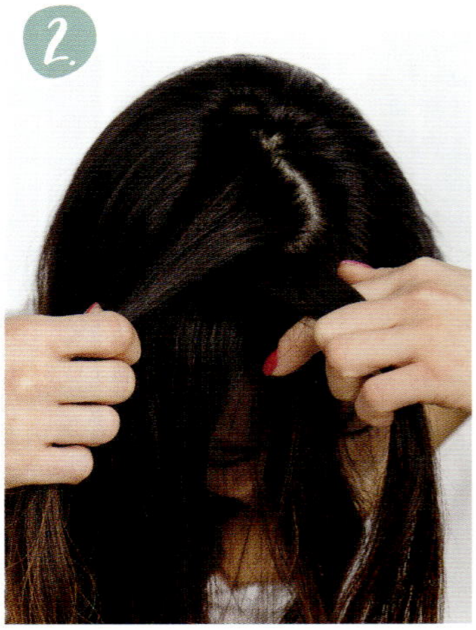

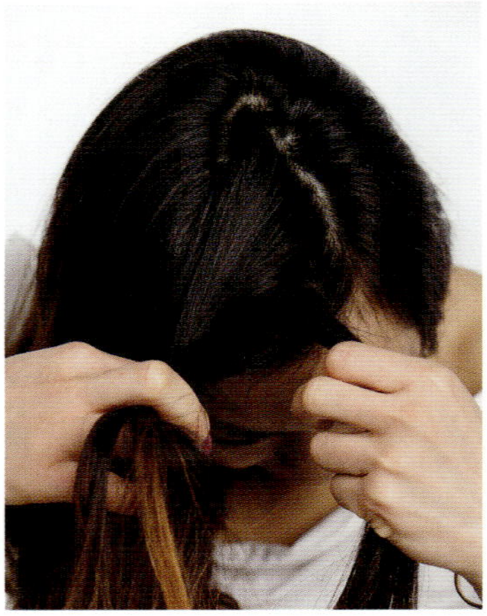

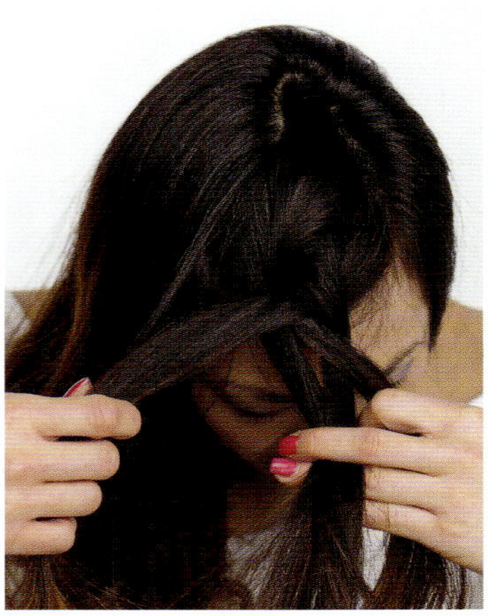

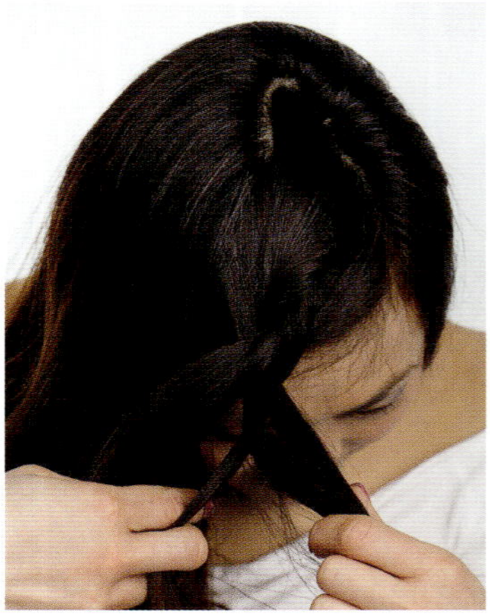

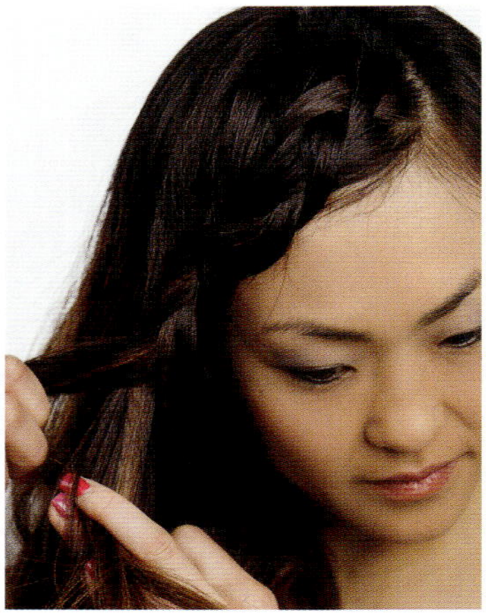

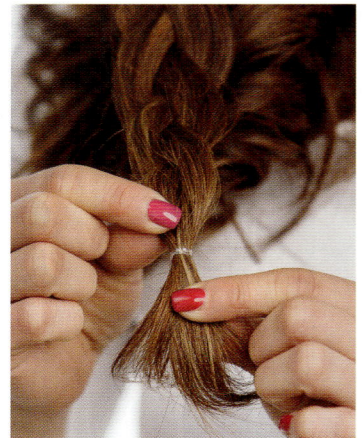

Lockert jetzt den Zopf, damit er
schön dick aussieht.

3.

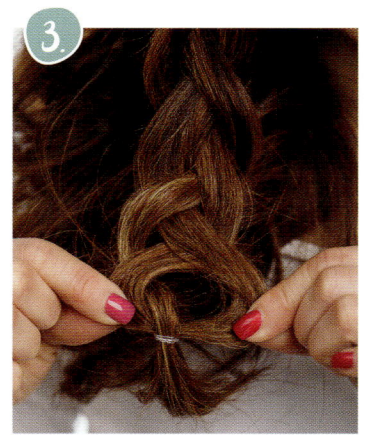

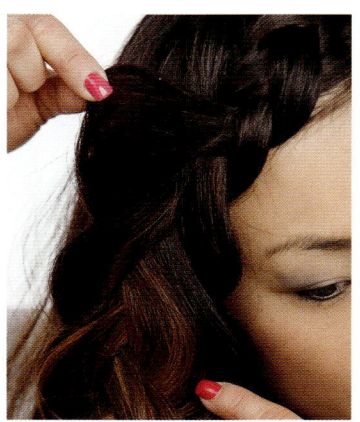

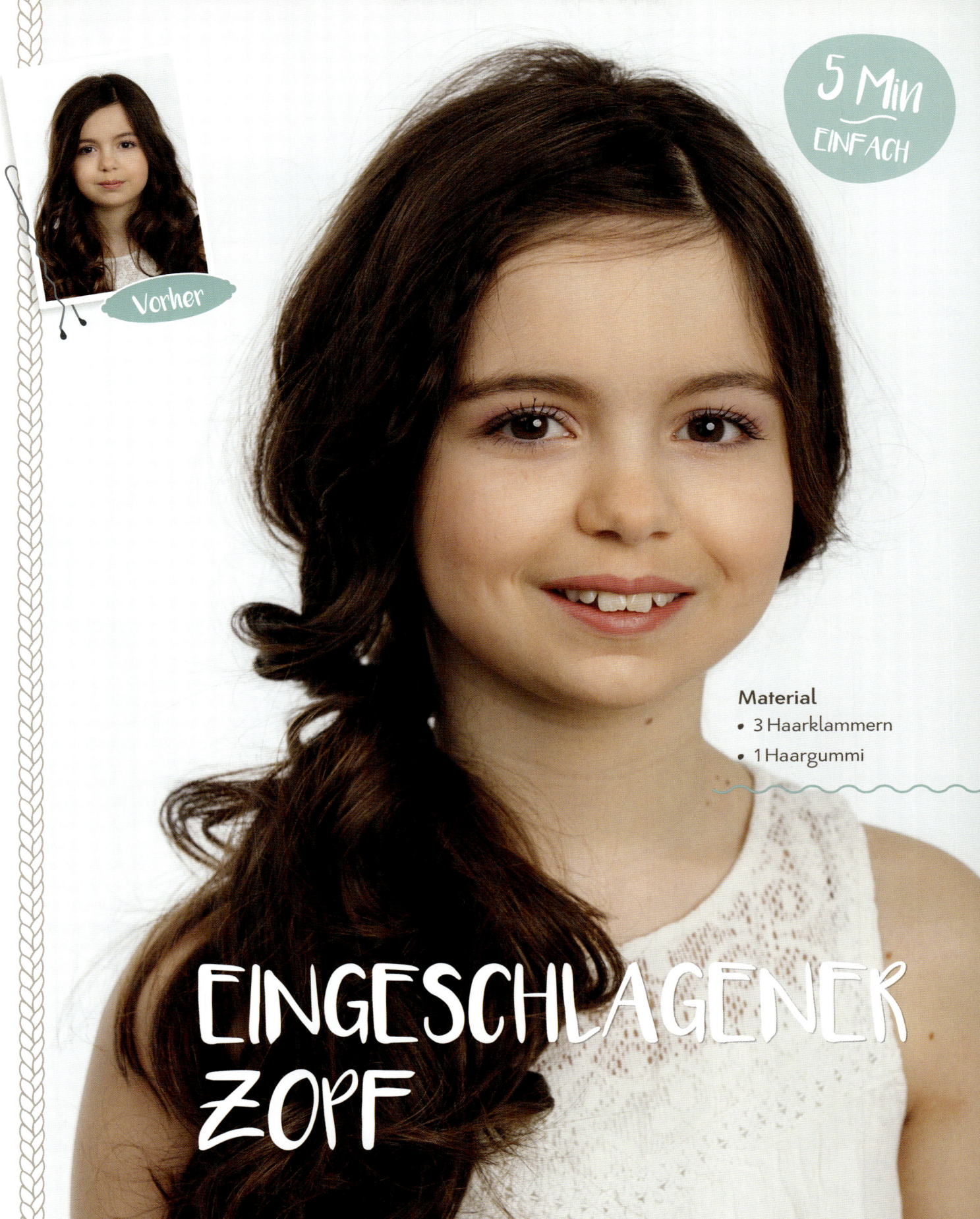

Vorher

5 Min
EINFACH

Material
- 3 Haarklammern
- 1 Haargummi

EINGESCHLAGENER ZOPF

Teilt ein dünnes Passé unter dem Seitenscheitel ab.

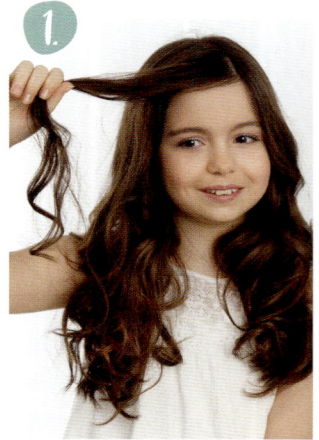

Unterteilt dieses Passé in drei Strähnen und flechtet diese miteinander.

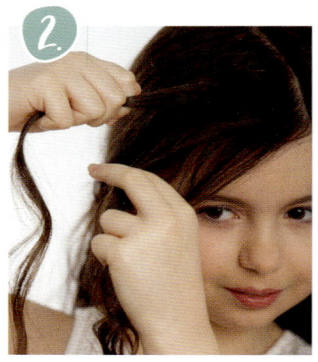

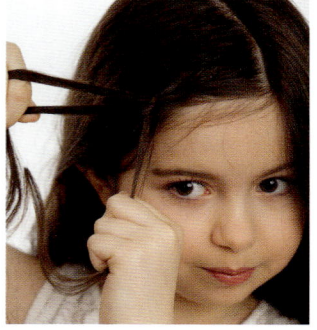

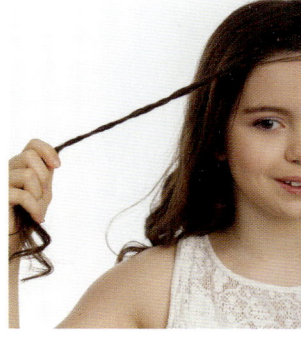

Bindet ein Haargummi um den Zopf.

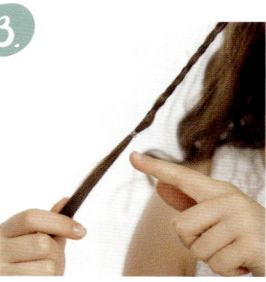

Nehmt nun alle Haare zu einem seitlichen Zopf zusammen.

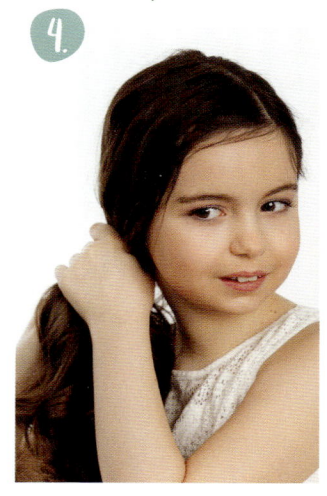

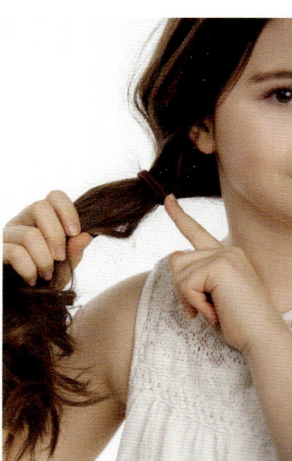

Bildet mit dem Zeigefinger eine Lücke über dem Haargummi und schlagt die langen Haare einmal nach oben ein

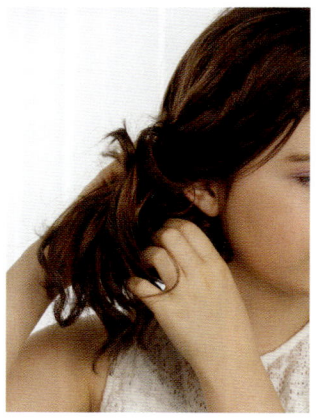

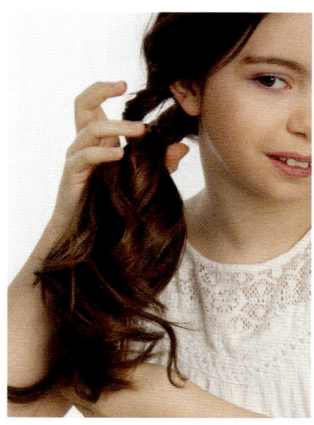

Lockert die gedrehten oberen Haare.

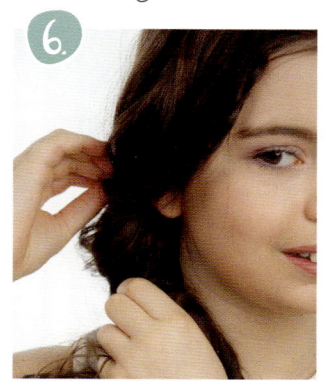

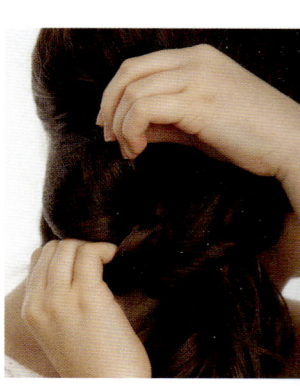

EINGESCHLAGENER ZOPF

Variante

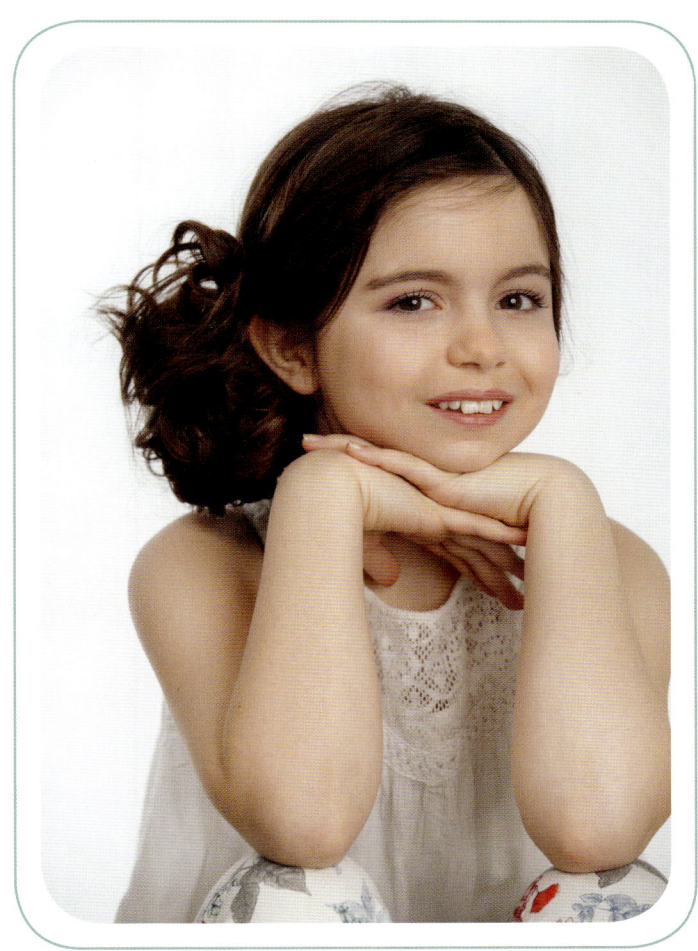

Bildet noch einmal eine Lücke
über dem Haargummi, schlagt
die Haare darüber ein, jedoch
ohne die Haare ganz durchzuziehen.
Steckt den Dutt dann mit ein
paar Haarklammern fest.

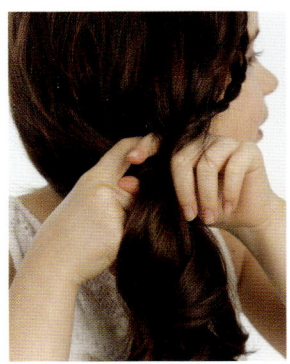 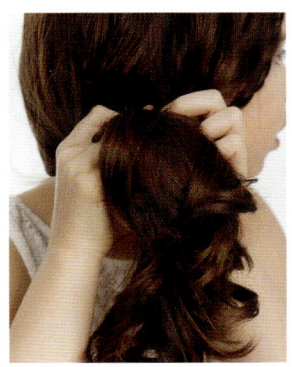 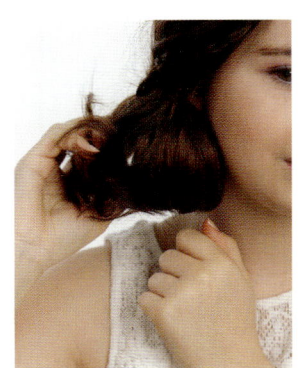 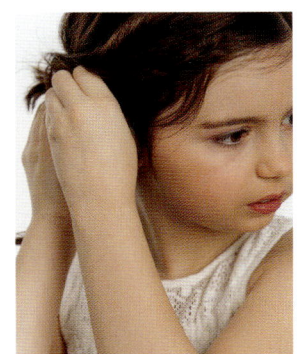

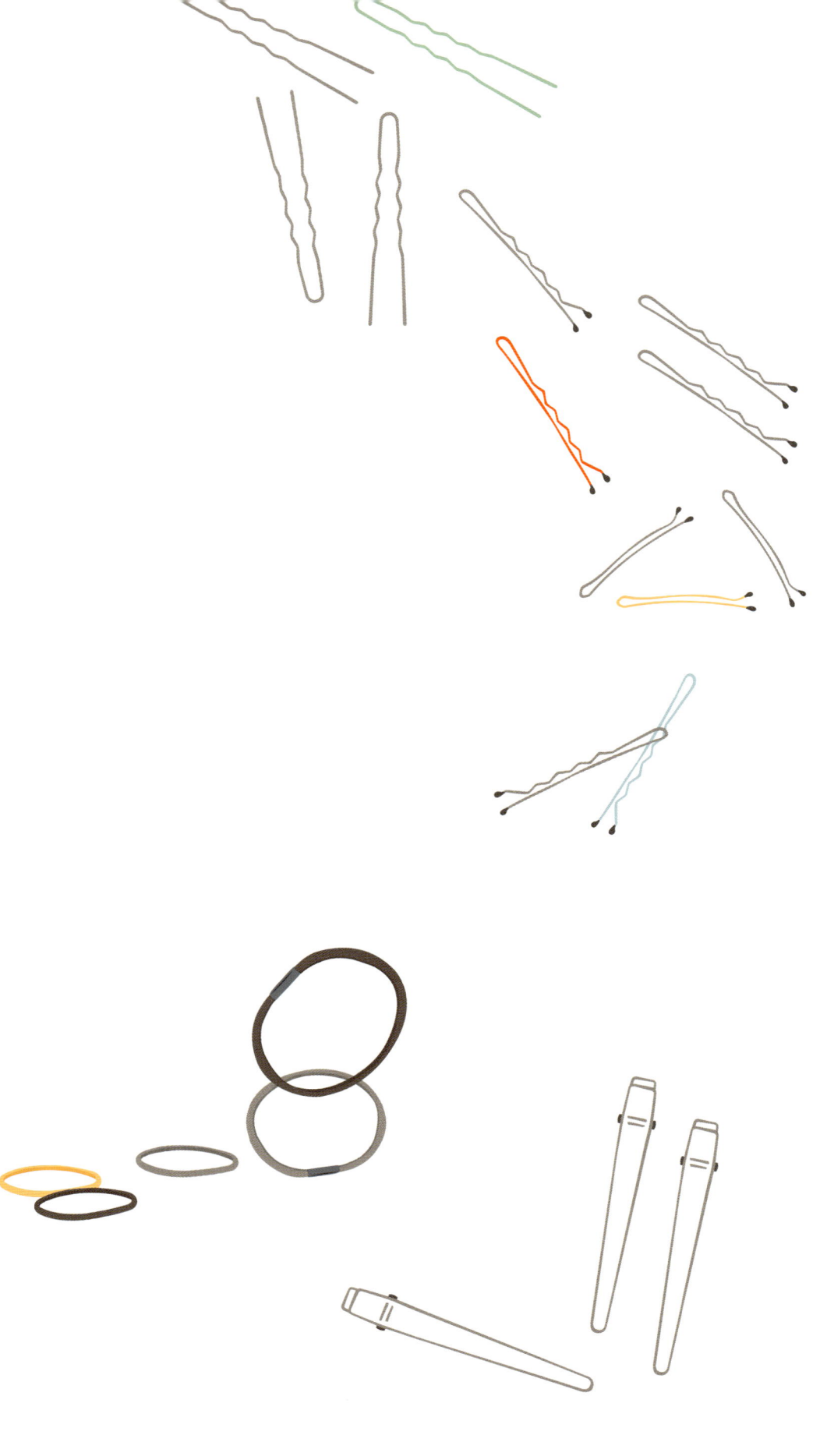

Autorenporträt

Christiane Wegner, Jahrgang 1969, wurde in Münster geboren und lebt in Drensteinfurt. Sie ist Friseurmeisterin und Betriebswirtin ihres Handwerks. Seit 18 Jahren führt sie erfolgreich ihren Salon „Christiane Högemann Frisuren" in Münster und arbeitete als Honorardozentin für die Handwerkskammer. 2013 wurde Christiane Wegner mit dem „Goldwell Color Zoom Award" ausgezeichnet und trat im internationalen Wettbewerb in Los Angeles für Deutschland an. Beim Award 2014 war sie Mitglied der nationalen Jury. 2015 gewann sie wieder mit ihrem Salon den „Goldwell Color Zoom Challenge Award" im Bereich „New Talent" und vertrat Deutschland in Las Vegas. Christiane Wegner ist verheiratet und Mutter von drei Kindern. Ihre Töchter sind im besten Zöpfe-Flecht-Alter und haben für reichlich Inspiration gesorgt.

DANKESCHÖN!

Danke, danke, danke!

Ich bedanke mich wieder recht herzlich bei Thomas Richter, der mir ein viertes Buch zum Thema „Haareflechten" ermöglicht hat: Darüber habe ich mich sehr gefreut. Es hat wie immer enormen Spaß gemacht, zusammen mit meinem super Dream-Team, Corinna Lemmer, meiner Kosmetikerin, und Eileen Gruschka, meiner Fotografin, dieses großartige Flechtfrisuren-Buch zu schreiben.

Ein ganz besonders dickes Dankeschön gebührt meinen Modellen, die fleißig geübt und sich die Zeit genommen haben, euch zu zeigen, wie man diese wunderschönen Frisuren am besten flechtet: Liv-Grete Ahlhausen, Vera Betz, Lia Freudenberg, Melanie Kliewe, Jule Krützmann, Greta Lemmer, Ellen Micklinghoff, Johanna Schulz, Emma Senkler, Alicia Tudzinsky, Simone Vincenzi, Ruth Wacker, Lilly Wegner und Johanna Wolfrum. Tausend Dank euch!
Bei der Verwirklichung dieses Buchs standen mir außerdem wieder zur Seite: meine Grafikerinnen Nina Eckes und Monika Wagenhäuser, meine Lektorin Saskia Thiele und Christian Brinkrolf bei den Videos.

Und unverzichtbar: meine Familie! Ich bedanke mich bei meinem Ehemann, meinen Kindern und meinen Eltern sowie meiner Kinderfrau Anne Kramer. Ihr alle habt mich immer unterstützt, mir Zeit verschafft, dieses tolle Buch zu schreiben und mir geholfen, weil ihr stolz auf mich seid.

Videoverzeichnis

Die Videos könnt ihr auch im Internet anschauen:

Grundtechniken:

Tipps und Tricks zum Feststecken	Einfacher Drei-Strähnen-Zopf S. 12	Französischer Zopf S. 12	Holländischer Zopf S. 13	Fischgräten- zopf S. 13

Stichwortverzeichnis

B BÜRSTE 9, 13, 17, 23, 27, 35, 39, 53, 63, 77, 85, 111

C CURLY 9

D DONUT siehe Knotenring

DREI-STRÄHNEN-ZOPF 9, 63

DUTT 8, 10, 35, 35f., 43, 59, 93, 99, 101, 129

F FESTSTECKEN 8, 72

FISCHGRÄTENZOPF 13, 67, 106

FLECHTTECHNIK 12

G GLANZSPRAY 9

GLÄTTEISEN 9

H HAARBAND 14, 56, 69f., 93ff.

HAARGUMMI 8, 13, 17, 19, 21f., 24, 27f., 31, 33, 35ff., 39ff., 45ff., 49ff., 52, 54f., 59ff., 67f., 73ff., 77, 79f., 82, 85ff., 87f., 92ff., 97f., 100f., 103f., 105ff., 107ff., 111f., 113, 115f., 118f., 121f., 125f., 127ff.

HAARKLAMMER 8, 36, 53, 87f., 94, 97, 114, 121, 123, 127, 129

HAARNADEL 8, 27, 29, 35, 37, 39, 41, 43, 45, 47, 53, 55, 59, 61, 73, 75, 88, 95, 97f., 99, 117

HAARSPIRALE siehe CURLY

HAARSPRAY 9

HINTERKOPF 11, 75

HOLLÄNDISCHER ZOPF 13

I INVISIBOBBLE 101

K KNOTEN 8, 59ff., 62f., 65

KNOTENRING 8, 59ff.

KONTUR 11, 32ff., 35ff., 42, 70, 74f., 86, 126

KORDELN 40, 43, 49ff.

L LOOM-BÄNDER 8

N NACKEN 11, 100, 115ff.

O OBERKOPF 11, 80, 88, 91, 97, 114f.

P PADDELBÜRSTE 9

PASSÉ 11, 12f., 31, 41f., 53ff., 60, 64, 67, 73f., 85f., 91, 94, 100, 103, 106, 108, 111, 114f., 122, 128

PONY(PARTIE) 11, 21, 91, 94, 103, 105, 108, 111, 114

S SCHLAUFE 33, 64f., 98, 101, 112

SCHLEIFE 73, 96ff.

SCHNECKE 41, 88, 117

SEITENSCHEITEL 10, 40, 73, 94, 125, 128

STIELKAMM 9, 45, 53, 79f., 107

STIRNPARTIE 11f.

T TOUPIERBÜRSTE 9

TOUPIEREN 9

TOUPIERKAMM 9

W WASSERSPRITZE 9

Z ZICKZACKSCHEITEL 10

ZWIRBELN 36

Die erfolgreichen ersten 3 Bände von Christiane Wegner!

Das Standardwerk

Romantisch,

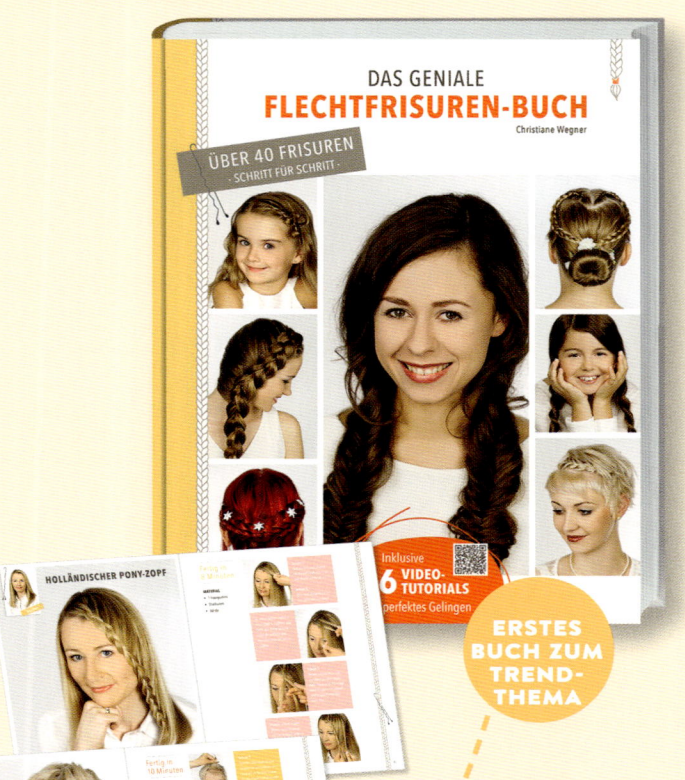

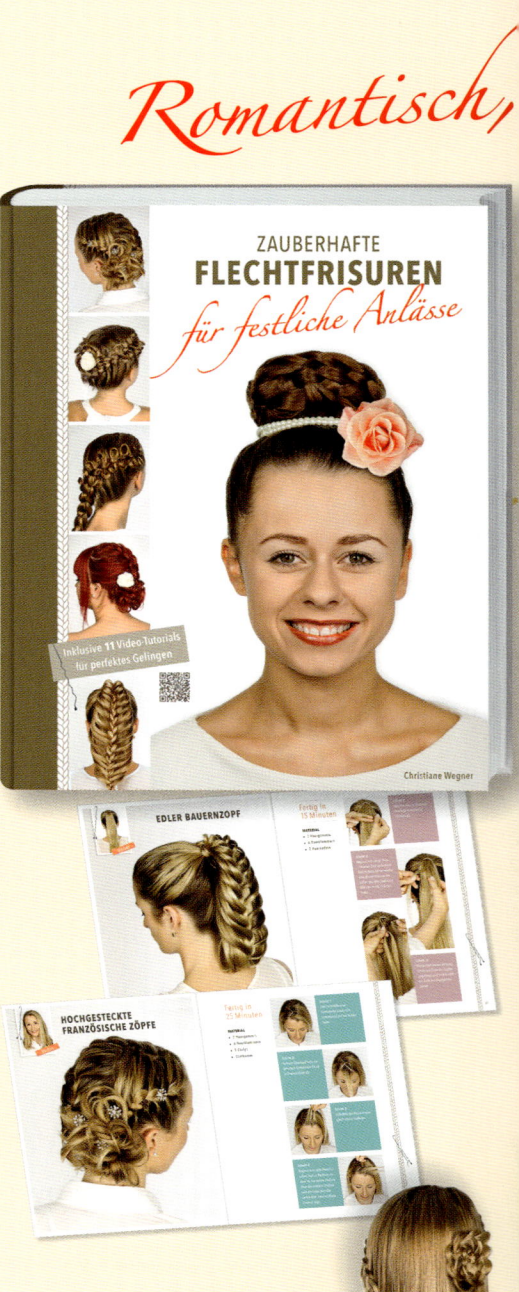

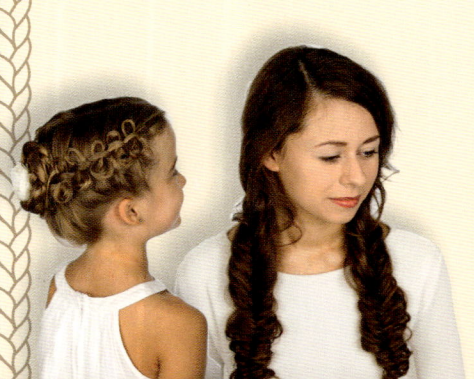

ERSTES BUCH ZUM TREND-THEMA

Zöpfe flechten für Kids und Erwachsene

Dieses Buch enthält mehr als 40 Anleitungen für moderne Flechtfrisuren für Klein und Groß. Ausgehend von den Grundtechniken zeigt Meister-Friseurin Christiane Wegner viele kreative Variationen für jede Länge und jeden Haartyp.

Christiane Wegner
Das geniale Flechtfrisuren-Buch
Über 40 Frisuren · Schritt für Schritt
180 Seiten | € 19,95
ISBN 978-3-7843-5358-6

Hits für Kids

verspielt, festlich

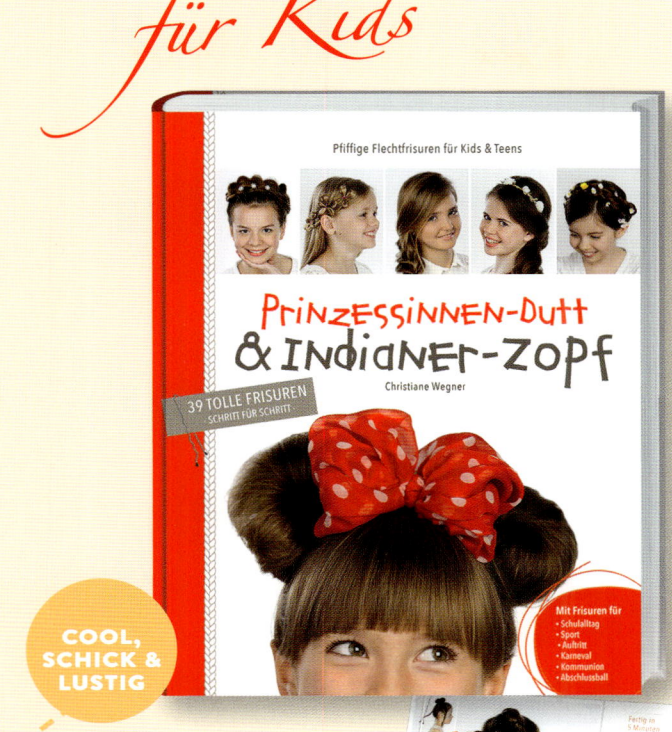

Pfiffige Flechtfrisuren für Kids & Teens

Prinzessinnen-Dutt & Indianer-Zopf
Christiane Wegner

39 TOLLE FRISUREN
SCHRITT FÜR SCHRITT

Mit Frisuren für
• Schulalltag
• Sport
• Auftritt
• Karneval
• Kommunion
• Abschlussball

FÜR HOCH-ZEITEN & BÄLLE

COOL, SCHICK & LUSTIG

Flecht- und Steck-frisuren selber machen

Christiane Wegner zeigt in diesem Buch ihre schönsten Ideen für festliche Anlässe. Schritt-für-Schritt-Fotos und Video-Tutorials erleichtern das Nachmachen.

Christiane Wegner
Zauberhafte Flechtfrisuren für festliche Anlässe
112 Seiten | € 16,95
ISBN 978-3-7843-5385-2

Tolle, praktische und schöne Frisuren

… für Kids und Teens zu den verschiedensten Anlässen wie Schulalltag, Sport, Musikaufführungen, Karneval, Kommunion, Abschlussball und vieles mehr. Auch hier werden die Grundlagen wie immer in Schritt-für-Schritt-Bildern und passenden Videos (QR-Code) erläutert.

Christiane Wegner
Prinzessinnen-Dutt & Indianer-Zopf
Pfiffige Kinderfrisuren für langes Haar
184 Seiten | € 16,95
ISBN 978-3-7843-5396-8

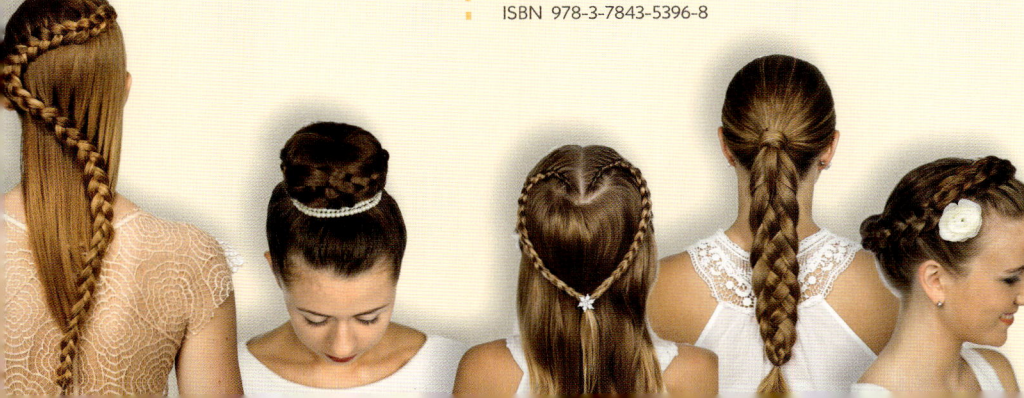

Impressum

LV·Buch im Landwirtschaftsverlag GmbH, 48084 Münster

© Landwirtschaftsverlag GmbH, Münster-Hiltrup, 2016

2. Auflage 2017

FRISUREN
Christiane Wegner, www.hoegemann-frisuren.de

LEKTORAT
Saskia Thiele, www.saskiathiele.de

ILLUSTRATIONEN
Nina Eckes, www.nina-eckes.de

GESTALTUNG
Kristin Bertels, KreaTec im Landwirtschaftsverlag

FOTOGRAFIE
Eileen Gruschka, www.eileengruschka.de

MAKE-UP
Corinna Lemmer, www.corinna-cosmetic.com

DRUCK
Westermann Druck Zwickau GmbH

ISBN 978-3-7843-5450-7

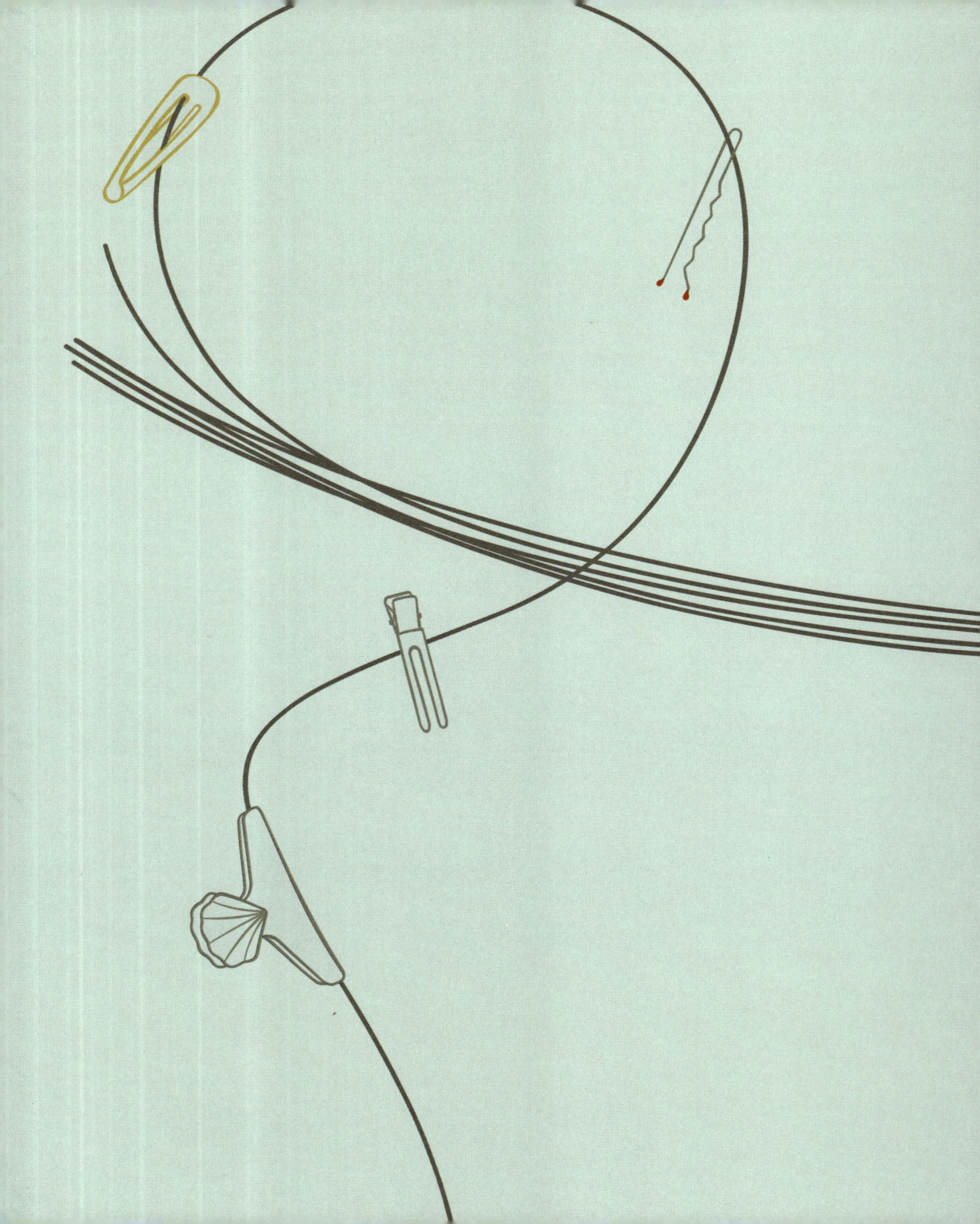